上海医生在摩洛哥

1975—2025

上海市卫生健康委员会　编

上海人民出版社

《上海医生在摩洛哥（1975—2025）》编委会

主　编：闻大翔

副主编：罗　蒙

编委会（按姓氏笔画排序）：

马怡敏　贝　文　王晨晨　方嘉琦　艾晓金

孙　平　刘红炜　乔荟竑　刘雪梅　张　林

张宇娴　沈玮哲　宋国梵　姚示言　黄　华

董　鸣　蒋　晴　潘　泓　潘明华

目　录

序　言

今年是援摩洛哥中国医疗队派遣五十周年。我谨代表中国驻摩洛哥大使馆，向五十年来为促进中摩友谊作出巨大贡献的所有援摩医疗队队员表示崇高的敬意！

中摩两国于 1958 年 11 月正式建立外交关系。建交六十多年来，双边关系持续健康发展，双方在各个领域的交流合作不断深化，卫生领域的成效尤为突出。1975 年 9 月，上海组建的第一支中国医疗队进驻塞达特省的哈桑二世医院，由此开启了援摩洛哥医疗工作的历史。

五十年来，一代又一代上海医生秉承"不畏艰苦、甘于奉献、救死扶伤、大爱无疆"的中国医疗队精神，竭尽全力为当地百姓提供优质医疗服务，并在摩洛哥医学史上创造多项奇迹。在摩洛哥发生地震和重大疫情期间，医疗队坚守一线，与当地人民守望相助、共克时艰。中国医疗队已然成为摩洛哥人民心目中的健康守护神，"和衷共济、守望相助"的无价情义是摩洛哥人民几代人的共同记忆。

五十年来，援摩洛哥医疗队以高尚的医德和精湛的医术赢得了当地政府和人民的高度赞誉和信任，提升了中国医疗队的影响力和感召力，充分彰显了大国情怀和大国担当。援摩洛哥医疗队以五十年的坚守和付出，积极服务国家外交大局，助力构建中非命运共同体和人类卫生健康共同体。

援外医疗工作是我国总体外交部署的重要内容。上海援摩洛哥医疗工作五十年的光辉历程是我国外交政策的成功实践。希望援摩洛哥医疗工作以五十周年的历史性时刻为契机，承前启后，继往开来，开创新的历史格局，为共建"一带一路"建设作出更大的贡献。

借此机会，感谢援摩洛哥医疗队五十年来为中国驻摩洛哥大使馆所提供的支持和帮助。

再次，向每一位援摩洛哥医疗队队员致敬！

李昌林

中国驻摩洛哥大使

2025 年 7 月 14 日

前　言

翻开本书，有如打开一幅长长的历史画卷，上海医疗援摩历经风雨，已然走过了半个世纪的非凡历程。

1975年，受国家委托，上海向摩洛哥派出了第一批医疗队。五十年来，医疗队队员用精湛的医术和无私的奉献，赢得了当地民众的信任与爱戴，一批批上海医生跨越山海，将仁心仁术播撒在北非大地，用生命守护生命，用希望点燃希望，架起了中摩友谊的桥梁。

五十年来，上海已连续向摩洛哥派出197批医疗队，逾2025人次的医疗队队员，在摩洛哥的土地上书写了无数感人至深的故事。在撒哈拉边缘的村庄，在阿特拉斯山脉的诊所里，他们完成了数百万例诊疗，创造了无数生命奇迹。这五十年，是汗水与泪水交织的五十年，也是荣耀与责任并存的五十年。我们不会忘记，医生们顶着40摄氏度的高温坚持手术，不会忘记护士们手把手教当地同行护理技术，更不会忘记那些因中国医生而重见光明的白内障患者、平安降生的新生儿、摆脱病痛折磨的慢性病患者……这些故事照亮了中摩友谊的长河。今天，上海援摩医疗队已成为中摩友谊的金色名片，承载着两国人民深厚友谊的记忆。

为隆重纪念援摩洛哥中国医疗队派遣五十周年，上海市卫生健康委员会协同上海人民出版社、解放日报社、文汇报社联合举办了这次征文活动，旨在弘扬国际主义和人道主义精神，为援外工作注入新的动力。曾参与援摩的医疗队队员们饱蘸激情，怀着深厚情感，以自己的亲身体会，记录下了一段段不平凡的历程。经编辑人员精心整理，选出有代表性的各类短文137篇，分为6个章节结集出版。这不仅是一次文化的传承，更是对过去五十年援外医疗工作的总结与致敬。

这137篇文章，风格多样，文字生动，内容丰富，情节感人，读来让人身临其境，感同身受。我们看到了老一辈援摩医疗队队员是如何在通信条件差、交通闭塞、物质匮乏的条件下，以昂扬的工作状态履行援外使命的；看到了摩洛哥人民的热情友好，看到了队员们是如何与当地医务人员同舟共济、相互支撑，结下深厚友情的；看到了中国医疗队队员以人道主义精神实施救死扶伤，为当地百姓解除病痛的生动案例；通过栩栩如生的描述，领略了摩洛哥的美丽山水，风土人情。回顾半个世纪的历史，队员们笔下流出的一件件、一桩桩往事，仿佛又将我们带回到那段不平凡的岁月。

习近平总书记给援中非中国医疗队队员的回信深刻指出，"中国人民热爱和平、珍视生命，援外医疗就是生动的体现"。展望未来，我们将继续秉承"一带一路"倡议的核心精神，深化与非洲国家在医疗卫生领域的合作，为推动构建人类卫生健康共同体贡献更大的力量。我们坚信，在全体医疗队队员的共同努力和不懈奋斗下，上海援摩医疗事业必将翻开崭新的篇章，书写出更加辉煌灿烂的明天！

值此援摩洛哥中国医疗队派遣五十周年之际，上海市卫生健康委员会向所有援摩医疗队队员和他们的家属致以崇高的敬意！希望本书的出版能够成为连接过去与未来的纽带，能为老队员们增添美好的回忆，也给予新一代援摩队员激励。让我们不忘初心、牢记使命，为国家援外医疗工作奉献上海力量。

上海市卫生健康委员会

2025 年 7 月

历史渊源

1975——
2025

历史渊源

历史渊源

跨越山海的三十年

王　晖

第 196 批援摩洛哥中国医疗队塞达特分队普外科
上海市同济医院

"中国医疗队在塞达特工作已经五十周年了，而我们成为朋友已经三十年！"这是援摩医疗队塞达特分队队员们来到法蒂玛女士家时，她总会提起的一句话。这句简单的话语，背后却承载着跨越三十年的深厚情谊。

法蒂玛女士一家是塞达特当地的普通家庭，两儿两女，平凡而温暖。女主人法蒂玛热情洋溢，男主人哈拉曾是地区公务员，话不多却格外亲切。三十多年来，中国援摩医疗队的队员们与这个家庭结下了深厚的情谊，从最初的陌生到如今的不舍，这份跨越国界的友谊已成为中摩两国人民情感交流的生动缩影。

结缘：东方医生的温暖守护

故事的起点要追溯到 1989 年的秋天。当时，法蒂玛即将迎来第二个孩子，而塞达特乃至整个摩洛哥的医疗条件都十分有限，产妇的产前检查几乎为零。在朋友的推荐下，法蒂玛来到了塞达特哈桑二世医院，这里有中国医生。

产科诊室里嘈杂而凌乱，新生命的到来让法蒂玛痛苦不堪。就在此时，一位讲着法语的中国女医生走进了产房。她语气淡定、动作有条不紊，眼神中透着干练与关爱。那一刻，法蒂玛仿佛看到了希望的曙光，生产带来的痛苦也被瞬间冲淡。从那以后，法蒂玛一家亲切地称呼中国医疗队为"兄弟姐妹"，这份情谊也延续至今。

相知：跨越代际的深厚情谊

2011年，第150批援摩医疗队塞达特分队中有一位来自同济大学附属同济医院的外科医生李新平。他和前辈们一样，成了法蒂玛家的常客。李医生喜欢来到法蒂玛家做客，和哈拉先生聊天，一起准备摩洛哥美食，和孩子们打成一片。那时，孩子们还小，对中国医生充满了好奇和喜爱。

一次，队员们好奇法蒂玛家门前的橘子树为何无人采摘，于是大家一起动手。尽管橘子酸涩难咽，但大家喝着薄荷茶、吃着甜点，欢声笑语充满了整个院落。李医生提议合影留念，这一组照片也开启了医疗队与法蒂玛家长达十三年的"照片故事"。

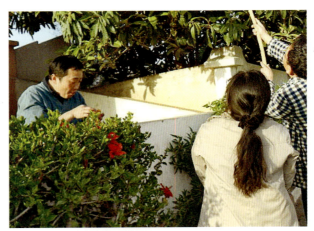

图1　法蒂玛邀请大家摘自种的橙子

传承：跨越时光的珍贵情谊

时光飞逝，2023年年末，第196批援摩医疗队抵达塞达特。此时，法蒂玛和丈夫早已退休，孩子们也成长为摩洛哥各行各业的青年才俊。然而，他们对这份跨越三十年的友谊依然铭记于心。

出发前，李医生特意嘱托我带上一份礼物——中国名茶，并让我转达他对法蒂玛一家的问候。这份嘱托让我对援摩之路充满了期待，仿佛来到法蒂玛家做客是援摩工作中最温暖的仪式。

第一次见到法蒂玛一家，我们反而显得有些拘谨。法蒂玛夫妇用流利的法语与我们交流，他们的女儿作为执业律师，可以自由切换法语和英语，沟通毫无障碍。房间里弥漫着香气，精致的茶壶和吊灯诉说着这个家庭对生活的热爱。法蒂玛动情地讲述着三十年前的故事，哈拉先生则展示着珍藏的老照片。那一刻，我们仿佛穿越了时光，看到了中摩友谊的每一段珍贵瞬间。

升华：友谊的力量与传承

或许是对整个人生经历的感慨，或者对这份真挚友情的执着，法蒂玛女士的眼眸中泛起了泪光，小女儿轻拍着妈妈的肩膀告诉妈妈："感谢真主，我们有很多中国朋友，您有很多东方的兄弟姐妹呀，未来还会有中国朋友来做客，我也会去中国看看，要开心，我们应该跳舞，我们应该和朋友们拍照留影，让大家知道这不是眼泪，而是滋润我们快乐的水花……"

在北非炎热的阳光下，这座橘子树遮蔽的小屋充满了惬意的凉爽。援摩医疗队与摩洛哥朋友们的故事还在继续，这份跨越国界、跨越时光的友谊，也必将在中摩两国人民心中代代相传。

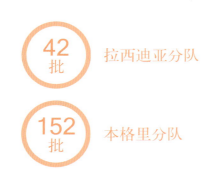

寻找援摩的足迹

杨继红

第 42 批援摩洛哥中国医疗队拉西迪亚分队妇产科
第 152 批援摩洛哥中国医疗队本格里分队妇产科
上海市普陀区中心医院

2011 年 10 月 25 日，是难忘的一天，我再次从上海出发，第二次踏上非洲大地，以一名光荣的"战士"身份，参加了第 152 批援摩洛哥中国医疗队本格里医疗分队工作。在此两年里，我在完成本格里工作后，曾两次翻山越岭奔赴数百里外的拉西迪亚……

先说第二次。2013 年 8 月的一天，援摩医疗总队部曹队长打来电话询问：能否调一名医生到拉西迪亚医疗队帮下忙。那里妇产科原本有 5 名医生，如今仅剩 2 名中国医生，工作量太大，他们都累倒了。总队长考虑到我曾在那里工作过，对医院比较了解，希望我去，还可以顺便看看过去的摩国老朋友。

我顿时思绪万千。

十八年前，我曾在拉西迪亚医疗队工作、生活了两年，那里有我许多美好的回忆，留下过很多泪水、汗水。1994 年 11 月 2 日，当时我还是个 30 岁刚出头的年轻医生，随我院第 3 批援摩洛哥医疗队一行 12 人从上海出发来到拉西迪亚，它是摩洛哥中东部一个偏远的城市，东临西撒哈拉大沙漠，远离首都拉巴特，经常风沙四起，高温干燥，常年气温高达 40—50 摄氏度，酷热难耐。当时，供中国医生居住的寝室 12 间，仅 2 间有空调。我们把好房间让给了年长的医生；没有网络，没有电视，不能与国内的亲人通话，即使写书信也需两个多星期、有时长达一个多月才能收到，甚至根本收不到。看到如此艰苦的环境，队员们忧心忡忡，特别是当看到老队员要回国时，那时的我们会抱头痛哭，恨不得与老队员们一起回国。然而，责任和使命告诉我们必须留下。尽管气候环境恶劣，但老百姓非常善良、友好，他们需要我们。经过了两年艰苦的锻炼与磨炼，我们在拉西迪亚更坚强了！看到、学到了许多在国内较难遇见的急症及应急处理技能，同时也抢救了无数摩洛哥母婴的生命，写下了一篇篇白衣天使的新篇章，与那里的摩洛哥朋友结下了深厚的友谊……

受邀时，恰遇本格里医院正在内装修，暂停手术，我答应了。安排好医疗队里的工作，我把妇产科的工作交给了陈明龙医生，决定再次前往拉西迪亚。有人劝我：那里妇产科工作特别忙，你那么大岁数了，受得了吗？但为了能帮他们解决一点燃眉之急，8月25日，我毅然决然地踏上征程。

历经十多个小时的艰难行程，晚上7点多终于抵达拉西迪亚医疗分队，分队长傅旭辰亲自来车站接我。

全队队员都在等着我们一起吃饭。说来也巧，来到医疗队驻地，给我安排的房间竟然就是我十八年前住过的那间，多么熟悉的环境呀！刹那间，往日的一幕幕情景再次浮现在我的眼前。

第二天上午，不顾长途旅行的疲劳，我马上让妇产科张医生带我到熟悉医院环境，投入工作，午后就开始值班。拉西迪亚的分娩率、难产率特别高，仅周四值班那天就分娩达20人，整整忙了一个晚上。虽然觉得非常疲惫，但当我看到一个个获救的新生命，很欣慰！再苦再累也在所不惜！

每天很忙，每天很快乐。

时间过得真快，一周过去了，我必须要回去了，因为本格里的工作也在等待着我，我多么想再多待一段时间呀！但是我必须回去了。

8月31日我踏上了返程的长途汽车，回途中我在想，昔日接生的娃娃，如今已变成了大姑娘，当年的年轻医生，如今已是4个孩子的爸爸了，以前一起工作的朋友，现在已是两鬓斑白的中年人了，他们还记得我，就像我也未曾忘记他们一样。遗憾的是：有许多朋友已调走了……为了给这里的摩洛哥老朋友一个惊喜，我没有告诉他们我来这里，不巧的是，我熟悉的奥马尔与梅里奇医生正好休假外出旅游了，当我打电话告诉他们我的到来时，他们为了能见上我一面，特意提前从外地赶了回来。真可谓友谊地久天长！

再说说我第一次从本格里去拉西迪亚的故事。

2012年1月24日，也是我第二次援摩工作的第一个农历正月初二，我们想乘春节休假去撒哈拉大沙漠旅游，去拉西迪亚看望老朋友，这天，我和队员们都显得格外兴奋。此时此刻，我比大家似乎还多了一份思念之情，因为拉西迪亚毕竟是我十八年前曾经工作、生活了两年的异国他乡，留下过许许多多的回忆……

临行前，我找出了珍藏了十几年的小记事本，那里面记载着许多当时摩洛哥朋友的通信地址、电话，还记录了一些日常工作及生活常用法语等。有了它，我就可以找到昔日的朋友；有了它，我可以轻松许多。可惜，由于时隔太久，电话打不通了，区号或通信地址变更……还好，在当地医疗队队员的帮助下，找到了现在的区号、地址和电话。终于拨通了几位当时的摩洛哥朋友的电话，他们一听说我要去，非常高兴，恨不得马上相见，并一个劲地问我：为什么不到拉西迪亚医疗队工作呢？

那天凌晨，队员们早早地起床了，整装待发，摩洛哥司机一大早就已等候在门口的停车场。道路曲折，盘山而行，大多队员都时续出现了晕车呕吐，只得减速行驶；我虽然也很难受，但是想到即将见到分别十八年的老朋友，心情异常激动，全然不顾晕车和呕吐了。

夜深了，我们终于到达拉西迪亚，我的朋友艾哈迈德还在宾馆等着我们，他见到我非常激动，帮我们把一切安置好后才回家。

次日一早，队员们都出去逛城，我在宾馆等待着另一位朋友梅里奇医生，他要来宾馆接我，带我去医院看看。十八年前他还是一个刚从医学院校毕业的全科医生，如今已是这里小有名气的心内科专家了。不巧这天是他的专家门诊，且检查床上还躺着一名患者，他顾不上门口等待着的病人，一个劲地问东问西和我说话。可是，那些病人没有一个有怨言，当他向病人介绍我是十八年前在这里工作的中国医生时，病人们都十分理解，并向我微笑，向我竖起大拇指。这是对我国医疗队几十年来辛苦服务的褒奖。这时我倒有点不好意思了，赶忙说："你快看门诊吧，有机会咱们再聊。"于是，我和他匆匆留了个影就告别了。

我拿着相机，继续寻找十八年前的影子。当我来到妇产科时，已经认不出来了，这里比以前大了好多倍。我走进办公室，看见几个护士、助产士正在讨论什么，一见我，先是愣了一下，然后马上停下了手上的工作，有几名助产士还认识我，只是一时想不起我的名字了。过去的护士长和一些熟悉的助产士都调走了，只有法蒂玛还知道我，我拿出国内带来的糖果给她们品尝，又打开电脑，让她们看十八年前与法蒂玛的合影。

我们再次合影留念。接着他们带我参观了如今的妇产科，手术室很大，病房都是新装修的，再也找不到过去破旧的模样了。告别了他们，当我来到急诊手术室时，见到了当年和我一起手术的助手奥马尔，他见到我也是格外的兴奋，当初他的女儿就是我们接生的呀！

一位十八年前的朋友杰巴尔医生，当得知我再次来到摩洛哥，途经时特意来看望我，尽管仓促，但他还是抽出宝贵的时间与我见面。短暂的相聚依然是那样的情深、那样的真诚和那样的美好，让人终生难以忘怀。

最后，我来到了曾生活了两年的医疗队驻地，过往的一切依然历历在目，然而，这里的主人却已换了九批。正当我与他们告别时，他们看到了卫生厅的车，官员热情好客地表示，一定要把中国医生送回宾馆。

我们返回拉西迪亚已是晚上9点多了，然而我的朋友艾哈迈德还热情地邀请我们全队到他家去吃晚餐，他夫人和女儿特意为我们准备了丰盛的摩洛哥特色的晚餐，大家谈笑风生，直到很晚才离开他家。

这天，我夜不能寐，浮想万千。十八年过去了，陈旧的照片虽已泛黄、模糊，但仍有这么多的朋友还记得我，他们没有忘记我，就像我未曾忘记他们一样。

第三天凌晨，我们离开拉西迪亚，来不及和朋友当面话别，只能在电话里一一道别，他们再三挽留我，邀请我到他们各自的家里去吃饭，可是我没有时间了，因为我们必须要赶回本格里。此程也有遗憾：一些朋友调走了，离开拉西迪亚到别的城市去了，我还能找到他们吗？但愿在摩洛哥余下的日子里，我有机会继续寻找他们，能再看到他们，一起叙旧、一起回忆往事。再相遇也许只能等待下次了，但不知道下次是何时？是朋友永远不会忘记，中摩两国人民的友好坚如磐石、经得起风云变幻，我坚信他们一定也记得我！再见了！亲爱的队员们！别了！拉西迪亚！我会永远记住你！我会继续寻找你们的足迹……

（孙国根　整理）

跨越时空的医疗援助记忆

秦斌斌

第 156 批援摩洛哥中国医疗队沙温分队呼吸内科
上海市第二人民医院

2013 至 2015 年，作为中国援助摩洛哥医疗队的一员，我与队员们一起跨越千山万水，来到了摩洛哥这片充满神秘色彩的土地。

挑战重重　砥砺前行

我们的医疗队驻扎在位于摩洛哥北部偏远山区的沙温。在医疗队服务过程中，队员们面临着诸多挑战。语言交流是首先要克服的障碍，它如同横亘在我们与患者之间的一堵高墙。所以我们利用一切闲暇时间学习阿拉伯语和法语，只为能与患者进行最直接、最有效的沟通。

不同的医疗环境和疾病谱也考验着队员们的专业能力。摩洛哥常见的地方病对于中国医疗队来说是全新的课题。但我们没有退缩。面对医疗设施陈旧、药品短缺、人员不足等重重困难，我们仍以饱满的热情和精湛的技术，为当地民众提供医疗服务。每一次诊断，我们都反复斟酌；每一次治疗，我们都全力以赴，无数个日夜的不懈努力和艰苦付出，不仅缓解了摩洛哥医疗资源的紧张，更为当地人民带来了健康。

现在还记得那时我们收治了当地一名大叶性肺炎患者。他入院时持续高热伴胸痛，每一次呼吸都伴随着痛苦的呻吟。病人和家属非常焦急，那样无助的眼神，至今仍深深印在我的脑海中。前期刻苦的语言学习在这时候发挥了重要作用，我运用法语、不流利的零碎的阿拉伯语单词还有肢体语言，与患者及家属进行有效的沟通。最终经我治疗后，患者康复出院。临走时，他激动万分，依照当地的传统习俗，以阿拉伯吻手礼向我表达他内心深处的感激之情。出院后，患者还特意来医院看望我。

还记得一个周末晚间休息时间，急诊接诊了一位肺癌伴胸腔积液、呼吸困难的患者，需要立即抢救。但当时接诊的摩洛哥当地急诊全科医生面对如此复杂的病情无法处理。这时如果送去车程近两小时的上级医院，患者在转院途中极可能出现危险。急诊护士立即跑到我的休息房间向我呼救。我没有丝毫犹豫，立即冲向急诊，凭借多年积累的临床专业经验，马上进行胸腔穿刺和引流等紧急处理，患者转危为安。那时候整个急诊室的同事们都松了一口气，而我也深刻体会到了生命的脆弱与珍贵，以及自己肩负的责任之重大。

建桥梁　缔结友谊

在摩洛哥短短的两年，医疗队不仅是医疗服务的提供者、健康的守护者，更是中摩友谊的建立者和传播者。在日常的诊疗中，队员们与摩洛哥患者建立了深厚的情谊。每一个康复患者脸上绽放的笑容、每一次送别时饱含热泪的拥抱，都是这种情谊最生动、最真实的见证。

医疗队积极与当地医疗机构和医护人员开展全方位、多层次的交流合作。我们举办医疗知识讲座、培训当地医务人员，毫无保留地分享自己的经验和技术。节假日，我们深入当地社区，与摩洛哥居民一起欢庆，感受他们独特的文化魅力。我们不仅学习摩洛哥的历史和文化，也热情地与当地居民分享中国的优秀文化和传统习俗。

偶尔，我们也与摩方同事一同领略异域风情。这种文化的交流和融合，加深了两国人民之间的理解和友谊，如同茁壮成长的大树，根系越扎越深，枝叶越来越繁茂。

2013 年至 2015 年间，中国与摩洛哥在贸易、投资、基础设施建设等领域取得了丰硕的成果。中国医疗队的援助，只是两国合作中的一个缩影，展现了中国作为一个负责任大国的形象，同时也体现了摩洛哥对于国际合作的开放态度和积极意愿。

　　岁月流转，时光荏苒。2013 年至 2015 年，对于我们这些中国援助摩洛哥医疗队的队员们来说，是一段难忘的岁月，是一段跨越时空的医疗援助记忆。我们以实际行动，书写了中摩友谊的新篇章，为两国关系的深入发展奠定了坚实的基础。相信在未来的日子里，这段珍贵的记忆将如同摩洛哥的沙漠与绿洲，激励着一代又一代人为促进国际友好合作、守护人类健康而不懈努力。

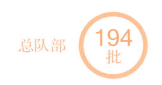

"援摩医疗之根"塞达特新驻地落成记

范晓盛

第 194 批援摩洛哥中国医疗队总队长
上海市保健医疗中心（原华东疗养院）

作为援摩医疗发轫肇始之地，把塞达特分队称为"援摩医疗之根"，并不为过。1975 年 9 月，在距离卡萨布兰卡仅五十公里路程的小城塞达特，迎来了第一批来自上海的援摩洛哥医疗队队员，驻扎在塞达特最大的公立医院——哈桑二世医院。此后，半个世纪以来，一代代的医疗队队员们赓续传承接力，从未间断。

一块隔开宿舍与厨房的木板：改善住宿条件，三层小院拔地而起

为深入了解掌握各医疗分队的工作和生活的实际情况，2022 年年初，在落地摩洛哥后，我第一时间便安排了前往"援摩医疗之根"塞达特的日程。

在礼节性地拜访了塞达特省卫生厅长和医院院长后，在张建海分队长的陪同下，我来到队员们的生活宿舍区。那里破旧而简陋，分队 10 名队员分住 4 个居住区域，共用卫生设施。在女生宿舍和厨房之间，仅用一块薄薄的木板作为简单的分隔，不时传来厨房的噪音和油烟味。在刚刚交流过程中，和厅长谈及摩洛哥方面有为中国医疗队队员建设新驻地的计划，内心深处对未来可能的变化，又平添了些小小的期许。

出国之前，在与之前援摩过的队长和队员交流中得知，不能对摩洛哥人的工作效率抱有太多期待。加上当时还在新冠疫情中，外界任何因素的变化，都有可能造成项目的延误或搁置。我思量了好久，还是决定得"高举高打"——通过摩洛哥卫生部的"加持"来确保新驻地项目的顺利推进。经过多次沟通后，终于获得摩洛哥卫生部的正式书面答复，回复中包括了新驻地的选址、平面布置、拟投入的经费、竣工的大致时间等信息。摩洛哥卫生部规财司司长阿卜杜拉哈布·贝尔马达尼也亲口承诺：一定会让中国医疗队队员早日搬迁到新驻地。

在哈桑二世医院的护校边，有一处空地毗邻队员原宿舍，而这里，便是未来新驻地的选址。从设计图上看，整个驻地设了3层，共400平方米左右，包含住宿、厨房、就餐区等功能。由于摩洛哥的建筑设计师并不了解中国，一些功能区域的布置并不符合队员生活起居的实际需求。在分队长张建海充分征求队员意见的基础上，我们一起与摩方进行了多轮交流，对内部平面布置进行了较大调整，优化动线、提高空间的使用效率。期间还出现了一系列具体而琐碎的问题：资金未及时到位造成工期延误、要配置空调（当地建筑一般不安装空调）需扩大配电容量等。好在有卫生部司长的及时支持，我们反馈的问题基本能够得到及时落地解决。

终于，次年3月，护校边的空地上拔地而起一个独立的三层小院。塞达特新驻地建成了！10名队员得以集中居住，每名队员都能拥有独立的卫生间、空调和洗衣机。每个楼层都有公共区域，为队员交流提供可能。房间窗明几净，采光通风良好。整体布局上，一楼设厨房餐厅，二楼设学习室，辅助用房设运动锻炼室，前院可种植绿化，后院可种植蔬菜。

一串系着五彩绸带的钥匙：新驻地启用，中摩友谊在橘树下升华

一时间，塞达特的新驻地成为援摩医疗队所有分队驻地的样板。为了扩大影响力，让更多的人来共同关心、关注中国的医疗队和医疗队队员，了解五十年中摩两国在卫生领域的合作、交流和帮助，我与张建海分队长商量后，决定举办一个启用仪式。主意已定，由我来负责对接中国驻摩大使馆、摩卫生部、中国文化中心、中资企业协会等机构，由张建海来负责对接塞达特卫生厅、医院内部医护等关系，协同推进仪式的举办。在和大使馆汇报后，使馆也很支持这个提议，李昌林大使表示会亲临现场见证，这给了我们极大的鼓舞。

4月28日，塞达特新驻地的启用仪式正式举行。李昌林大使、摩卫生部阿卜杜勒卡拉姆秘书长、使馆经商处杨佩佩参赞与何鹏一等秘书、中资机构代表以及塞

达特省政府官员、卫生厅厅长、哈桑二世医院院长等近百位重要嘉宾莅临现场。在护校会议室里，中摩嘉宾观看了医疗队全体队员在哈桑二世医院工作情况的视频短片，摩方为全体队员颁发了感谢状。塞达特卫生厅厅长在会议现场，把一串系着五彩绸带的钥匙移交给了张建海分队长，以示新驻地正式移交和启用。李昌林大使和摩卫生部秘书长发表了热情洋溢的讲话，高度评价中国医疗队队员为提高摩洛哥人民的健康福祉所作出的巨大贡献。在随后的现场参观过程中，在驻地的花园里，李大使和秘书长先生共同植下象征中摩友谊的橘树。我们在这橘树边上设立了一块大理石牌，用中文、阿拉伯文记录，以示铭记这一历史时刻。《人民日报》、摩洛哥主流媒体都对新驻地的启用进行了报道。

塞达特新驻地的启用，对于半世纪的援摩历史而言，可能不算大事件。但正是由于一批批援摩医疗队队员为提升当地卫生健康水平所作出的卓越贡献，摩洛哥方面才有可能提供资金和场地，专门为中国医疗队队员改善驻地条件。我也深切地期盼，通过各方面不懈的努力和推动，摩洛哥卫生部能以此为开端，对所有分队的驻地建设有一完整的规划，循序渐进地持续改善医疗队队员的驻地硬件条件，让我们的队员有荣誉感、获得感的同时，能更有责任、更有激情，为摩洛哥民众解除病痛。

（吉双琦　整理）

忘不了的马莱克

刘红炜

第 127 批援摩洛哥中国医疗队总队长
上海市卫生健康委员会（原上海市卫生局）

马莱克，摩洛哥卫生部国际合作处前处长。时光如流水般匆匆而去，他儒雅温和的笑容却一直镌刻在记忆中，至今难忘。

在一个陌生国度，作为总队长，始终要为 120 名中国医疗队队员的工作和生活挂心。队员分布在十二个省市，有的地处撒哈拉边缘的戈壁沙漠，工作生活难免会遭遇许多意想不到的困难。诸如医疗器械短缺、房屋漏水、网络不通、寝室有毒蛇蝎子出没等问题，有些甚至颇为棘手，需与当地政府部门协商，由其支持解决。听说这儿的工作节奏普遍较慢，商定"Pas de problème（没问题）"的事项，常会无疾而终……

马莱克也会是这样的吗？

我是怀着犹疑忐忑的心境拜访马莱克的。他生得白皙斯文，淡淡的八字胡，面部轮廓带有几丝欧陆人的风范，眼眸始终透着和善。得知我新上任，他紧握住我的手说，今后有事尽管找我。我说断不了今后会经常叨扰。他说见外了，中国医生不远万里来摩洛哥支援我们——特别是贫困地区的医疗卫生事业，能为你们提供帮助是我的荣幸。一席话说得我十分暖心。原先的顾虑微微消散。

事实证明，遇到马莱克是我的幸运。

工作开展后，常会因这样或那样的问题去找马莱克，频繁的打扰，使我有些过意不去，他会不会感到厌烦？国合处在距离总队部不远的一幢小楼内，走动非常方便。有几次找他都遇见他在开会。前任队长告诉我，以往遇到这种情况，通常要耐着性子等待，等到会议结束。马莱克却不是这样，只要我推开会议室门，他第一时间便会发现我。此时他不是在发言就是在作笔记，但只要看见我，便立马停止发言或合上笔记本，起身向我走来。

他引我到办公室。我抱歉地说，影响你开会了。他不以为意地摇摇头，耐心听我讲述。无疑，中国医疗队的工作在他心中是重要的，是需要关注的。待我一五一十将情况说完，他会第一时间拿起电话，向所在卫生厅或医院负责人布置任务。关键是他不仅仅打一个电话完事，过后还会跟踪督办，直到所议事项有最终结果为止。每当此时，我内心总会涌动起满满的感激之情。

和马莱克的合作是愉快的。在合作的一年多时间里，他为医疗队提供了许多珍贵的支持和帮助，许多令人一筹莫展的困难在他手上顺利化解。由于各种原因暂时解决不了的问题，他仍会竭尽最大努力。这一切都让我铭记在心。

非常舍不得马莱克的离开。但事与愿违，不久他接到调令，前往某职工医学院担任副院长。

按国内官制，高校属于厅级，如此算是提拔了吧？按说该为他高兴，可我就是高兴不起来，心中有万般不舍。说穿了是私心作怪，多想任期内与马莱克继续合作下去啊！

马莱克没忘记我们，上任不久，便邀我和总队部工作人员去他学校参观考察。

学校坐落于首都拉巴特西郊，校园内鸟语花香。清晰记得，马莱克从一座白色行政楼内满面春风地走出来迎接我们。他领着我们参观学校的教学设施，亲自为我们作热情讲解，俨然成了一名教书育人的学者。之后又邀请我们出席一个关于健康管理方面的讲座。讲者是一位女性，演讲流畅又富有激情。有翻译为我讲解，但由于专业性太强，译出的内容断断续续。不过我仍坚持坐在梯形教室内，神情专注。不能辜负了马莱克对我们的一片盛情。

这是一个难忘的下午。行程结束后，马莱克把我们送到大门口。他一直站在一棵茂密的蓝花楹下向我们频频挥手。我不断回头，心中泛起阵阵失落……

和马莱克成了朋友，平时互有交往。届满回国时，留了彼此的联系方式。那时尚无智能手机，电子邮件算是最新科技。我在国内偶尔通过电子邮件和他互致问候。我的法语很烂，英语勉强凑合，碰巧他夫人是位英语教师，于是通过夫人转译，保持着简单的沟通。

几年过去，或许因为工作太忙，逐渐断了与马莱克的联系。远隔重洋，以为不会再有见面的机会。

不想 2013 年，我居然有了再与马莱克重逢的机缘。我参加了市卫健委的援非医疗慰问团。我第一时间将消息通过电子邮件告诉了马莱克，约定抵摩后一定要见上一面。

可惜的是，这一面见得极为匆忙，以致仅有短暂的几句寒暄。

慰问行程排得非常密集，时间基本都颠簸在走访医疗队的路途上。回到拉巴特只剩一个晚上的时间，白天在外活动，晚上还安排了一个分队长的座谈会。开会时，马莱克如期而至。

我急忙离开会议桌迎接他。

他白衬衫外穿一件藏青色休闲西服，目光仍那样的深邃，透着一如既往的友善。我们的手紧紧地握在了一起。是啊，四年的跨度不算大，可总像度过了漫长的时光。彼此端详，问候着。我说，能见到您真高兴。他说我也是啊。说话间，他望了眼正在开着的会议，转身告诉我，女儿在巴黎读大学，他马上要去法国探亲。又聊了一会儿，他起身要告辞了。或许真是因为时间紧迫，要为赴法作准备；或许是不愿打扰我们的会议。他就是这么个识时通达的人。

我有些歉疚地将他送出门外。

天黑了，借着淡淡月光，能看见马莱克边走边回头向我挥手。匆匆一面，看着他远去，心潮起伏，禁不住再度回想起担任总队长期间他曾给予我的珍贵帮助。什么叫朋友？难道不是相互信任，彼此尊重，困难时能伸出援手的人吗？马莱克——无愧是中国人民的好朋友。

一晃十五个春秋过去，但我不会忘记，永远记得远在北非的这位马莱克。

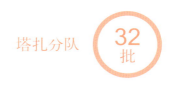

医者大爱，在摩洛哥绽放

王国民

第 32 批援摩洛哥中国医疗队塔扎分队外科
复旦大学附属中山医院

　　三十三年前，中山医院响应国家卫生部号召，首次组建 14 人的中国医疗队远赴摩洛哥塔扎依本努·巴加医院。这支由我担任队长的队伍，在北非山区艰苦环境下坚守两年，以精湛医术救治病患，用仁心仁术书写国际主义情怀。1993 年 4 月归国前，驻地民众自发组成感谢队伍前来送别，男女老少依依惜别之情令人动容。

医疗援助的初心

　　摩洛哥位于非洲的西北部，距离上海一万多公里。我们这支医疗队有普通外科、骨科、麻醉科、内科、妇产科、眼科、耳鼻喉科和针灸科等的医生，还有翻译和厨师各 1 名。我是这支医疗队的队长。来到摩洛哥当一名援外医生，大家的思想是纯粹的：白求恩大夫是我们的学习楷模，我们要学习他的牺牲精神、对工作的热忱和责任感，成为中国式白求恩大夫；接受祖国和人民的委托，发扬救死扶伤的人道主义精神，全心全意为摩洛哥人民服务；响应党和国家号召，派遣中国医生援助非洲发展中国家，是国际援助，中国有义务和责任帮助发展中国家提高医疗技术水平。

播撒医者仁心

　　塔扎依本努·巴加医院地处摩洛哥西部，四周群山环抱，南面紧挨撒哈拉沙漠。医院建于 1956 年，设门诊、急诊和住院病房等，有 196 张床位。1981 年上海市开始向这个点派遣中国医疗队，我们是第 6 批中国医疗队。医疗队承担了医院的日常医疗工作，包括内外科、妇产科的门诊、急诊和住院病人，以及眼科、耳鼻喉科和针灸科的专科医疗工作。医疗队医生常常连着 48 小时值班，针灸医生每天接待病人 100—200 人，高峰时治疗超过 300 人。两年内，医疗队共诊治门急诊病人 173000 余人次，抢救危重病人 200 例左右，收治住院病人 9300 多人，施行手术达 4700 余台。令人印象深刻的是，这些工作是在气候炎热、缺水少电，以及缺乏药物和器械、设备落后的情况下完成的。医院药房几乎没有抗菌药物，只储备了少量麻醉药物、生理盐水、酒精、纱布等，外科手术需要用的皮肤消毒药、外科手套、胶布等，以及所有抗菌药物都是医生开处方去医药商店购买，然后交给医生使用。医疗队初来乍到时，摩洛哥医生护士给病人清创、换药操作都不戴口罩、外科手套，后来经过我们的培训和实践才逐步改正。在医疗条件简单、设备简陋的情况下，医疗队除了完成各种日常的手术，还克服困难、千方百计创造条件做了肝破裂、肝包囊虫、膀胱癌、尿路结石、前列腺增生、腹膜外剖宫、眼眶内巨大恶性肿瘤、电击伤以及各种复合伤等难度较大的手术，还有首创 20 多项当地医院未曾开展的手术和治疗方法。

七八月的天气十分炎热。有一天，救护车从山里送来一个 12 岁的小男孩，他不幸被驴踢了右上腹，过后就脸色苍白，不省人事。我和普外科沈医生面诊病孩后，认为驴可能踢伤了小男孩的肝脏，引起肝破裂、大出血，发生休克。于是决定先纠正休克，并将病孩送入手术室，准备剖腹探查，给病孩实施抢救。当我们打开病孩的腹腔，见满腔血液和凝血块，探查后很快明确肝脏破裂的位置，裂口长约 20 厘米，深达约 8 厘米。我们一边加快输血，一边抓紧缝合止血。可是，这时医院突然发生停电，手术室里一片漆黑，手术弧影灯熄灭，电风扇停止转动，医生护士都十分紧张，台下护士赶紧拿来手电筒照明，还准备启动汽油灯。真是急死人，汗珠直冒，大约 10 分钟才通电，经过共同努力，手术完成了，病孩血压恢复正常。回病房后康复，痊愈出院。中国医生来到摩洛哥第一次在这种困难的、危险的情景下手术，并取得了成功。摩洛哥医生、护士和病孩父母望着男孩逐渐恢复红润的脸庞，向中国医生竖起大拇指，说中国医生救了这个孩子的生命，中国医生好！

绽放中摩友谊之花

针灸在当地受到百姓青睐，小小银针被誉为"神针"。针灸门诊天天门庭若市，尤其是在集市的日子，更是人涌如潮。病人有的骑毛驴、有的赶大车，从塔扎山城的四面八方赶来针灸，甚至邻省、邻国（阿尔及利亚）的病人也慕名而来。中国医生忙得不可开交，有时连吃饭时间都被占用。中国医生应用电针、耳针、水针、火罐、艾灸等方法，治疗聋哑、遗尿、落枕、腰扭伤等，都获得良好的疗效。一位17岁患聋哑的女孩，经过3个月的针灸治疗，终于能开口说话。针灸科医生和麻醉科医生相互配合用针刺麻醉，使得外科医生顺利完成甲状腺良性肿瘤切除。这些事例在摩洛哥百姓中传为奇闻。不仅如此，塔扎省省长、当地其他官员曾邀请中国医生出诊，上门为他们或者家属诊治，还介绍摩洛哥王国政府高级官员、王室成员进行中国针灸治疗。针灸是古代中国文化的瑰宝，是中国传统医学的重要方面，在这里针灸又架起一座建立中摩友谊的桥梁。

中国医疗队还担当起中国人民与摩洛哥人民之间的友好使者。中国的传统节日春节、中秋节，以及国庆节，我们都会举行中国医疗队招待会，医疗队队员满怀爱国之心，群策群力，将驻地布置一新，节日气氛浓浓。邀请卫生厅官员、医院院长、经济总监、科主任、护士长，还有其他的摩洛哥朋友等40多位宾客，招待会开得既隆重，又热烈。招待会展览了从国内海运来的援助物品，包括药物、器械和设备；制作了美味的中国菜肴、月饼、汤圆，使摩洛哥客人对中华民族文化留下深刻的美好印象，中摩友谊之花绽放。塔扎省省长曾夸奖中国医生高超的技术、崇高的医德，远离亲人和孩子，在医疗条件差的情况下，成功地治疗了大量的病人，抢救了许多疑难垂危的病人生命，为摩洛哥人民做了大好事。省长在得知医疗队将要回国时，他特意邀请全体队员到他家里做客。那年春节，塔扎省卫生厅厅长特地到中国医疗队驻地祝贺节日快乐，并送上一个特大的蛋糕。

在两年多的时光里，我们同心协力，携手走过了充满挑战的征程。面对语言障碍、通信交通不便、繁重的工作任务以及生活中的种种困难，我们始终团结一致，迎难而上。医疗队取得了显著的成绩，多次获得总队部的表扬，并荣幸地受到中国政府代表团国家领导人的会见。中央电视台摄制组还专程前来实地拍摄，制作了专题报道片。回国后，医疗队荣获国家卫生部和上海市卫生局的表彰，被评为全国先进集体。

我的梦想　我的塔扎

陈卫东

第 193 批援摩洛哥中国医疗队塔扎分队麻醉科
上海市浦东新区浦南医院

时光荏苒，转眼间，我结束援摩任务已逾两载。每当翻看手机里那些援摩时的照片，与亲友谈及那段难忘的岁月，那些点点滴滴的工作与生活瞬间便如潮水般涌上心头。心中既有自豪之感，又夹杂着一丝遗憾。自豪的是，我实现了自己成为一名援外医疗队队员的梦想；遗憾的是，我救治的病人尚未达到自己既定的目标。

每当我回顾过往，心底总会响起一个声音："如果再有机会，你还会去吗？"我的答案一如既往："我肯定去！"是那份难以割舍的情怀，更是援摩两年的艰辛与欢乐、付出与收获，让我作出了这样的决定。

默默支持

2020 年初，当我的援摩申请被批准的那一刻，我的内心充满了喜悦。成为援非医疗队队员，是我自大学时代就怀揣的梦想，也是工作后一直向往并期待能够实现的理想。曾经在纪录片中，我看到我国众多知名专家和医护人员在国外开展医疗援助，他们不畏艰苦，救死扶伤，那一幕幕动人的事迹一直深深打动着我。现在，我也能够成为他们中的一员，去帮助和救治援助地区的患者，荣誉感和自豪感油然而生。

当我将这一想法告诉从事护理工作的妻子时，她看着我渴望的眼神，只犹豫了片刻，便语气坚定地对我说："你去吧，我支持你。父母退休了，虽然身体不太好，但我会照顾好他们，你不用担心。孩子已经上大学了，也很懂事，不用你操心。虽然有疫情的困扰，但我相信国家一定会有办法应对的。家里的事你不用操心，你尽管去圆你这几十年的梦吧。"妻子朴实的话语中充满了支持，让我心定，更让我感激她的理解和默默付出。

奔赴梦想

终于，在 2021 年 2 月 4 日，我踏上了前往摩洛哥的征程。经过 30 多个小时的飞行，我们终于在当地时间下午 3 点抵达了卡萨布兰卡机场。援摩洛哥中国医疗队总队长刘化驰在机场为我们举行了简单而庄重的欢迎仪式。随后，我们分队经过 6 个多小时的车程，终于在凌晨 1 点前抵达了地处摩洛哥中北部的塔扎省立中心医院。

塔扎，这个充满异域风情的地方，从建筑风格到布局，从人们的外貌到穿着，都彰显着非洲的独特魅力。这里信仰伊斯兰教，清真寺遍布各个街区。祷告声通过靠近楼顶部的大喇叭向四周传播。也许是这里气候干燥、日照充足，本是白色人种的他们，视觉上却呈现出与我们相近的皮肤颜色。他们开朗健谈、能歌善舞，处处都洋溢着祥和的生活气息，让我们很快便融入了这方水土。

使命担当

身为分队长兼党支部书记的我，深知自己肩负着重大的责任和使命。我深知，我们塔扎医疗队代表的不仅是个人，更承载着展现中国文化、传递邦交友好的重任，我们是国家外交的名片。两年来，我们 12 名队员铆足干劲、相互协作，10 名医生打破内外科的界限，化身全科医生，共同面对复杂的病情和疑难手术。在陌生的语言环境和简陋的医疗条件下，我们不抱怨、不退缩，携手走过了六百八十多个日夜，圆满完成了援摩医疗任务。

回首这两年，塔扎医院的医疗条件依旧十分艰苦，病区诊疗工作主要靠我们医疗队的 10 名中国医生支撑。作为一名麻醉医生，我目睹了手术室设备的落后：老旧的机械面板麻醉机、没有微量推注泵、补液只有生理盐水和糖水、胶体液时有时无……就是在这样艰苦的条件下，我每周仍要完成十例左右1至8岁小儿的麻醉工作。其中，最小的是一名6个月大的婴儿，要进行脑血肿清除术。由于麻醉机太老旧无法准确设置呼吸参数，我只能用手捏呼吸气囊的方式控制呼吸，完成了这台全麻手术。两年的时间里，无论是近百岁的老人还是一岁的小儿，我都是一边麻醉一边给麻醉护士讲解，努力提升她们的专业知识水平。

此外，援助医院收治的糖尿病人非常多，却连便携式的血糖仪都没有；肺部疾患患者也没有雾化吸入设备……我们看在眼里、急在心里，积极向总队部汇报争取。总队长范晓盛了解情况后，第一时间向国内申请捐赠医疗设备和器械给塔扎医院。

在两年的援外工作中，我目睹了摩洛哥像塔扎医院这样的公立医院，由于医护人员的严重匮乏，有的手术甚至要约到半年后。很多患者因等待时间过久而饱受病痛折磨，胆囊结石炎症反复发作导致胆囊穿孔、肠梗阻导致肠穿孔、慢性阑尾炎逐渐化脓最终阑尾穿孔的患者数不胜数。虽然队员们加班加点地工作，全力以赴去救治，但由于援助医院医护人员缺少，还是无法及时为他们减轻痛苦，这是我心中挥之不去的遗憾。在国内，患者能够得到及时医治，这正是祖国强大、医疗体制完善的最佳体现。

奉献与收获

援摩的两年时光里，队员们在付出与奉献中深深地爱上了这片土地。虽然身在异国他乡，但在有需要的时候，我们也会义无反顾地作出奉献。当得知塔扎医院血库告急时，3名队员主动前往血库无偿献血，这份大爱跨越了国界。

妇产科的杨慧宇医生患有严重的失眠症，需要天天服药。然而，就是这样一位柔弱的女性，却经常放弃休息时间加班手术。在一个炎炎夏日的中午，她赶往妇产科准备做急诊剖宫产手术时，竟晕倒在病房大楼门前。她醒来的第一句话竟是："产妇现在情况如何？赶快准备手术，汪加宽医生，你协助我。"简洁而忘我的话语体现的是中国医生的职业精神与素养，是中国医疗队团结协作、不畏艰苦、甘于奉献的精神展现。

走在塔扎的街道上，我们时常能感受到摩洛哥人民对我们的真挚情感。有一次问路时，一位 78 岁的老人怕我们不清楚怎么走，竟主动提出给我们带路。他拄着拐杖走了 20 多分钟才找到目的地。当我给他一些小费表示感谢时，他却婉拒了，反而不断感谢我们，说去年的手术就是医疗队给他做的，现在恢复得很好，还说中国医生是他们最好的朋友。每每回忆起这些感人的瞬间，我的心中总会充满感动。

五十年来，一代代援摩医疗队队员一次次将危重患者的生命从死亡边缘拉回，一次次为他们解除疾病的痛苦。我们中国医生，已深深地镌刻在塔扎人民的心中。我衷心祝愿塔扎医院越来越好，祝愿中摩两国更加友好。

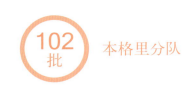

没有国界的手术刀

胡士磬

第 102 批援摩洛哥中国医疗队本格里分队妇产科

中国福利会国际和平妇幼保健院

替补救场，一到摩洛哥便上手术台

2004 年 1 月，胡士磬来到了摩洛哥本格里驻地。与其他队员经历不同的是，这次是他一个人的旅途，而同一批的其他医疗队队员早已经在 3 个月前抵达。

原来，原计划出征的一位队员在出发前突遇家庭变故而需取消本次援摩工作。怎么办？谁能替补救场？当医院把这个情况告知胡医生并向他征询时，他没过多犹豫就接受了这项使命。

经历了 20 多小时的飞行，胡医生刚到达驻地准备开饭，就接到通知：有一例紧急的产后出血急需抢救！"快，带我去！"胡士磬二话不说，顾不上吃饭，立即赶到手术室进行抢救，经过与队友们的默契配合，最终确保了母女平安。

接下来的两年内，他不断经历着"生死时速"的故事。一天，一位产妇在胎膜破裂后发生脐带脱垂，随着宫缩的加强，胎心变得越来越弱，情况危急随时会有死产可能。胡医生快速组织抢救，他一边持续上推胎头避免脐带受压，一边指导医护人员争分夺秒进行剖宫产准备。凭着娴熟的技术和临危不惧的心理素质，短短几分钟，他就顺利娩出了胎儿，随着婴儿响亮的啼哭声，所有人悬着的心都放下了，产妇也留下了感激欣慰的热泪。

在最繁忙的科室做出最优秀的成绩

在摩洛哥，妇产科是最忙碌的科室之一。胡士磐面对的是急症多、危重症多的高压工作环境。两年间，医院共有三千名产妇分娩，胡医生与另一名妇产科医生带领摩方 7 位助产士共计完成各类手术 762 例，成功抢救了 40 余例子宫破裂、脐带脱垂、胎盘早剥、前置胎盘、植入性胎盘等急危重症，赢得了同行和患者的一致赞誉。2005 年，摩洛哥卫生部在对本格里医院及与之同级别的医疗机构评估中，认定该院的中国妇产科医生的工作成绩是最优秀的。

援摩期间，胡士磐及其所在的医疗队还有幸受到了时任全国人民代表大会常务委员会委员长吴邦国的会见。吴邦国委员长握着队员的手，用沪语亲切地问候。吴邦国委员长的手温暖而有力，他的激励更坚定了医疗队在摩洛哥坚守奉献的信心和决心。

国有界，医无疆，仁心医术越山海

援摩期间，胡士磐的女儿还年幼，耄耋之年的父母也需要照料。在被问到援摩初衷时，他坦言："我大学毕业后一直在中国福利会国际和平妇幼保健院（即下文"国妇婴"）工作，我们医院是新中国缔造者之一、国家名誉主席、中国福利会创始人宋庆龄先生用她所获得的'加强国际和平奖金'亲自创办的新中国第一家新型妇产科医院，有着深厚的国际主义的红色基因和担当。1975 年，在首批援摩医疗队的 12 人中，就有一名我们医院的医生，她是我的前辈，也是我的榜样。在国家需要我、医院需要我出征的时候，自己'小家'的困难就都不是问题。"

在摩洛哥时，每当遇到中国传统节日队员们总是会格外思念祖国和家里的亲人。春节时，来自不同城市的医疗队队员会聚在一起，一同吃年夜饭，一同观看中央电视台的春节联欢会。"当荧屏上传来主持人'值此新春佳节到来之际，向所有援外医疗队队员和他们的家人致以节日问候'的声音时，我们都不禁鼓掌欢呼起来，我们感受到了祖国对我们的关爱，而我们也一直把祖国放在了心里。"时隔二十年，每每回忆起这一幕，胡医生仍难抑激动的心情。

国虽有界，医者无疆。2023 年 2 月 9 日，习近平总书记给第 19 批援中非中国医疗队队员回信，勉励队员以仁心仁术造福当地人民，以实际行动讲好中国故事。在胡医生结束援摩任务后的近二十年里，一批又一批的青年医生接过了接力棒，传承大爱精神和国际担当。

"胡医生给了我很多指导和帮助，他毫无保留地跟我分享工作经验，是我援摩时的'定心剂'。想到胡医生当年面临的各种挑战，我觉得自己眼前的小困难都是可以克服的。"国妇婴产科副主任医师马珏动情地说。作为2019年援摩医疗队的一员，她在出发前得到了胡士磐的经验传授。

"其实我也没有什么特别的经验，只有一颗简单的想服务摩洛哥妇女儿童，想承担国家光荣使命、为国奉献的心。在和年轻医生交流时，我总会和他们说，不要有太多担心，带着一颗简单的心去，就一定能把工作做好，自己也能有很多收获。"如今，已经退休的胡士磐仍每周在医院出诊，每当有新一批援摩医疗队的青年医生出征，他都会交流思想、分享心得，让中国医疗队精神和国际主义思想在国妇婴薪火相传。

（鲍歆珂　高泳涛　记录整理）

上海来的好医生

吴静炯

第 107 批援摩洛哥中国医疗队荷赛马分队骨科
上海市第五人民医院

2006 年 4 月 25 日晚，中共中央总书记、国家主席胡锦涛在摩洛哥卡萨布兰卡亲切会见中国援助摩洛哥医疗队成员。我作为 13 名代表之一也在其中。胡主席一走进会见厅，就同我们一一握手，逐一询问了我们的工作生活情况。我凝视着主席和蔼的笑容，心跳得厉害，非常激动，紧紧握住胡主席的手。胡主席语重心长地叮嘱，一定要向队员们问好，你们辛苦了！你们要注意身体健康。落座后，中国援摩医疗队总队长高宏亮等向主席介绍了中国医疗队如何努力克服"语言关、生活关、环境关、医疗关、心理关"等情况……听完大家的发言，胡锦涛主席代表祖国和人民感谢我们！短短数语，倍感亲切。

当天，在场的新华社记者拍下了胡锦涛同志与我亲切握手的美好瞬间，并在《"你们辛苦了！"——记胡锦涛主席会见中国援摩医疗队》新闻特写中配发了这张照片。

同时，这天我还接到了总队部交代的一项重要任务，让我与另两位队员一起担任这一重要时刻的记录工作。在留存的摩洛哥"印痕"档案里，由此多了一份胡锦涛同志会见援助摩洛哥医疗队代表时的讲话记录整理打印稿，意义非凡。

如今一想起这难忘场景，我总会涌起一阵激荡的心情，思绪万千。

2004 年 10 月 7 日，我作为中国援摩医疗队第 107 批队员，来到距首都拉巴特 400 公里的偏远沿海山区荷赛马省。其实最初我并不是那批援摩医疗队的人选。因一名已入选的队员有变故不能成行，急需临时补充人选，当时作为骨科副主任的我得知这一情况后，第一时间主动请缨，解了即将启程的医疗队的燃眉之急，并受上级领导的重托，担任医疗分队队长、临时党支部书记。12 名医疗队队员分别来自 7 个不同的国内医院，上海市第五人民医院 3 名、上海市闵行区中心医院 3 名、上海市吴泾医院 2 名，还有江西省萍乡市第二人民医院、江西省丰城市中医院和江西省宜春市奉新县人民医院各 1 名，翻译 1 名。

队伍在医疗技术、生活习性、个人素养等方面存在着不同，给管理带来了一定的难度。为此，我制定了"人—民间大使—奉献"这一贯穿援摩医疗全过程的工作主线，制定了创先进医疗队、创优秀医疗队队员的"双创"计划，积极营造团结向上、和睦相处的良好氛围，让身处异国他乡的每位队员感受到医疗队这个大家庭的温暖和力量。

医疗队刚到时语言交流不顺畅，彼此缺乏了解；医院的医疗设备不足，器械残缺不齐。进入工作状态不久我就清楚地认识到，在陌生的国度，中摩医疗常规不同，医疗技术、医疗水平、医疗观点都存在差异，言语习俗也不同；摩方工作理念和状态也与我们不一样，譬如中方医生急需摩方麻醉医生到手术室，却找不到，我们在"火里"，他们在"水里"，因为麻醉医生此时正悠闲地在咖啡室喝着咖啡，不急不慢地用着早餐；当地医务人员和民众对中国医生的水平不了解，尤其是受法国、西班牙等西方发达国家教育熏陶的摩方医务人员，对来自发展中国家的中国医生心存疑虑、傲视，甚至持不合作的态度，使医疗队刚开始时的工作举步维艰。唯有保证医疗安全，提供优质服务，拿出自己的真本事，才是医疗队立足的基础。

机会总是留给准备好的人们，中摩医务人员"合期"的转折点终于到来。这天，当地医院院长的亲戚因摔伤导致右股骨粗隆间粉碎性骨折。这是老年人常见的骨折，一般需要进行手术治疗，如不手术治疗（或手术不当），会使四分之一的病人从此卧床不起，引起肺炎、褥疮、血栓等各种并发症，进而危及生命。该院长指名让我进行治疗。我心里明白，这是院长对医疗水平的现场"考试"，我面临的不仅仅是一个病人的治疗问题，也是证明中国医生、中国医疗队实力的机会。

经过充分的术前准备和细致的术中操作，一个多小时后，在院长的现场"监考"下，我顺利完成手术，交出了一份令人信服的答卷，也让摩方医务人员刮目相看。其实这一手术的难点在于：荷赛马位于偏远的艰苦山区，医疗条件差，医疗器械残缺不全、设施设备老化等。对于这位患者来说，当时面临的就是如何找到合适的手术器械、如何组合"残缺器械"这一大难题。手术前，我从上一个患者身上取下了钢板螺丝钉等器械，除了选择"不配套的器械"重新进行"器械组合"、重新消毒后再次使用外，似乎没有其他更妥帖办法了。整个手术过程中，院长始终站在手术台旁，仔细观察着手术进程：复位、摆放体位、固定、X线透视，然后消毒、铺巾、切开、止血、内固定……一气呵成。直到手术结束，院长才露出满意的目光，用赞美的话表达了他的谢意。当然，做医生的我更满意！

从此以后，我们逐渐克服医疗条件欠缺等种种困难，在保证医疗质量的前提下，逐步开展大手术和新技术，如人工关节置换术、肱骨外科颈骨折经皮内固定术等微创手术，以及手部疤痕挛缩矫形术、糖尿病足坏死手术治疗等。同时，还成功抢救了左上肢动静脉破裂伴失血性休克、多发性开放性骨折伴休克、颅脑损伤等危重病人。医疗队的"好口碑"逐步在当地传开，吸引着越来越多的患者前来就医。而令我感到自豪的是，当地卫生厅领导和医院医务人员的亲朋好友，包括从欧洲回摩探亲的人员，就医时都慕名要找我这位"中国的吴队长"，他们中的有些人后来还成为我在摩洛哥的好朋友，亲切地称我是"上海来的好医生"。

我一直在想：摩洛哥医疗援助虽然艰苦，但绝对值得去。去了可能后悔两年，不去将后悔一辈子。

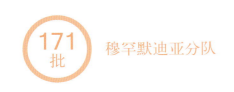

在北非火"出圈"的"东方医学"

胡炳麟

第171批援摩洛哥中国医疗队穆罕默迪亚分队推拿科
上海中医药大学附属岳阳中西医结合医院

一位中年摩洛哥女士拿着话筒，眉飞色舞地描述着她刚刚接受推拿手法治疗后的感受："医生的手按到了我平时头部最痛的部位，现在我感觉非常轻松，看东西非常清楚，原先的头晕症状也明显减轻了……"

这一幕发生在2017年2月的摩洛哥，穆罕默德五世大学孔子学院的会场里，还有很多人排队等着体验中医。体验活动之前，我向学生和社会人士介绍中医，200个座位的会场被挤得满满的，很多听众坐在台阶和过道上。

其实，中医来到摩洛哥，已经有四十多年的历史，一批又一批的援摩医生把原本神秘陌生的东方医学变成了摩洛哥人熟悉的治疗技术。如今，因为援摩医生，中医在这片北非大地上实力"圈粉"。

由于中医针灸大受欢迎，1986年，上海医疗队在穆罕默迪亚设立中医医疗分队。到2018年，中医医疗分队为摩洛哥患者提供针灸治疗超过一百万人次。到穆罕默迪亚中医医疗分队就诊的病人，不仅有摩洛哥当地人，还有不少在摩洛哥工作的法国、西班牙、意大利、德国患者。

中医粉丝越来越多，医院很快就"人满为患"，2010年，穆罕默迪亚医疗分队只能将车库和露天庭院改建成治疗室。为了满足患者的需求，医生们缩短了午餐时间，放弃午休，以便尽可能地延长门诊时间。

中医在摩洛哥有多火？之前采访过的一位援摩医生记得，有一次给患者针灸时，邻床的病人眼见这名病人身上的银针比自己多，对中国医生说：他"比我多，我也要多扎几根。"

听起来像是笑话，但这样的故事足见中医在摩洛哥的风靡程度。

上海派出的援摩医生每一批到摩洛哥服务两年。第16批穆罕默迪亚医疗分队由上海中医药大学负责委派，队员由上海中医药大学附属岳阳医院的我、李连波和龙华医院潘云华3位针灸推拿中医师，岳阳医院厨师刘瑛，以及翻译毛茜5位队员组成，其中三位队员年龄都超过50岁。这个分队是8支援摩医疗分队中唯一一支以中医针灸、推拿医生为主的团队，有着鲜明的中医药特色。

之前，穆罕默迪亚医疗分队主要提供针灸治疗，我想，针灸在当地已有了一定群众基础，还可以进一步增加推拿项目。根据当地居民的疾病谱，推拿门诊遴选了颈椎病、腰椎间盘突出症、脊柱小关节紊乱以及头痛、抑郁症、失眠等，辨证施治，效果很好，前来要求手法治疗的人数越来越多，不得不采取预诊筛选的办法来满足需求。推拿一推出，再次掀起了中医热，每天慕名而来的患者络绎不绝，年门诊量超过1万人次。

摩洛哥人折服于针灸医术神奇疗效，对推拿更是充满好奇，称之为"功夫"，都想体验一番，还有很多人都想学习推拿。

穆罕默迪亚医疗分队积极发挥中国传统医学的特长，开展内外妇儿、骨伤、五官、皮肤等科50多种常见病、多发病、疑难病的诊疗工作。

除了用中医传统的针灸推拿为摩洛哥患者治病，我在摩洛哥还做了很多教学和推广中医的工作。上面讲到的孔子学院活动，就是其中之一。

为配合孔子学院中医文化推广目标，我把中医推拿三千多年的历史压缩在40分钟讲课里，让当地人知道除了保健性质的massage（按摩），还有医疗性质的中医推拿这一单词；知道了中医推拿除了治疗肌肉、关节疼痛，还能治疗妇科、内科疾病；知道了在四百多年前中国人就通过两只手治疗小儿科疾病，并建立了完整的小儿推拿医疗理论体系；知道了中国推拿医生和其他从业医生一样要经过十多年系统专科培训和考试；知道了中国推拿实验室研究方法……

光是2018年，我就推出4场中医推拿讲座，带教摩洛哥进修医生3名。我还和队内翻译一起自行拍摄制作了一批法语宣教视频和眼保健操、易筋经视频教材，在候诊厅滚动播放，宣教中医。

我带队完成了2016摩洛哥中医诊室标准化建设项目，同时为"中国—摩洛哥中医药中心"的筹建迈出实质性一步。另一个看起来跟医生无关的项目，也在我的推动下启动。上海市图书馆"上海之窗"——摩洛哥中医图书馆2018年在摩洛哥建成，在原有藏书和赠书基础上又获赠500册中英文中医古籍等书籍，解决了海外难以购买中医外文书籍的实际困难，向非洲打开了一扇了解中医的新窗口。

因为两年来的工作成绩，在全国援外医疗工作先进集体和先进个人表彰活动上，由我带领的援摩洛哥医疗分队荣获"全国援外医疗先进集体"称号，我作为代表接受了颁奖，并受到中央领导人亲切会见。

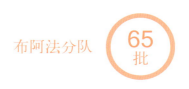

医者仁心闪耀北非大漠

马　涛

第 65 批援摩洛哥中国医疗队布阿法分队骨科
上海交通大学医学院附属仁济医院

二十八年前，我踏上了援摩洛哥的征程。如今回首，那段在撒哈拉边缘的岁月，虽然生活环境艰苦，却意义非凡。我们的医疗点位于摩洛哥内陆的布阿法市，东邻阿尔及利亚，南接撒哈拉沙漠，是片贫瘠却充满生命力的土地。在我们到来之前，这片土地上专科医生寥寥无几，当地卫生部门和百姓对我们的期盼，如同沙漠中的甘霖。两年间，我们虽无暇领略世界第一沙漠的壮美，却在医疗领域创下了无数个"第一次"。

1997 年 6 月，我随医疗队启程前往摩洛哥。这支由仁济医院精兵强将组成的队伍中，有两位"老摩洛哥"——普外科谢敏主任和耳鼻喉科徐秀玲主任，他们已是第二次踏上这片土地。妇产科马庆良主任、眼科田维龙主任，以及作为骨科医生的我，再加上厨师宋建森和翻译杨老师，7 人组成了这支精干的医疗队。

守护生命

抵达医疗点的第一天，我们还在熟悉医院环境时，一位产科护士急匆匆跑来求助：一位产妇难产！马庆良主任立即投入战斗，果断决定实施剖腹产手术。在我们看来再平常不过的手术，在这里却可能意味着生与死的距离——由于缺乏妇产科医生，以往遇到类似情况，只能将产妇送往数百公里外的大城市，途中悲剧时有发生。

当马主任走出手术室，宣布母婴平安时，守候在外的卫生厅长和院长激动得将他抱了起来。"Doctor Ma（马医生）"这个称呼，成了当地最温暖的生命守护符号。

妙手仁心

摩洛哥与法国有着深厚的历史渊源，许多当地居民都有亲属在法国生活。一天，一位饱受腹股沟瘘管折磨五年的女患者来到谢敏主任的诊室。她曾在法国求医未果，听说中国医疗队到来，抱着最后一线希望前来求助。

面对这个"迷宫"般的疑难病例，谢主任凭借丰富的临床经验，最终确诊为肾脏陈旧性结核引发的腰大肌流注脓肿。经过精心制定的抗痨治疗方案和手术，这个困扰患者多年的顽疾终于痊愈。在我们即将回国的日子，这位患者顶着戈壁滩的烈日，在宿舍外等候2个多小时，只为亲手送上她精心绣制的工艺品，表达对中国医生的感激之情。

从最初的南南合作到如今的"一带一路"，中国援外医疗事业已走过半个世纪。作为一名亲历者，我深感自豪。我们带来的不仅是精湛的医术，更是中国人民的真诚友谊。这份情谊，如同撒哈拉的星空，永远闪耀在非洲大地上。

万里送温暖，卫生部代表团来了

刘 骅

第 142 批援摩洛哥中国医疗队梅克内斯分队灼伤科
上海交通大学医学院附属仁济医院

2011 年 4 月 2 日上午，时任卫生部部长陈竺、驻摩洛哥特命全权大使许镜湖女士、刘宝贵参赞及卫生部代表团一行来访，视察了我们位于摩洛哥中北部城市梅克内斯穆罕默德五世医院的医疗队驻地和工作生活条件，并与大家亲切交谈，使在场的每一个队员都深受鼓舞。

这是自 2002 年以来中华人民共和国卫生部长首次正式访问摩洛哥。摩方给予了高度重视和高规格的接待。在来访梅克内斯之前，陈竺部长已经与摩洛哥卫生大臣、外交大臣等进行了积极和富有成效的会晤，代表团所到之处摩方也给予了热情的接待。

4 月 2 日上午 10 点 20 分左右，两辆开道警用摩托车率先到来，卫生部代表团的车队随后浩浩荡荡驶入了我们所在的梅克内斯穆罕默德五世医院的大门。

医疗队队长刘骅、翻译孟俊向代表团介绍了在场的摩方各级官员，双方互致问候，部长、大使和参赞也同每一位医疗队队员亲切握手寒暄。

陈竺部长非常随和，大家稍有的几分拘谨立即烟消云散了。

院长办公室早已布置一新，摆放着饮料和各式精美的摩式糕点。欢迎会上，舍拉迪博士对中国医疗队的敬业和责任心给予了高度的赞赏。

这种赞赏正是对我们付出努力的最好评价。作为援非医疗队队员，我们代表着上海医护人员和中国医生的形象。

虽然这里的工作生活条件非常艰苦、工作中也常会由于医疗条件的限制留下些许遗憾，但我们在用心为当地的普通百姓服务。

代表团还与医疗队队员们进行了座谈。时间不长，但每名队员的心里都热乎乎的，纷纷表示一定尽全力克服困难、完成此次援外任务。

会后，代表团一行走进每位队员的房间，详细询问大家的日常工作生活情况，并查看了各处因年久失修而潮湿、破旧的角落。

事实上，在我们抵达摩洛哥伊始，使馆、经商处和医疗队总队领导就非常关心我们，许镜湖大使来视察时也专门向摩方就改善医疗队驻地事宜提出了要求，在经商处和总队部的关心下还召开了现场协调会，与摩方相关部门就此展开磋商。

此次，在我们的房间，代表团也重点看了厨房，仔细查看了漏水的屋顶和渗水的外墙，深入询问了历次修缮情况，对我们艰苦的生活条件表示了充分的理解。

陈竺也希望摩方尽可能为中国医疗队的工作生活创造良好的条件。

令人欣慰的是，就在我们即将结束援外任务返回祖国之前，我们终于争取到了新的驻地，为接任的下一届医疗队创造了一个良好的居住生活环境。

代表团的来访，让我们再次感受到了来自祖国的关心。我们骄傲、我们自豪！我们的身后，是我们日益强盛的伟大祖国！

那些忘不了的眼神

张柏根

第 1 批援摩洛哥中国医疗队外科
上海交通大学医学院附属仁济医院

1963 年，我从学校毕业后进入医院工作，成为一名血管外科的医生。一路走来，在自己的专业领域默默耕耘，希望自己能成为一名患者眼中的好医生。1975 年，34 岁的我接到了国家和组织给予的一项重要任务：担任上海首批援摩医疗队队长，同时兼任临时党支部书记，带队前往摩洛哥开展医疗援助。我内心感到这是一项光荣的任务，不能辜负组织的信任和医者使命。

首批出征的这支队伍一共 12 人，来自仁济医院、瑞金医院、新华医院等各大医院，既有学西医的，也有会针灸的，还有能说一口流利法语的。9 月，我们一行人启程远赴摩洛哥，开启了为期两年的医疗援助工作。

跨越山海，远渡重洋，医疗队队员们踏上了援摩征程。在短暂的外事和法语培训后，经过长途飞行，我们来到了一个完全陌生的国度。在这之前，医疗队队员中几乎没有人踏出过国门。走下飞机，扑面而来的异域风情，让我们的内心既忐忑又坚定：一方面，对摩洛哥的医疗情况不甚了解，一切都是未知数；另一方面，身后是祖国的期盼和组织的信任，让我们有了肩负责任勇往直前的后盾。

我们首先抵达了首都拉巴特，与大使馆人员交流后，得知我们是国家派出的第一个下沉到摩洛哥基层的群众团体。尽管第一次走出国门，但队员都有共识：外事无小事，外事纪律必须遵守；无论我们走到哪里，都代表着国家声誉。

离开大使馆后，医疗队马不停蹄赶往此次援摩的驻地——塞达特省哈桑二世医院，在这里翻开了上海援摩医疗历史画卷的首页，我们也有幸成为第一批前去播撒种子的人。

在我们到来之前，哈桑二世医院有一名外科医生和一名内科医生驻扎。内科医生年资较高，是从私人诊所临时调过来的，性格比较随和。外科医生的性格相对比较直接，在中国医疗队来到医院的一周后，外科医生便撤走了。还没来得及熟悉环境，医疗队就投入白天门诊、晚上急诊全天无休的忙碌状态中。在相对有限的医疗条件下，无论是小毛病，还是大手术，甚至是护理工作，来自上海的医生都冲在第一线。那段时间，大家都非常疲累，没有休息的空当，全靠意志力支撑，不知不觉挺过了3个月。后来才意识到，这3个月其实是对上海医生的"考察期"。

值得欣慰的是，我们以精湛医技和敬业精神安全度过了"考察期"，并且取得了当地政府和医院的信任及赞扬，医疗队因此获得了高规格的接待——相继受邀到当地市长及省长家中做客，这是一种被当地人视为表达充分尊重和认可的礼仪形式。

上海医生的好口碑渐渐传播开来，吸引了周边不少居民前来求医问药，还有摩洛哥富人家族子弟慕名而来，当面求教医学技术的。我们也逐渐了解摩洛哥当地人的一些风俗习惯和生活情况，为我们对疾病的治疗提供了很好的判断和方法。

我曾记得一个病例，有个当地小孩子被诊断出肠瘘，他的营养状况比较差。据我们了解，当地普通人家的饮食习惯就是干面包配茶，加点糖块，几乎没有什么肉和菜。我就把这个小病人收进来，让他在医院里住了一阵子。护士问我，为什么把病人收进来不开刀。我向她解释，这个小孩在医院里要比家里吃得好，等他营养状况改善了，再给他排期做手术。于是，护士马上就理解了我的用意。最后，这个小病人的手术顺利进行，痊愈后就回家了。

随着就诊人数的不断增加，我们这支由外科、内科、妇产科、麻醉科、检验科、手术护士组建的医疗队需要面对日渐增多的病种，来院急诊的车祸患者比较多，很多时候我必须身兼数职，既是普外科医生，又要治疗骨科患者，还协助妇科医生手术。

与繁忙的诊疗工作相比，我们的日常生活就显得单调和枯燥许多。一方面，业余时间几乎都被突如其来的急诊占用，另一方面，哈桑二世医院的生活条件比较艰苦，设施有限，比如闷热的夏天没有电风扇，只能依靠冰块和手摇扇防暑降温。当地省政府也关心我们的生活，先后赠送了乒乓桌、电视机等，成为医疗队屈指可数的业余生活中的点缀。

在日复一日繁忙且单一的日子里，唯一一件能让所有队员感到兴奋的事情就是给家人写信。五十年前，当地设施落后，我们的住所没有通信工具，因此队员们只能定期通过大使馆向远在国内的家人寄送信件。每一次，队员们的信纸上总是密密麻麻写满了字，寄托了大家对家乡深深的思念。

有人曾问过我，条件那么艰苦、工作那么繁重，是什么支撑你带领首批医疗队顺利完成援摩任务的？我说，是作为一身白衣的使命感，这种使命感来自国家殷切的嘱托，也来自患者期盼的眼神。

我至今难忘的，是来自阿拉伯妇女的一个眼神。当时这名阿拉伯农村产妇，把孩子生出来后，但发现胎盘始终没有出来。产妇自己便将脐带绕在大腿上，向中国医生所在的医院求救。虽然彼此语言不通，在这样的眼神里，我看到了属于我的责任，这就是我不远千里奔赴这里的使命！最后，在精心医治下，产妇最终康复出院。

回首在摩洛哥的无数日日夜夜，时隔五十年，记忆虽有模糊，但那一双双期盼的眼睛，我始终无法忘怀。尽管两年时间，我的黑发已花白，但人生作出的每个选择都是有意义的，人生走过的每一步都是值得的。我希望，年轻的医者能从诊室走出来，到困难的地方，去看一看那些期盼的眼神。以一身白衣、一颗红心，怀抱初心梦想，勇挑医者重任。

（宋迪文　整理）

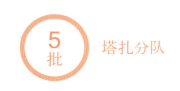

最好的礼物

严 伟

第 5 批援摩洛哥中国医疗队塔扎分队妇产科
上海市第一人民医院

"长大后，我就成了你"

前不久，朋友给我转发了一条新华社记者写的报道《中摩产科医生的使命接力：长大后，我就成了你》，里面写到一位摩洛哥的产科大夫伊曼，她回忆做医生的初衷，是因为自己出生时的经历，文章中写道：

> 1981 年，伊曼的母亲在外出途中突然破水临产。紧急情况下，她赶到最近的塔扎医院，那里有一支中国医疗队驻扎。值班的中国医生诊断是巨大儿和面先露导致的胎儿窘迫，需要立刻进行剖宫产。
>
> "那时，我的心跳非常微弱，母亲的情况也很糟糕。是经验丰富的中国医生为我母亲做了剖宫产手术，挽救了母亲和我的生命。"伊曼说，"如果塔扎医院没有中国医生，如果没有他们丰富的急症处理经验，不会有我的今天，我也不会成为医生"。

朋友知道我曾经去摩洛哥两年，她问我这个值班的中国医生是否就是我，是否还记得给伊曼做手术的事。第 194 批援摩洛哥中国医疗队总队长范晓盛也在寻找这位"中国医生"。

这篇报道唤醒了我四十四年前的记忆。

1981 年，经过组织的层层选拔，我们一行人从北京出发，途经巴黎飞抵摩洛哥首都拉巴特，随后又乘坐大巴车，辗转终于抵达远在上海一万多公里外的塔扎。

我们是第一批到塔扎的中国医疗队，所以，报道中伊曼提及的中国医生，的确是我和我的同事——事实上，我们也是当地医院仅有的妇产科医生，由于当地医疗条件很差，几乎所有手术都是我们俩共同完成，很长一段时间我们不得不连轴转，连休息日都没有。

但关于伊曼母亲的这个案例，我回想了好一会儿，还是没能从记忆中找到相关的碎片，实在是因为巨大儿和面先露这样胎位不正导致剖宫产的病人太常见了。

也许大家很难想象，毕竟20世纪80年代的上海，孕产妇们的医疗条件已经十分不错了，市一碰到最多的问题是一床难求，需要在走廊加床。但塔扎甚至整个摩洛哥，孕产妇没有孕检的习惯，甚至很多都是在家里分娩的，分娩后因为大出血或者产后感染送医的病人很多，我们每天接触的都是这样的病人。

我记得有一个病人，分娩后胎盘滞留，她把脐带绕在大腿上三天，感染已经非常严重了才用担架送过来（在上海，胎盘滞留超过半个小时已经需要紧急干预）；还有一个产妇难产，送过来的时候孩子的手已经在外面了，我们赶紧剖宫产，同时还要给婴儿的小手做好消毒避免感染，再从腹部拿出来；还有孕产妇因为连着几胎都是剖宫产，生产的时候大出血，子宫破裂……现在能回想起来的印象比较深的，都是这样的病人，伊曼母亲的情况在当时来看甚至都不算特别难产。

但看到这篇报道，我确实蛮激动的。一想到我们当初剖宫产的孩子，现在也成了一位产科医生，能够为当地的老百姓服务了，就觉得我们做的事非常有意义，很光荣也很自豪，这是援摩经历给予我们最好的礼物。

酸甜苦辣的援摩生活

塔扎地处摩洛哥中北部山区，四周群山环抱，南面是撒哈拉沙漠。作为第一批中国医疗队，我们是抱着"打前站"的心态去的，当时医院给女士提供的宿舍是钢板打起来的简易双人间，男士则住了很长时间的会议室。很长一段时间里，我们也没有录音机和电视机，完全没有娱乐活动。

当然我们也不需要娱乐，因为当地的医生实在是太紧缺了，我和同事甚至连交接的机会都没有就成了这家医院唯一在岗的两位妇产科医生。病人又实在太多，我们俩每天 24 小时轮流值班犹嫌不够。其实摩洛哥有很多不错的风景名胜，但援摩的两年我除了去拉巴特公干（也是当天往返），什么地方都没去过。

不过摩洛哥让我增长了不少见识。如前所说，这里有许多上海见不到的病例，比如我在摩洛哥第一次见到了产妇破伤风，送来时苦笑面容、牙关紧闭等症状都出现了，好在治疗及时，最终救了回来。受环境所限，我们也学会了许多新技能，比如手术室人力短缺，手术时没有洗手护士，全靠我们两位医师自己完成。有时候婴儿出来窒息，面色青紫没有哭声，我就充当儿科医生紧急抢救，等孩子安全了再交给护士。

在塔扎的那段时间，我们和当地医生护士处得也很融洽，去之前我们培训了三个月的法语，当地也有大使馆给我们开的语言课，再加上肢体语言，彼此日常交流毫无问题。护士常给我们介绍那里的风土人情，在看门诊时，也少不了她们的帮助，因为当地老百姓说的大多是阿拉伯语。

一起相处两年，中国医生的认真负责也感染着他们。我记得医院有一位当地的麻醉师，在唤醒病人时总是打病人耳光或者掐病人，或许他没有意识到这是一种不良习惯，一开始我们提醒了几次他也不买账。但后来的合作中，他被我们的专业精神打动，也逐渐改变了这一行为。

至今仍让我感动的是我们的团队精神。特别在妇产科，很多时候送来的病人情况很紧急，比如重度休克病人、重度感染病人等，我们会呼叫内科、外科、麻醉科等科室医生一起会诊，研究治疗方案，怎么给病人用药。对于这样额外的工作，队友们毫不计较，那种为了生命一齐努力的感觉，那么纯粹、那么让人热血沸腾。

回国后，我们这个集体还被卫生部评为先进医疗队。

那个年代，车马很慢，书信很远，不像现在，视频电话都很方便。在塔扎的生活，最难克服的恐怕就是思乡的情绪了。

那时和家里往来全靠信件，每个月集中送一次信到大使馆，错过了就要等到下一个月。到了寄信那天，前一晚哪怕忙到再晚，不睡觉也是要把信写好的。

送信的工作靠大家轮流。有一次，大使馆还给我们交代了一个特殊的任务。原来，那里有一只德国犬，长得非常威武帅气，但它喜欢"拈花惹草"，所以想请我们帮忙做个绝育手术。于是，再去送信时我和骨科医师带上了麻醉剂和手术包，做了一回兽医，这也是人生中绝无仅有的一次兽医经历了。回国后还有朋友传回来消息，说是恢复得不错，我们也很欣慰。

回忆那两年，虽然很苦但也自有一番乐趣啊。

结语

救死扶伤，治病救人是我们去摩洛哥的初心使命，当我们回国时，我们知道自己没有辜负身上的白衣，也没有辜负祖国的期望。

如今我已经退休，来自远方的消息让我又再一次回到那里：过去的我们种下了一颗种子，如今这颗种子已经生根发芽，结出了令人惊艳的果实。而我相信，一代代援摩医疗队队员架起的中摩友谊之桥，还将继续见证新的感动、新的希望。

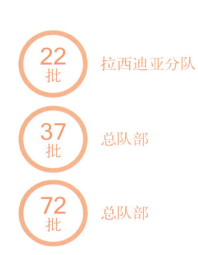

22
批
拉西迪亚分队

37
批
总队部

72
批
总队部

三次援摩出征

陈勇龙

第 22 批援摩洛哥中国医疗队拉西迪亚分队翻译
第 37 批、第 72 批援摩洛哥中国医疗队总队部翻译
上海交通大学医学院附属第九人民医院

　　三十七年前，对于与上海远隔重洋的陌生国度摩洛哥，我从未想到自己的人生此后会与它有多次交集。1988 年，在上海第九人民医院工作时，已过而立之年的我接到了来自上级组织给予的任务，作为援摩医疗队队员开展驻摩洛哥援外医疗服务。白求恩救死扶伤的精神一直激励着我们这一代，此后，应组织需要，我又先后两次踏上援摩征程。这三次援摩经历，对我来说，是一生中珍贵的回忆。回想这一路以来，既有挑战与困难，也有收获和感动。

　　我毕业于原上海第二医学院，有法语学习的经历。因此，在援摩医疗队中担当的主要职责是随队翻译，负责对外沟通联络、队员语言培训等工作。在远赴摩洛哥之前，我还未踏出过国门。我和所有队员一同接受了有关外事、语言和当地风俗习惯的培训后，了解到它是非洲西北部的一个沿海阿拉伯国家，当地以阿拉伯语为主，通用法语，属于地中海气候，旅游资源丰富。

　　三次援摩出征，让我对这个北非国度有了更加深入的了解和体验。1988 年，我们援摩医疗队一行 15 人经过十几个小时的飞行和地面长途辗转，到达目的地拉西迪亚省。这个省份位于偏远地区，靠近撒哈拉沙漠，常年气温较高。我们的医疗队队员分别驻点在省级综合性医院穆莱·阿里·谢里夫医院和当地的胡马纳·法度阿基医院。两所驻点医院距离我们所居住的地方大约有 18 公里，由于中午要回宿舍吃午饭、休息，每日需要坐车往返两次。当时的地面温度时常高达 60 摄氏度，热浪滚滚。坐在没有空调的车子里犹如进入高温烤箱，队员们常常汗流浃背、酷热难耐。与高温相伴的，还有用水短缺。拉西迪亚省属于水资源缺乏的地区，我们的宿舍只在早晨时段供水，因此队员们必须一早就把一天所需的用水储存好，否则晚上回到住宿点就会无水可用。

尽管生活条件艰苦单一，当地医疗设备也比较简陋，但队员对待工作仍然一丝不苟，尽最大努力满足当地居民的就医需求。我们的队伍由来自华东医院、上海市第一人民医院、上海九院、五官科医院、市中医医院等医院的专家组成，其中有院长也有主任、教授，覆盖骨科、外科、妇产科、眼科、中医针灸等多个科室。刚到拉西迪亚的时候，由于队员们和当地患者、医生的沟通还不是很顺畅，我需要往返多个诊室，帮助队员们做翻译。每个星期，我负责为队员们开展语言培训，帮助大家在专业和日常沟通中更好地使用法语。一边学习一边实践，队员们的语言沟通能力逐渐提升，可以独立开展诊疗工作。

克服了语言障碍，随后接踵而至的是繁重的诊疗任务。由于信仰及文化背景不同，摩洛哥每个育龄妇女都会生育多个孩子。由于当地缺少妇幼保健体系，不少产妇来到我们所在的驻点医院时，已经发生了难产。诊疗数量大且情况危急，妇产科医生往往每天连轴转，超负荷开展工作。与妇产科医生一起披星戴月的，还有骨科医生。摩洛哥的高速公路没有限速限制，因此车祸时常发生，骨科医生总是随时待命，冲在抢救第一线。

在上海医疗队驻扎拉西迪亚的两年间，队员们以精湛的专业技术、高度的责任感及充分的耐心和热情，为摩洛哥患者提供优质医疗服务，赢得了当地人的普遍赞誉。在这两年里，我担任全队翻译及对外联络沟通的工作，时刻谨记组织嘱托，守好外事纪律，尊重当地文化习俗，做好对外沟通的桥梁，随队圆满完成了任务。

由于出色完成了首次援摩任务，1993年、1998年，应上级要求，我又两次重新踏上了摩洛哥的土地，进入援摩洛哥医疗队总队部工作。总队部位于首都拉巴特，负责每年六七个医疗队的派驻和轮转，及医疗队对外联络和后勤保障等工作。小到上海医疗队日常所需的酱油、香菇等生活物资，大到捐赠的医疗器械，都需要总队部负责和进行运作，事无巨细，但必须确保及时到位。在与当地官方和民间交往中，我逐渐对他们的文化有了更全面的了解，也感受到摩洛哥人民的朴实和友好，与不少当地人民结下了深厚的友谊。当地人看到中国面孔，常常会打招呼致意，表达善意，因为他们知道，有一群中国"白求恩"远渡重洋，带来了健康和生命的希望。

援外任务，不负使命。三次援摩征程，已成为我的人生中的重要经历和珍贵记忆。此后，一代又一代的上海援摩医疗队队员们牢记祖国重托，不断传承和接力，用精湛技术、辛勤付出，无私奉献于摩洛哥人民的健康福祉，成为中摩两国友谊的桥梁和纽带。

（宋迪文　整理）

两年援摩路　一世援摩情

高若天

第 6 批援摩洛哥中国医疗队塞达特分队骨科
上海交通大学医学院附属仁济医院

　　国虽有界，医者无疆。四十三年前，1981 年，我接收到前往支援摩洛哥的任务。我接到通知时，第 4 批援摩医疗队已经组建完毕，队员们已在上海第二医科大学（现上海交通大学医学院）的法语班开始学习，是当时北京外事处通知二医大，由于当地车祸以及外伤频发，这支队伍缺一名骨科医生，而这个名额又恰巧分给了仁济医院。当时党支部书记找我谈话，其实说我的内心话，我的母亲当时身体欠佳，女儿尚幼，这些牵挂让我一开始有些犹豫。但是思虑再三，我还是决定前往。最根本的还是因为我始终牢记我是一名党员，党指挥我去哪里，我就应该去哪里。那个时候让我下定决心的就是当时从心底迸发出来的坚定信念，服从组织的安排，这是我应该也是必须去做的。

　　接下来是开始语言学习。仁济医院当时没有开设语言学习班学习法语，我大学是俄语专业的，对法语并不了解，我第一时间就去二医大听课，当时别的援摩队员都学了有一段时间了，与其他人落了一定差距。于是我下了课就去找法语老师，让老师先教我字母和读音，再学基本口语，我还要了一盘磁带，先听磁带学习发音。学习三个月之后，当时是 11 月，我就随着第 4 批援摩医疗队出发了，先到北京，在外事接待处，也就是当地专门接待留学生的教育处待了两天后，便转机去了摩洛哥卡萨布兰卡。当时是 1981 年，外事纪律抓得很紧，落地后第一时间就开始学习纪律，当时有各种各样的条款规定，例如外出需要 3 个人以上才能结伴而行等，纪律繁多冗杂，令我印象深刻。

　　我们的驻地在摩洛哥塞达特省的哈桑二世医院，这是中国医疗队对口支援的医院。当时第 3 批队员接待我们，详细介绍了驻地医院的情况，这里的医务人员、护士以及公务员都是摩洛哥当地人，有一位院长和一位医务总监与我们医疗队联系。我们这一批援摩的队伍有十多人。除此之外保障方面，还有一个翻译和一位厨师。厨师负责给我们中国医疗队烹饪全天的餐食。

摩洛哥驻地医院在前三批中国医疗队的贡献与磨合下，已经有六年的建设基础，我到这里之后感觉比我想象中的要顺利些。感觉到最大的难处就是在骨科手术中器械比较少。巧妇难为无米之炊，骨科工作中缺少器械，没有固定位、钢板和螺丝钉，工作的开展就会遇到一定的困难与阻碍。20 世纪 80 年代的时候仁济医院大量的病人通过复位、牵引，以及石膏固定就可以解决问题。于是在摩洛哥，对大量的骨科病人也通过复位、外固定来处理。大多数稳定性骨折都可以用这个办法，但是往往遇到有的病人要手术，移位很厉害的，要打钉子，需要钢板螺丝钉固定，这些手术器械很多没有，给当时的工作造成一定困难。通过中国医疗队的紧密配合，以及当地的协调，迎难而上，因地制宜，没有条件创造条件，工作在逐渐熟悉中不断前进，步入常态化模式。

生活方面，没有想象的那么艰苦，但是由于人生地不熟，生活比较单调。医院和国家相关配套设施比较好，两个人住一个房间，有中国医疗队单独的食堂，还记得伙食费和水果费是每个月 600 迪拉姆（约合当时人民币 200 元），那个时候在中国 200 元的生活费已经是比较富足的，而且当地物价偏低，每个月给的费用安顿基本生活绰绰有余。摩洛哥原先是法国的殖民地，这个国家贫富分化很严重，当地普通百姓收入比较少，基础建设设施挺好的，还记得当时过去的时候，摩洛哥已经修好了高速公路，都很平坦，我当时身处那个环境还是很感慨的。

转眼间，四十三年过去了，时代在前进，环境在变化，医疗技术水平不断推陈出新，未来的中国医疗队一定能更有作为。医生应当全心全意为人民服务，以严谨的医疗态度对待每一个病人，才能更好地为摩洛哥的人民服务。

（易文健　整理）

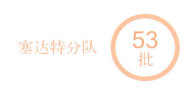

一名中国医生的"北非往事"

郑元超

第 53 批援摩洛哥中国医疗队塞达特分队外科
上海交通大学医学院附属第九人民医院北院（原宝钢医院）

　　眼前是哈桑二世医院，位于摩洛哥的塞达特市。初次结缘北非这座小城，已是三十年前。自 1997 年结束援摩回沪后，2024 年秋天，我终于再次踏上这片土地。

　　当年那个启程援摩的青年医生，怀抱着第一次出国的新奇，在异国与同事并肩奋斗七百多个日夜，往事一幕幕，如默片在脑海回放。

不缺咖啡馆的北非小城：公立综合性医院，只此一家

　　塞市城区杂乱，在街道两侧的小店铺大多是杂货店、修理铺、肉店、水果蔬菜铺等。这个城市没有超市商场，也没有剧场，但唯独不缺咖啡馆。

　　作为塞达特唯一的一所公立综合性医院，哈桑二世医院也是塞达特省的中心医院，担负着近百万人口的常规医疗工作。当时，我们这批医疗队的 14 名队员除翻译和中医医生之外，都来自九院北部，覆盖外科、骨科、妇产科等 7 个科室，甚至有厨师一位。

　　哈桑二世医院的急诊、病房、手术室，每一处都承载着过往记忆和时光的痕迹，漫步在熟悉的病房走廊上，仿佛能听到当年忙碌的脚步声和同事们的欢笑声。走进曾经奋斗过的手术室，虽然建筑布局有所改变，但依旧能感受到那份属于团队的默契和温暖。医院墙上的照片是时间的见证者，静静地讲述着我们的故事——1995 年 11 月，我启程加入了由国家卫生部委派、上海市卫生局组队的赴摩洛哥援

外医疗队。此后两年，在遥远北非王国的所见所闻，以及当时援摩医疗队的生活，都仍然历历在目。

从三个法语单词"说起"：大病小病，摩洛哥人认准了中国医生

医疗任务非常繁忙，病人大多是贫苦百姓，为阿拉伯人，不会讲法语。我们在国内学了些简单的法语口语，刚开始都是通过护士翻译病史，解释病情，向病人说明治疗方案。我们那个年代的医生学了多年的哑巴英语，在当地查房要用法语交流难度可想而知。尽管有一位随队翻译，但其还需要照顾年纪更大的医生，因此应接不暇。

为尽快适应当地工作、第一天查房我便准备了三个法语单词"Continuer（继续）""Changer le pansement（换药）""La sortie（出院）"。遇到要继续观察输液的患者就对护士说"Continuer"，遇到做完手术的患者就说"Changer le pansement"，遇到痊愈的患者说"La décharge"。第一天查房很流畅顺利，出乎我预料，摩方的护士长不禁感叹，刚到摩洛哥来的中国医生，法语说这么好的却很少见。

通过一段时间的适应，医疗队队员逐渐能够用法语和护士交流，并与患者讲一些常用的阿拉伯语，能胜任日常的临床医疗工作。外科的工作主要是处理大量的急症和选择性手术病人，每周值班两天，我们克服了医疗设施简陋、缺乏常规辅助检查的困难，凭借丰富的临床经验，成功救治了很多重危病人。如胃穿孔引起的急性腹膜炎、肠梗阻、刀伤和车祸引起的多器官损伤患者等。

摩洛哥尽管有着基本医疗保障体系，但有时却无法实现保障，归根结底是因为太穷。病人看门诊只收取很低廉的挂号费，其他费用一律免单（超声检查除外），用药凭医生处方到药店买，医院没有药房，不给门诊病人供应药品。住院病人免收住院费、诊疗费、药费和检查费（同样超声除外），政府还提供免费营养饭菜，虽然伙食标准很低。然而，医疗物资十分匮乏，药品少得可怜，常常没有药可用。抗感染只有青霉素、庆大霉素、少量的先锋霉素。我国政府每年无偿援助他们药品，但是，这些药品分到摩洛哥全国，实在是杯水车薪，解决不了多大的问题。

回想那时，每天早饭后，匆匆查完房，就得去迎接早已在等候的门诊及手术病人，午餐往往是急忙扒拉几口又上阵，晚上接着查看病房的重症患者。

或许正因如此，当地病人对中国医疗队越来越信任，有病就找中国医生，小到

皮外伤，大到重伤休克、肿瘤等。尽管条件艰苦，但通过队员们的辛苦工作，很多非洲普通人都知道了中国，了解了中国人民对非洲同胞的友善之情。

入乡随俗体验古尔邦节：中摩医患结良缘，共促民间真情谊

病人阿卜杜拉先生因车祸重伤休克病危入院，经过医疗队的手术救治，他保全了性命，更因此对我们感激不已。彻底康复后，阿卜杜拉多次诚邀我们去他家做客，尽管再三谢绝，他仍然态度坚决。盛情之下，同事与我便应邀于当地每年最隆重的节日——古尔邦节那日同往。

那是一个独门独户的院子，一幢三层楼别墅，外观看起来与当地普通的中产阶级人家别无二致。走进一看，院落很大，种满了花草，还有几株叫不上名字的果树，枝繁叶茂、生机勃勃。院子收拾得整洁得体、美观大方。走进客厅，宽阔华丽，摆设着各种各样当地的传统工艺品。

尽管摩洛哥实行一夫多妻制，但阿卜杜拉却第一时间主动介绍了自己唯一的妻子。女主人非常热情，接待我们后，便指挥起佣人们。按当地习俗款待客人，规矩周全，彬彬有礼，看得出这家人的良好文化素养。

此前虽与阿卜杜拉先生在医院接触过几次，但只知道他是银行职员，造访他家里才发现，他的生活条件比之于当地普通百姓简直是天壤之别。晚宴安排在二楼宽敞的餐厅里，宾主落座后，边喝边聊，共叙友情。按照当地的习俗，妇女及孩子们是不能上主桌的，他们只能留在楼下另开一席。

主人的管家热情奔放，轮番向我们介绍着当地的美味佳肴。穆斯林招待贵宾的最高礼遇就是吃烤全羊，那晚的烤全羊做得极为精致，宴请宾客的标志性食物应有尽有，尽显主人好客的盛情。席间阿卜杜拉频频举杯敬酒、谈笑风生，感激中国医生救了他的生命。

一夜良宵，轻松愉快，主人热情真挚，犹如老朋友久别重逢，援摩的我们，也算是为促进中摩民间交往尽了些绵薄之力。再加上那一晚的酒劲，回医院宿舍的路上，竟有些飘飘然。或是陶醉于那晚的北非夜色，或是沉醉于这般的中摩友谊。

（吉双琦　整理）

053

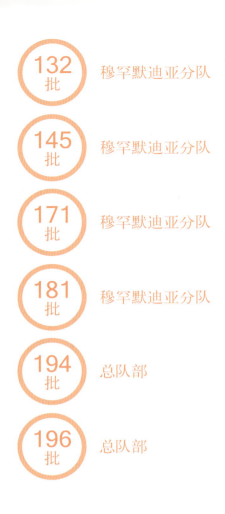

跨越十五年的中摩友谊

毛 茜

第132批、第145批援摩洛哥中国医疗队穆罕默迪亚分队翻译
复旦大学附属金山医院
第171批、第181批援摩洛哥中国医疗队穆罕默迪亚分队翻译
第194批、第196批援摩洛哥中国医疗队总队部翻译
上海市医事团体联合管理发展中心

　　语言是打开世界大门的钥匙，也是一座桥梁，连接了一段长达十五年，跨越沪摩两地11108公里的缘分。

　　2005年，我高护专业毕业后，在上海医院开始了自己的职业生涯。2007年，一个人生的重大转折降临——国家卫生部为了解决医疗队法语人才匮乏的问题，在上海的卫生系统发起法语培训项目，选拔了一批28岁以下的年轻医疗工作者。我幸运地成为其中一员，进入了上海交通大学医学院，开始了两年的全日制法语课程。2009年，我成为中国援摩洛哥医疗队的一员（翻译）。

　　摩洛哥拉西迪亚是个毗邻撒哈拉沙漠的小镇（我当时暂借在拉西迪亚分队工作）。2010年的一天，我遇到了纳吉普——一个十二三岁模样的少年。彼时初见，他默默地站在角落，看着我们医疗队队员。虽然很腼腆，但他眼神中那丝好奇和渴望让我触动。我试着和他打招呼，没想到他居然能说几句简单的中文。这让我不禁产生了好奇：这个小家伙是在哪学的中文？

谜底揭晓，缘分始于小小的乒乓球。1996年，援摩拉西迪亚医疗分队队员们经常在纳吉普家中做客。每次见面，队员叮嘱纳吉普的妈妈准备"热水"。大家围坐一桌，聊着各自的生活，谈论各自国家发生的事情，时不时也会传来阵阵笑声。

纳吉普的母亲经常被邀请到医疗队驻地和队员一起打乒乓球。那张小小的乒乓球桌，成了彼此的心灵碰撞点。

1998年，拉西迪亚医疗分队队员完成援摩任务。临别在即，空气中弥漫着浓烈的离愁，一双双对望的眼中尽是挥之不去的泪水。纳吉普的母亲看着即将天各一方的"中国亲人"泣不成声。天涯海角，还会再见到曾带给她无尽温暖的中国医生吗？

一旁，年幼的纳吉普默默向队员们挥手告别，眼中透露出坚毅的目光，此刻，谁也不知道这位摩洛哥少年心中埋下了一个怎样坚定的信念。

至此，纳吉普开始如饥似渴地学习中文，甚至求助远在荷兰的阿姨找寻中文学习资料。她的母亲也穿梭在仍留在拉西迪亚医疗分队的队员中，为儿子寻找中文老师。

幸运的是，一位穆莱·阿里·谢里夫医院的朋友将纳吉普引荐给了廖翻译。在繁忙的工作之余，廖翻译悉心指导这个聪明的孩子，并激励纳吉普在高中毕业后来到首都拉巴特，成为拉巴特孔子学院首批学员之一。在孔子学院，纳吉普的中文突飞猛进，他设定了一个新的目标——去上海，去这个中国的国际大都市，继续深造，追寻自己的梦想。

后来，纳吉普赴上海外国语大学继续深造（2014—2015年学习汉语，2015—2017年读硕士）。毕业后，他选择在上海工作生活，成为两国文化交流的见证者和参与者。

2023年，当我得知纳吉普从上海回摩洛哥庆祝古尔邦节时，我简直不敢相信。时光流逝，他早已不是当初那位目光闪烁、不谙世事的少年，而是一个在异国他乡有梦想敢拼搏的年轻人。为了延续这段跨越时空的友谊，范晓盛总队长带着中国特色的食品和纪念品，组织我们前往纳吉普的家乡，在古尔邦节这个充满亲情的节日里，共同庆祝这份深沉的情感。

那一天，我们的心紧紧相连，我相信岁月没有带走任何东西。这不仅仅是一场节日的聚会，更是一次心灵的归属与团圆。如今，纳吉普依然在上海工作生活，我们像亲人一般联系紧密。那份跨越山海的友谊，经历了时间的洗礼，愈加深厚。

都说，时间给煤炭的定义是钻石，大海给贝壳的磨砺是珍珠，所有璀璨光芒的背后必定经历了时间的磨砺。

这段情谊已然超越了语言和文化的隔阂，成了我们心灵深处无法磨灭的一部分，永远铭刻在生命中。

（冷嘉　整理）

仁心仁术

1975——
2025

仁

心

仁

术

拉西迪亚的医者印记

龚建鸣

第 118 批援摩洛哥中国医疗队拉西迪亚分队普外科
上海市金山区亭林医院

风沙、干燥、荒凉……

这个场景经常出现在我的梦境之中。我知道，这是专属于我的"援摩"后遗症，在远离故土上海一万多公里外，阿特拉斯山脉南麓、撒哈拉沙漠边缘，有一个叫拉西迪亚的地方，那里曾留下了我两年的足迹，即使时光过去了近二十年，它还时不时地闯入我的梦乡……

2006 年 10 月，作为上海援摩医疗队队员的我，经历了人生中最漫长的 15 个小时飞行，抵达摩洛哥首都拉巴特，又乘车翻过寸草不生的阿特拉斯山脉，8 小时后，终于来到拉西迪亚。一踏上这片土地，卡萨布兰卡的浪漫瞬间被漫天的沙尘击碎，我知道，我的文艺情怀在这里毫无用处，有用的，还得是我的临床工作经验，特别是我这双经常在无影灯下翻飞的双手。

拉西迪亚以物资匮乏和生活艰苦而闻名，不过，这对在上海远郊金山区农村出生、成长的我没有太大影响，在异国他乡，我有幸和同区的朱秀龙医生搭档，负责当地医院普外科的工作。

我们通常连续值班一周，其间上半天门诊。当地急诊病人数量众多，但医院条件相对简陋。门诊能开展的检查仅有血尿常规、血糖、心电图、胸片和 B 超，其他诸如肝肾功能、电解质等在国内属于常规的检查项目，在这里都尚未开展。晚上急诊检查只有摄片。急腹症病人往往需要依靠我们的手诊进行鉴别诊断，再加上语言交流存在障碍，初期的诊疗工作犹如走钢丝般小心翼翼、如履薄冰。

2006 年 10 月 16 日，是我援摩岁月中印象最深刻的一天。那天是我正式值班的第一天，晚上来了一位急腹症患者需要手术，诊断为小肠扭转、肠坏死。我和朱医生主刀，切除坏死肠管，做了两个吻合口。这样一台在国内较为常见的手术，由于受到条件限制，我和搭档只能用替代的小器械，靠着经验和手感，克服了诸多困难最终完成手术，最后发现衣襟都被汗水湿透了。

由于交通闭塞，经济困难，当地人对疾病普遍存在"拖延症"，来就医时往往病情已经发展得很严重。比如急性肠梗阻病人，发病短则 7 天、长则数十天才来医院，有的已经肠坏死；阑尾炎病人拖到包块形成才来就诊，甚至有个病人阑尾周围脓肿向腹股沟穿透，导致大腿脓肿才来医院，这种情况在国内极为罕见！手术器材也很匮乏，血管钳关节僵硬，我们戏称其患上了"强直性关节炎"。无论手术大小，均没有洗手护士，也没有第二助手，缝线只有 9 根，作结只能用持针钳。即便是这样，我和朱医生还是克服了种种困难，及时完成每一台手术。有时开完刀，天已亮了，第二天继续工作。

普外科的特点是手术后病人身上的引流管比较多，如胃肠减压管、腹腔引流管等。有些病人自行拔出胃肠减压管或引流管松动脱落，当地护士也不作处理。我和朱医生工作之余一直强调并指导他们慢慢改变理念和习惯，通过我们频繁地巡视病房、观察病人、及时处理问题，让许多病人康复出院。

虽然中摩两国有太多的不同，但是人与人之间的信任和尊敬是相通的。有一次，我刚做好一台手术，就接到急诊的会诊电话，说有一个病人下腹部有一个巨大肿块，需要我将病人收住院。我一看是位老年男性，下腹部高高隆起，裤裆湿漉漉的，还有股尿味，一查是胀大的膀胱，示意病人家属去买导尿管和集尿袋（当地很多医疗用品需开单让病人去购买）。摩方医生疑惑地看着我，指着病人的腹部说："il y a mass, hospitaliser（这里有肿块，要住院）。"我来不及解释，马上为病人导尿，放出了 1000 多毫升尿液后，病人的"肿块"消失了。我拿着装满了尿液的集尿袋，对摩方医生说："看，这就是'肿块'！"她的脸红了，边上的男护士对我竖起了大拇指，连声说："bien，bien（好，好）！"

拉西迪亚从事畜牧业的人比较多，卫生环境较差，患肝包囊虫病的病人非常多，几乎每次门诊都能碰上，大的肝包囊虫占了半个肝还要多，我在国内从没遇到过这种情况。我和朱医生在观摩了摩方医生一台手术后，就自己上手了，手术比较简单，术后病人恢复也很顺利，没什么并发症，解决了当地百姓的健康问题，我们十分有成就感。

援摩两年，我和朱医生成了"黄金搭档"，我们针对左半结肠梗阻坏死的病人新开展了左半结肠 I 期切除吻合术，减少了护理上的不便和病人再次手术的痛苦；成功抢救了车祸、外伤导致的肝、脾破裂；对腹部体征较轻、膈下游离气体少、穿孔时间短的十二指肠球部溃疡穿孔病人有效施行保守治疗；对囊壁增厚、钙化内囊不易摘除的肝包囊虫病病人新开展了肝叶切除术，最大者可达半肝之巨……两年来，我共诊治病人 1693 例，开展手术 192 台，抢救危重病人 37 例。

如果有机会，我想再去看看这个尘土漫天的异域之地。但转念一想，二十年过去了，我们为之奋斗过的地方，医疗条件、百姓健康水平肯定已实现跨越式发展，不变的，是老朋友们如撒哈拉沙漠般的热情和淳朴，不知道那些老"摩友"们是否还记得我这个上海小医生……

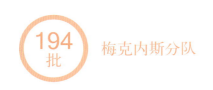

用医者仁心谱写中摩友谊

倪晓燕

第 194 批援摩洛哥中国医疗队梅克内斯分队护理
上海交通大学医学院附属瑞金医院

作为第 194 批中国援摩洛哥医疗队的一员，这段经历无疑是我人生中浓墨重彩的一笔。回首这段充满挑战与成就的时光，心中感慨万千。怀着救死扶伤的使命和对异国他乡医疗事业的热忱，我踏上了这片陌生的土地。初到摩洛哥，语言障碍、文化差异以及当地艰苦的医疗条件，都给我们的工作带来了重重困难。但我们医疗队的每一位成员都没有退缩，而是凭借着坚定的信念和扎实的专业知识，努力克服了一个又一个难关。

在摩洛哥的烧伤科，病人们承受着烧伤带来的巨大痛苦，而医疗队用自己的专业和爱心，为患者们点亮了希望的明灯。有的患者，由于烧伤面积较大，部分生活无法自理，尤其是在伤口清洁和个人卫生方面面临着极大的困难。然而，我们的医疗队队员们没有丝毫犹豫，毅然承担起了帮助患者清洁伤口和沐浴的重任。每一次清洁伤口，医疗队队员们都小心翼翼，稍有不慎就可能给患者带来更多的痛苦。轻柔的动作，专注的眼神，无不传递着对患者的关爱与呵护。而沐浴的过程，更是充满了挑战和温情。我们需要克服诸多困难，确保患者在舒适和安全的环境中完成清洁。我们耐心地调整水温，细心地擦拭着患者的每一寸肌肤，用温暖的水流带走患者的疲惫和不安。

在住院部，我遇到了一位摩洛哥的小姑娘，她最引人注目的便是那一双大眼睛，犹如璀璨的星辰，一闪一闪的，充满了灵动与好奇，让人忍不住心生喜爱。每次她来换药，都是让人心疼又佩服的时刻。尽管换药可能会带来疼痛，但我们给予她安慰时，她总是懂事地点点头，努力地配合着我们。而我们也会格外小心，轻轻地为她处理伤口，生怕给她带来更多的不适。时光匆匆，小姑娘的病情逐渐好转，最终迎来了出院的日子。本以为与她的交集就此结束，然而，在一次门诊中，我再次见到了那个熟悉的身影。她手捧着一个小礼物，满脸笑容地向我走来。当她把礼物递到我手中时，我的内心被一股强烈的感动所填满。那一瞬间，所有的疲惫和辛苦都烟消云散。这个小小的礼物，承载着小姑娘对我的感激和信任，它让我明白，我们每一次的付出，每一句安慰的话语，每一个轻柔的动作，在患者心中都有着非凡的意义。这份礼物不仅是一份简单的馈赠，更是连接我们心灵的桥梁，让我更加坚定了自己的信念，在救死扶伤的道路上，无论遇到多少困难，都要用心去关爱每一位患者，因为他们的每一份回应，都可能成为我们前行路上最温暖的力量。

2023 年 9 月，一场突如其来的大地震袭击了摩洛哥的马拉喀什，身处梅克内斯的我们也有明显的震感。随后，通过新闻报道，我们了解到这场灾难给摩洛哥带来了巨大的创伤，房屋倒塌，人员伤亡，无数家庭陷入了困境。目睹这一切，我们医疗队队员的心被深深触动。虽然我们远在异国他乡，能做的有限，但大家都希望能尽一份绵薄之力。于是，队员们纷纷行动起来，自发地进行捐款。最终，我们筹集到了 5000 迪拉姆。这 5000 迪拉姆或许在巨大的灾难面前只是杯水车薪，但它承载着我们医疗队队员对摩洛哥人民的深切关怀和诚挚祝福。每一分钱都代表着我们的一份心意，一份希望能帮助他们重建家园、渡过难关的强烈愿望。在灾难面前，人类或许显得渺小，但爱与团结的力量却能让我们变得无比强大。我们相信，摩洛哥人民一定能够坚强地面对这次挑战，在废墟中重新崛起，而我们也将继续在这片土地上，以医疗援助的方式，为他们的健康和未来贡献自己的力量。

这段援摩经历，让我在专业上得到了极大的提升，也让我更加懂得珍惜和感恩。它让我看到了世界的多元，感受到了人类在面对疾病时的共同渴望和努力。我将永远铭记这段宝贵的经历，继续为医疗事业贡献自己的力量。

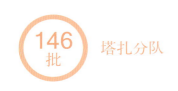

冰山上来了三位中国医生

陈　弘

第 146 批援摩洛哥中国医疗队塔扎分队麻醉科
上海市浦东新区人民医院

在摩洛哥的塔扎省，有一座海拔 3141 米的偏远村落——泰恩斯特。这里常年被冰雪覆盖，交通不便、经济落后，村民们几乎无法前往省城看病。然而，就是这样一个与世隔绝的地方，一群来自中国的"白衣天使"来到了这里，为当地的柏柏尔村民带来了希望与温暖。在这里，第 146 批中国援摩医疗队的队员们用他们的医术和爱心，书写了一段感人至深的雪乡义诊故事。

千里跋涉，只为那一份责任

清晨，塔扎的山城上空回荡着千年不变的晨礼唤拜声。天还未亮，中国医疗队的队员们就已整装待发，准备前往雪乡泰恩斯特义诊。6 辆标有"Ministère de la santé Royaume du Maroc（摩洛哥卫生部）"字样的车队沿着蜿蜒的山路疾驰，初春的山谷中梨花盛开，橄榄树泛着幽绿的光泽，仙人球在路边张狂地生长。然而，随着海拔的升高，队员们的心情也逐渐从欣赏美景转为紧张与忐忑。

山路崎岖、弯道陡峭，车辆在发卡弯中不断颠簸、急转。同行的吴医生粗略计算，仅在前三分之一的路程中，车队就转了 62 道弯。随着海拔的升高，气温逐渐降低，氧气也变得稀薄，队员们开始感到呼吸急促，高原反应逐渐袭来。经过 40 公里无信号覆盖的山路和 30 公里无人迹的陡坡，车队终于抵达了目的地——泰恩斯特。

这座柏柏尔村落是当地行政、教育、卫生和商业的中心。然而，这里的建筑简陋，没水没电，村民们的生活条件极为艰苦。下车后，队员们扶墙而立，努力调匀呼吸，对抗着高原反应带来的不适。然而，他们没有时间休息，因为村民们早已在乡公所外等候多时。

医者仁心，暖意在雪乡流动

义诊现场，来自十几个村庄的村民们拖家带口，赶着骡子、拉着驴，满怀期待地看着这些陌生的东方面孔。尽管条件简陋，但队员们迅速进入状态，开始了紧张的诊疗工作。

五官科的陈林扣主任是第一个进入诊室的医生。由于当地医疗设备匮乏，陈林扣自己动手制作了诊疗所需的探灯，耐心地为每一位患者检查听力、耳道、鼻腔和咽喉。许多病人并非五官科疾病，但陈林扣依然耐心地为他们解释病情，提供建议。

妇产科林穗青主任则利用一台老式的黑白 B 超仪，迅速、准确地为患者进行诊断，她的细致和专业让每一位前来就诊的妇女都感到安心。眼科吴惠国主任亲自布置诊室的光照条件，确保每一位患者都能得到准确的诊断。

义诊现场人声鼎沸，3 位中国医生的诊室门口更是挤满了病人。有的体弱病人甚至被人群挤得虚脱，宪兵们不得不荷枪实弹地维持秩序。摩洛哥的医护人员也主动前来帮忙，协助预检和筛选病人。

尽管义诊工作强度极大，但队员们始终没有停下手中的工作。陈林扣的诊室门口一直排着长队，当地卫生厅的官员劝他休息一下，陈林扣却坚持说："再看一个，再看一个。这些老百姓出来一次不容易，能多看一个是一个。"他的执着感染了在场的每一个人。

经过 4 个小时的高强度工作，此行的 3 位中国医生累计为 300 多人次提供了诊疗服务。许多村民拖家带口，携老扶幼地前来就诊，几乎每个家庭都满意而归。他们不仅得到了诊断和治疗，还领取了药物。有些需要手术的患者也拿到了预约单，准备前往塔扎接受进一步的治疗。

无私奉献，拉紧中摩友谊纽带

当最后一位村民离开时，队员们终于松了一口气。走出乡公所，阳光洒在白雪皑皑的山脊上，折射出温暖的光芒。此刻的雪域之巅阳光洒落，仿佛一片祥和温暖的天堂，中国医疗队的到来为这片冰雪覆盖的土地增添了一份温情与纯净。村民们用援摩队员们听不懂的语言表达着感激之情，援摩队员们则用微笑和挥手回应，目送着满意而归的村民们。

中国援摩医疗队的队员们远离家乡，跨越千山万水，来到这片冰雪覆盖的土地，用医术和爱心为与世隔绝的柏柏尔村民带来了希望与温暖。他们不仅是"白衣天使"，更是"民间大使"，用行动诠释了真正的国际主义精神。

冰山上的中国来客，用他们的坚守与爱心，书写了一段感人至深的雪乡义诊故事。这份爱的传递，永远不会停止。

（瞿乃婴　整理）

希望之旅

田雪姣

第 170 批援摩洛哥中国医疗队本格里分队护理
上海市普陀区中心医院

　　当我们初次踏上本格里的土地，心中满是对未知的迷茫与担忧，仿佛置身于一片迷雾之中。在与前一批援摩队友的交流中，我们得知本格里市中心医院的手术室因装修等问题，已闲置长达四年之久，这个消息如同一块沉重的巨石，沉甸甸地压在我们心头。我们不禁对当地居民的健康状况深感忧虑，毕竟，一个没有正常运转手术室的医院，无疑会给当地居民的就医带来极大的不便，让他们在病痛中苦苦挣扎。

　　然而，我们肩负着崇高的使命，不远万里来到这里，渴望为这片土地带来希望与改变。我们深知，这里的医疗水平受限于经济发展水平，许多患病的居民无法得到及时有效的治疗，他们的生活被病痛的阴影笼罩。我们愿化作一道曙光，穿透这片阴霾，为那些在病痛中挣扎的人们带来光明与温暖。我们希望通过提升当地的医疗技术水平，改善卫生条件，减轻患者的病痛，让他们重新找回健康和生活的信心，让希望的种子在这片土地上生根发芽。

　　初到本格里，我们迅速安顿下来，投入紧张而有序的工作中。我们像一颗颗螺丝钉，紧密地嵌入各自的岗位，发挥着自己的作用。外科医生孙嘉尉和骨科医生吕南千，以高度的责任感和使命感，积极主动地提出开展外科手术。他们的眼神中透露出坚定与执着，仿佛在向病痛宣战。我们的护士们也毫不逊色，她们用自己灵巧的双手，精心制作手术针线包，将现有的医疗器械配成一套套器械包交给医院。这些器械包不仅是医疗工具的集合，更凝聚着护士们对患者的关爱与祝福。医院方面也积极响应，合理安排时间、手术室以及手术用品等，大家齐心协力，心往一处想，劲往一处使，只为让外科小手术尽快开展起来。

经过反复商讨和研究，我们最终确定手术时间为每周的周四和周五。这个决定如同一颗石子投入平静的湖面，激起了层层涟漪。然而，实际操作起来，我们才发现现实远比想象中要艰难得多。由于当地的条件有限，我们目前只能开展体表肿物、脂肪瘤切除之类的小手术。即便如此，在拥有十万多人口却只有一家公立医院的本格里，我们所做的这些小手术也能给当地居民带来很大的帮助。

周复一周，月复一月，中国医生开展外科小手术的消息如春风般传遍了本格里的每一个角落。原本因各种原因而没有就医的病人，纷纷闻讯而来。一传十，十传百，手术病人越来越多。有时候，即便是约定好的手术时间，也会因一些突发情况而需要进行临时调整，但我们始终以病人的需求为重，尽最大努力确保每一位患者都能得到妥善的治疗。在我们心中，患者的健康永远是第一位的。

目前，现有的器械相对匮乏，最多只能满足五名病人的手术需求。而且，由于当地病人数量日益增多，我们不得不精打细算地使用这些宝贵的医疗资源。每次手术时，我们都要面对因条件限制带来的种种困难，比如简陋的设备、不够完善的消毒设施等。但是，我们的医护人员从未有过丝毫退缩，他们以顽强的毅力和精湛的医术，克服了一个又一个难关。

夏天的本格里，室外骄阳似火，温度基本都在40摄氏度以上。医院的手术室条件简陋，没有良好的空调设备，整个手术室就像个大蒸笼，闷热得让人喘不过气来。在这样艰苦的环境下，我们的孙医生和吕医生每次手术时都是汗流浃背。一下午的手术后，他们的手术服都被汗水湿透了，紧紧地贴在身上。即使如此，两位医生也毫无怨言，在他们心中，每一个病人的健康都比自己的舒适重要得多，哪怕是一台小小的手术，他们也会全力以赴，不敢有丝毫懈怠。

本格里属于贫困地区，当地居民的收入普遍不高。我们曾听一位摩洛哥护士讲述过当地居民就医的困难，这里的私人诊所收费相当昂贵，很多人因为负担不起这笔费用，即使身体不适也不敢轻易选择开刀手术。如今医院开展了这项手术，给当地人民带来了极大的便利。既有医术高明的中国医生，又能享受廉价的手术费用，所以病人们蜂拥而至。每一个走出手术室的病人都对中国医生表示感激，有的甚至俯身亲吻医生的手。即使听不懂阿拉伯语，我们也能感受到他们内心的感激之情。

在这个遥远而又艰苦的地方，我们深刻地体会到了医护人员最重要的品质就是责任心。正所谓"医者仁心"，从古至今，那些伟大的医者都怀着一颗对患者负责到底的心。他们先端正自己的品德，以仁爱之心对待每一位患者，精心钻研医术，力求为患者提供最优质的治疗。我们的孙医生和吕医生就是这样的人，他们在平凡的岗位上默默奉献，用自己的实际行动诠释着医者的责任与担当。

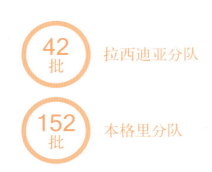

"中国医生好样的!"

杨继红

第 42 批援摩洛哥中国医疗队拉西迪亚分队妇产科
第 152 批援摩洛哥中国医疗队本格里分队妇产科
上海市普陀区中心医院

光阴荏苒,时光飞逝。记忆中的重要事件,不会随着时间的推移而忘却,只会越来越清晰……

十三年前的 2012 年 5 月 21 日晚 6 点 40 分许,刚吃过晚饭,中国援摩医疗队本格里分队正在开队务会,总结前一阶段的工作情况并布置下一阶段的工作安排。突然"丁零零!"一个电话铃声,打断了会议。只听见电话那头传来医院院长拉尔比急迫的声音:"本格里发生车祸,你们马上到医院,骨科、外科、妇产科医生都来,抢救伤员。"放下电话,医疗队全体医生和翻译立即驱车赶往医院。

医院外,警察已围起了警戒线,马路上围着很多人。从这架势看车祸肯定不小。看到是中国医疗队的车,警察就让我们进了医院。医院里一片忙乱,气氛紧张,大家表情严肃,熟人间都顾不上打招呼。我们赶紧加入抢救中,同时,我让驾驶员把另外两名护士也叫来,不一会,罗颖、甘春华还有厨师陆小明都来了,医疗队 8 名队员全到齐。

原来车祸是因为本格里市附近一列火车与一辆校车相撞,导致 4 名学生死亡,16 人受伤,其中 5 名重伤。本格里市政府对事故非常重视,省、市议会的高级官员,警察局、宪兵队、卫生厅及医院的许多领导、工作人员都来到了现场,附近诊所的医护人员也加入抢救队伍。

急诊室到处是受伤的学生,走廊里躺着 10 多名轻伤员,观察室有 5 名重伤员,有的头上包着绷带,有的手脚还在流血,其中一个伤员已昏迷,全科医生泰伊斯、护士娜迪娅正在给他作检查。我和外科医生秦华晖、骨科医生赵椰枫和泰伊斯经过简单的讨论后，决定马上送其到抢救室。当时伤者的血压为 60/45 毫米汞柱，心率 110 次 / 分，血氧饱和度仅 69%。麻醉护士立即给予气管插管 + 呼吸机辅助呼吸，我们医疗队马上协同麻醉护士一起，建立了两路补液通道，快速补液，并取来低分子右旋糖酐给予升压。外科检查胸腹部，并行腹穿，骨科体检骨盆、四肢，初步诊断：双下肢股骨骨折。护士甘春华、罗颖协助骨科赵医师消毒伤者下肢伤口、包扎，并简单固定好双下肢，同时予以导尿留置。

经过我们医疗队积极抢救，伤员的病情有所稳定，生命体征平稳了，血压上升到 120/60 毫米汞柱，心率 70 次 / 分，血氧饱和度 100%。但由于患者病情严重，医院又没有 CT 设备，连仅有的 X 线机也坏了，所以只能呼叫救护车紧急转送到马拉喀什大区医院。

此时，抢救现场除骨科、外科两名专科医生外，还有我和妇产科徐医生。我们处理了几名较重伤员后，对一些轻伤员进行了检查，消毒、缝合、包扎伤口；护士出身的翻译小严也在现场帮忙抢救病人，就连厨师小陆都在帮忙推车转运病人，外科门诊室、手术室的走廊，都成了临时留观室，抢救现场到处可以看到中国医疗队队员的身影。

在本格里，由于医疗条件很差，虽不能充分发挥中国医疗队的专业技能，但中国医疗队队员第一时间来到抢救现场，为抢救和治疗赢得了时间。省议会秘书长法迪尔走过来握着我的手说道："杨队长，谢谢你们医疗队为孩子们做的一切，中国医生好样的！"

中国医疗队在医院忙了 4 个多小时，直到重伤员全部转走，留观伤员病情平稳，这才想到离开。然而，院门外还围着很多焦急等待的家属，根本无法驾车行驶，最后队员们只能拖着疲惫的身子徒步返回驻地。

如果说 "5·21" 重大车祸伤员的抢救只是一个紧急的生命 "插曲" 的话，2012 年 1 月一个凌晨碰见的事就是难忘的生命 "进行曲" 了。

那天凌晨，天刚蒙蒙亮，一阵急促的 "咚！咚！咚！" 敲门声把我从睡梦中惊醒。"杨队，快起来！妇产科急诊！" 这是外科秦医生在呼喊。我一边起床，一边在想，不对呀，以往急诊都是先来电话，今天怎么没听到电话铃声呢？正当我疑惑时，又听到秦医生焦急地说："有一个孕妇来不及去医院，孩子生在家里了，大出血！快去帮忙！" 一听这话，我二话没说，以最快的速度穿好衣服，拿着抢救包飞奔出去。

我问孕妇家在哪里，秦医生说：跟小女孩走吧！这时我才看到大门外站着一个十来岁的小女孩，她用一种祈求的眼神看着我，我明白了，准是她家。小女孩说："德比吧，阿齐，舒克兰（阿拉伯语：医生，快来，谢谢）！"我俩跟着小女孩往她家跑。秦医生告诉我："刚才我在晨练，小女孩看到我是中国医生就叫住了我，让我帮忙，我一听孕妇在家分娩了，情况肯定不妙，马上跑回来叫你了。"我们几乎是以百米冲刺的速度往产妇家跑，几分钟后我们赶到了小女孩的家。

一进门我惊呆了，只见一个摩洛哥女子躺在只铺了块毯子的地上，满地是血，旁边一女婴已娩出，在不停地呻吟着。只见产妇在不停地流血，胎盘还未娩出。一看这情景，我判断一定是胎盘滞留，马上戴好手套，消毒后很快把胎盘剥离出来，处理好脐带，并按摩子宫，经过一番抢救，血很快止住了。我与家属紧急协商，让他们赶紧叫车把产妇送到医院，再做进一步的检查和治疗。不多会，来了一辆车把产妇和婴儿一起送往医院，这时我才松了口气。

我陪同产妇和婴儿一起到了医院，给产妇做了进一步的仔细检查，确认产道、宫颈没有裂伤，产妇和婴儿生命体征也平稳了，于是叮嘱护士给予产妇抗感染、纠正贫血、预防破伤风等治疗，并查血常规，留院观察，同时请儿科医生检查新生儿，确认母女平安后，我才离开医院回到驻地。此时已是太阳高照，只觉得肚子在咕咕地叫，哦，我还没吃早饭呢，赶紧回去洗漱吃饭。

两天后，产妇平安出院。20多天后，我们又一次来到产妇家。只见重获新生的婴儿已"老练"多了，当我抱起新生儿时，突感腿上热乎乎的，哈哈！原来是她撒尿了。她不会说话，这是她送给我的礼物啊！也许是以此表达对中国医生的感谢吧。

虽然这是一次普通的院外急救，但充分体现了中国援摩医疗队在当地的作用。事后还真有点后怕，就在上月，本格里市另外一个小镇，一名经产妇也把孩子生在家里，因胎盘滞留导致产后大出血，未得到及时抢救和治疗而失去了生命。那天如果没有我们的及时抢救，类似悲剧可能会再次发生。二十多年来，中国医疗队在异国他乡，成功抢救了无数母亲和胎儿的生命，谱写了一曲又一曲的生命乐章。我为此感到骄傲和光荣。

（孙国根　整理）

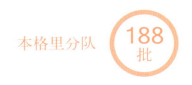

中国医生的"执拗"

刘 禹

第 188 批援摩洛哥中国医疗队本格里分队普外科
上海市普陀区利群医院

记忆长河中,总有些画面如星火般闪烁。在摩洛哥本格里的日子里,一位老人凝望的眼神,成了我心底最温暖的烙印。

那日门诊繁忙,护士阿卜杜勒领着一位老者缓步而入。老人佝偻着背,黝黑的脸庞刻满岁月的沟壑,粗粝的双手紧攥衣角,每一步都透着隐忍的疼痛。他患双侧腹股沟疝多年,由于种种原因始终没有接受手术治疗,肿胀的病灶如沉重的枷锁,几乎压垮了他瘦弱的身躯。语言虽隔山海,但他眼中跳跃的微光却直抵人心——那是渴望,是信赖,是绝境中抓住一丝希望的倔强。

检查后,我陷入两难:手术需置入补片,无菌条件至关重要,可本格里的手术室极其简陋。迟疑间,老人忽然抬头,目光如荒漠中一泓清泉,我立即打消顾虑握紧他的手,比出"OK"的手势,他浑浊的眼底瞬间泛起涟漪。阿卜杜勒翻译时,老人颤抖着站起,用布满老茧的手紧紧回握,泪水在眼眶里打转——那一刻,我仿佛听见生命对生命的承诺。

为这场手术,我们倾尽全力:搬空杂物、反复消毒、严控流程。摩洛哥护士惊叹于中国医生的"执拗",却不知这"执拗"背后,是刻入骨髓的医者誓言。无影灯下,我屏息凝神,每一步操作皆如履薄冰、慎之又慎。虽然腹股沟疝无张力修补术对我来说已经十分熟稔,但却是我在本格里的第一台手术,开

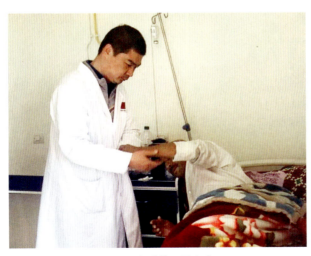

图 2　术后第一天查房

始时我还是有一些紧张，但很快就进入了状态。当补片稳稳贴合，老人的呼吸渐趋平稳，我恍然惊觉，汗水早已浸透衣背。

术后查房，老人指着伤口对我竖起拇指，又将手贴在胸口，笑容如撒哈拉的朝阳般炽热。三日后，他蹒跚着出院，仰望苍穹喃喃祷告。阿卜杜勒说，老人将中国医生称作"真主赐予的礼物"。我望向窗外，仿佛看见大西洋的浪涛与撒哈拉的黄沙在此交汇，而中国医疗队的红旗，正如同火炬，照亮这片土地上的无数期盼。

援摩岁月，艰难与感动交织。手术室的闷热、药品的短缺、沟通的鸿沟……每一道坎都在考验信念。但每当想起那个眼神，我便深知：医者的使命从无国界。我们跨越山海，不仅带着技术，更怀揣一颗滚烫的仁心——它是荒漠中的绿洲，是绝境里的微光，是共产党人"咬定青山"的铮铮铁骨，更是中华民族"大爱无疆"的浩瀚情怀。

如今，中国医疗队的足迹已遍布摩洛哥。而我，何其有幸，能以白衣为舟，以仁术为桨，载着生命的重量，驶向人性至善的彼岸。

跨越山海的希望之光

刘　峰

第 188 批、第 196 批援摩洛哥中国医疗队本格里分队妇产科
上海市普陀区妇婴保健院

从上海到摩洛哥，万里之遥，情谊相连。这是我第二次踏上这片北非热土，心怀赤诚，以中国医疗队精神在挑战中书写生命奇迹，让希望跨越山海，熠熠生辉。

生死时速：缺氧新生儿脱险

2024 年 3 月 1 日黄昏，本格里中心医院妇产科突然被焦灼笼罩。一名 24 岁二胎孕妇因下腹剧痛入院，胎心监护仪骤然发出警报——胎心率跌至 60 次 / 分！

"胎儿窘迫！立即手术！"指令划破寂静。助产士如精密仪器般联动，从推入手术室到婴儿娩出仅十分钟。当新生儿响亮的啼哭伴着 Apgar 评分满分的欢呼响起时，所有人都以为危机已过。

然而，死神并未退场。一小时后，婴儿的皮肤骤然青紫，血氧饱和度急速下滑。面罩给氧无效，手术室的空气再度凝固。"必须气管插管！"我抓起器械，指尖微微发颤——这项技术本非妇产科医生的专长，但援外前的刻苦训练此刻终成最后底牌。

导管精准插入，氧气球囊规律起伏。两小时后，婴儿的胸腔终于恢复红润。手术室外，家属颤抖着亲吻我的手背。

夜半惊魂：子痫孕妇抢救成功

摩洛哥的各大医院，妇产科都是最忙碌的科室。生育率高，加之缺乏完善的孕检体系，让妊娠期高血压、子痫等如达摩克利斯之剑高悬。某个深夜，诊室的门被重重推开，一名孕妇全身抽搐，血压飙至170/110毫米汞柱，无任何产检记录。

妊娠高血压导致的子痫发作！静脉通路、降压药、缓解抽搐、安排剖宫产……指令与动作交织成抢救的乐章。不到一小时，手术顺利完成，母婴平安。

家属紧紧握住我的双手，反复用阿拉伯语呢喃着"真主保佑"。那一刻，我突然体会到，技术会因器械蒙尘，但医者之心永远炽热。当语言沦为注脚，掌心相贴的体温便是最直接的交流。在医疗资源匮乏的摩洛哥，我们以炽热的心践行着医者的誓言。

破解困局：一根导尿管的智慧

面对当地医疗资源的短缺，"创新"也是我们的生存法则。当产后出血的产妇因缺乏专用水囊命悬一线时，我抓起导尿管，将其注入生理盐水后压迫宫腔创面——低成本、高成效的止血法从此诞生。

两度援摩，先后三年多时间里，产钳使用培训、会阴缝合示范……"中国技术"如胡杨扎根荒漠。本格里中心医院接生成功率跃升40%，危重产妇死亡率锐减三分之二。

"你们带来的不仅是技术，更是希望。"一位当地助产士的感慨，让这份跨越山海的责任更显重大而深远。坚信今日洒下的希望之光，终将在摩洛哥燃作朝阳。

五十载薪火传承

自1975年首批中国医疗队踏上摩洛哥，五十载春秋更迭，不变的是白大褂下的誓言。如今，医疗队的接力棒仍在传递——从本格里的产房到撒哈拉的帐篷，从急救手术到公共卫生培训，"不畏艰苦、甘于奉献、救死扶伤、大爱无疆"的中国医疗队精神已融入每一台手术、每一次问诊。

　　未来，我们将继续以仁心为舟、以仁术为桨，在国际医疗援助的浪潮中破浪前行。因为每一个被挽救的生命，都是对"人类命运共同体"最铿锵的注释。

地震中的守护者

张 茜

第 194 批援摩洛哥中国医疗队本格里分队妇产科
上海市第八人民医院

2023 年 9 月 8 日 23 时 11 分（北京时间 9 月 9 日 6 时 11 分），一场里氏 7 级的强烈地震，如恶魔的咆哮，打破了摩洛哥南部城市马拉喀什地区夜晚的宁静，给这片土地带来了沉重的创伤。这场地震造成至少 3000 人不幸丧生，6000 余人受伤，无数家庭支离破碎，往日的欢声笑语被痛苦的哭声和绝望的呼喊所取代。

我国援摩洛哥医疗队的驻地位于马拉喀什北部的本格里。事发当晚，命运之神将我推向了值班的岗位，此次值班是临时接替家中有事的摩洛哥医生。而就在 9 月 6 日，我刚完成了长达 24 小时的值班任务。所以地震当天从清晨到深夜，忙碌一整天后，我早已身心俱疲。夜里 11 点多，我拖着沉重的步伐往宿舍走去。刚踏入一楼大门，便感觉楼房开始剧烈晃动。那一刻，我先是一愣，满心以为是自己过度劳累导致头晕产生的错觉。我下意识地抬头看向灯，却不巧眼睛被沙子迷了。紧接着，身体真切地感受到大地的震动，我才猛然意识到——地震了！

就在我准备转身往外跑时，二楼邻居下楼的声音传来，其中还夹杂着孩子惊恐的哭声。那哭声仿佛一把尖锐的刀，直直地刺进我的心里，让我的心瞬间揪紧。此时，门锁似乎比平时紧了许多。只见高个子的爸爸使出全身力气用力扯开门锁，他的脸上写满了焦急与恐惧，但眼神中却透着一股坚定。随后，他推着我一起冲了出去。门外，摩洛哥女人仅穿着居家的吊带裙，她的眼神中充满了无助和惊慌。她慌乱中指着我的白大褂，我立刻明白了她的意思，毫不犹豫地脱下给她穿上。

之后，我们一同来到小广场。随着时间的推移，越来越多的人从家中涌出，小广场上瞬间变得人声鼎沸。从他们慌乱的谈话中，我得知地震的中心就在马拉喀

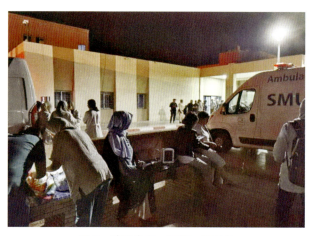
图3 地震当天，医院一角景象

什。不知何时，男人匆匆回家取来了女人的长袍。他跑得气喘吁吁，额头上满是汗珠，但眼神里却透着对家人的关切。我陪着她返回一楼大厅，帮她套上长裙。我拿着白大褂，正打算上楼再添些衣服，突然，楼房再次剧烈摇动。这一次，震动比之前更加猛烈，墙壁上的灰泥簌簌落下。我和她赶忙又回到广场。

就在这时，我的手机响起，是助产士打来的电话，电话那头焦急地让我赶紧回院，声音充满了紧张和无助，仿佛抓住了最后一根救命稻草。我匆忙赶回医院，眼前的景象让我心头一紧：门诊一下子涌进来七八位新的孕妇。其中一位孕妇全身颤抖，她的眼神中充满了恐惧和绝望，紧紧地抓住我的手臂，仿佛一松手就会失去生命。我赶忙上前仔细查看，发现她双眼、双下肢均无水肿，没有强直性痉挛，也无双眼直视的症状。我让助产士为她测量血压，结果显示在正常范围，且孕妇对答如流。经过询问，我判断她只是被地震吓得惊慌失措，并非癫痫、子痫等病理性疾病。在耐心安慰她之后，我正准备给她做 B 超，却见助产士们已经背上各自的双肩包，她们急切地呼喊着孕妇赶紧离开房间前往医院门口的空地，还拉着我一同赶往那里。在院长的指挥下，产后的产妇一律用救护车送回家，就连剖宫产术后仅 1 天的产妇也不例外；待产的孕妇，只要不是马上要分娩的，都暂时出院。

这边刚把住院的产妇安排妥当，又有新的情况出现。一位怀孕 7 个月的孕妇在与家人往外跑时不慎摔倒，此刻正捂着肚子喊疼，一家人火急火燎地赶到了医院。她的家人脸上写满了担忧和焦急，尤其是她的丈夫，紧紧地握着她的手，嘴里不停地说着安慰的话。我注意到，她的颈部、双手都有曾经烫伤的疤痕。我想给她做 B 超详细检查，可院长考虑到地震的危险，拒绝让我们返回病房。医院的空地上有一些长椅，我让她躺了上去，用手轻轻触摸她的腹部，并未感觉到明显的宫缩。询问得知她摔倒时是手臂先着地，腹部并未受到直接撞击，也没有流血的情况。我用木听筒仔细倾听，胎心正常，小腹也没有压痛和反跳痛。随后，我为她肌注了 1 支间苯三酚，并一直密切观察。渐渐地，她的情绪开始安定下来，腹痛也有所减缓。然而，经历了这场可怕的地震，她心有余悸，不敢回家，就一直静静地躺在大院空地的石椅子上。

此时的医院，气氛紧张而忙碌。突然之间，3 辆红色的救护车在医院里穿梭不停，忙着转运患者，1 辆白色的救护车则在一旁随时待命。与此同时，十几位军人也来到了医院。而平日里在医院四处可见的猫咪，此刻却仿佛被恐惧驱赶，全都凭空消失了。

突然又有 1 辆白色救护车呼啸着驶进医院。过了一会儿，助产士用法语向我详细交代病情，院长又用英语重复了一遍：这是一位足月经产妇，产前出血情况十分严重。我赶忙走进救护车，只见担架车上鲜血淋漓，触诊腹部发现子宫十分敏感，初步判断为胎盘早剥。情况万分危急，必须立即进行手术。我迅速下车找到麻醉师和护士，向他们说明情况，强调需要紧急手术。尽管新闻报道中提到仍有再次地震的可能，可当下情况刻不容缓。大家短暂商量之后，我们毅然决然地成了勇敢的逆行者，冒险进入无人的病房。硬膜外麻醉顺利完成后，我拿起木筒再次倾听胎心，令人欣慰的是，胎心依旧正常。我立刻进行消毒开始手术。当打开羊膜的那一刻，映入眼帘的全是血性羊水。很快，胎儿顺利娩出，评分达到 9 至 10 分。由于手术及时，子宫收缩良好，出血仅 400 毫升，手术得以顺利完成。

手术后，我便又来到大院中，与助产士一起安抚新来的孕妇。突然，当地的护士长眼含泪水与我紧紧拥抱，告诉我她的儿子就在地震中心的马拉喀什。她的担忧与恐惧可想而知，身体微微颤抖，泪水不停地流下来，打湿了我的肩膀。我轻声安慰着她，希望能传递给她一些力量。院长与她对我们中国医生赞不绝口，称赞我们镇定自若、临危不乱。

在之后结束援摩任务的送行会上，当地卫生部部长表达了对我们的诚挚感谢。我们援摩洛哥中国医疗队的每一位成员，都是中华民族精神的生动诠释者。我们百折不挠、挺身而出，用实际行动书写着生命的赞歌，传递着中国的人道主义精神和大国担当。

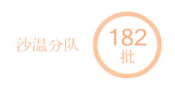

沙温分队 182 批

蓝色小城的爱

奚晟黎

第 182 批援摩洛哥中国医疗队沙温分队妇产科
上海市第二人民医院（原黄浦区中心医院）

在摩洛哥的山间有一座如童话故事一般梦幻的蓝色小城——沙温。2019 年，我有幸作为第 182 批援摩中国医疗队沙温分队的一员，踏上这座美丽的山城，并在此度过了意义非凡的时光。这不仅是我一段精彩难忘的人生旅程，更是一段终身受益的人生经历。

我们所驻扎的穆罕默德五世医院，作为沙温省最大的公立医疗机构，承担着为当地及周边约 30 万民众提供医疗服务的重任。尽管沙温以其标志性的蓝色建筑而闻名于世，但这个偏远的山区城市在交通和经济方面仍相对落后，医疗资源的匮乏一直是当地居民面临的重大难题。

我们医疗队的到来，不仅为当地城市居民缓解了就医难的问题，还深入基层山区进行义诊活动，为周围更多穷苦的山区人民提供医疗帮助。因此，我们赢得了当地人民的极大尊敬和感激。作为摩洛哥著名的旅游胜地，沙温还吸引了众多华人华侨和中国游客，所以我们的工作也因此延伸到了为当地华人华侨和中国游客提供医疗保障和紧急避险服务。

在援摩医疗队总队部的组织下，我有幸成为援摩洛哥中国医疗队第一届妇产科医疗质量安全委员会一员。我们搭建了各医疗分队之间的横向交流平台，促进了专业知识的学习交流和经验案例分享。我们携手编写了援摩医疗队首部《妇产科临床工作手册》。该手册以国际专业诊疗规范为蓝本，融入了我们自己援摩工作的经验与体会，由中国驻摩洛哥大使李昌林亲自作序。全书约 13 个章节，近 20 万字，采用中法文对照，历经近两年的反复雕琢和完善，终于在 2021 年 10 月 25 日由摩洛哥 DAFMD SARL 出版社正式出版发行，并送摩洛哥国家图书馆备案。目前，该书已在摩洛哥 15 家书店上架出售，并计划推广至非洲 13 个国家。同时，我们已授权将其翻译为阿拉伯语出版发行，所有收益均捐赠给非洲中国合作与发展协会，用于资助中国援摩医疗队今后开展"光明行"等活动的摩洛哥志愿者招募工作。

在摩洛哥的每一天，我都深切地感受到中国医疗队"不畏艰苦，甘于奉献"的精神内涵。面对简陋的医疗条件和艰苦的生活环境，我们从未退缩，而是用有限的资源，尽最大的努力去救治每一位患者。这种精神，不仅赢得了摩洛哥人民的尊重和信任，也加深了两国人民之间的友谊。援摩五十周年，不仅是对过去的回顾，更是对未来的展望。五十年来，一批又一批中国医疗队队员在摩洛哥这片土地上留下了足迹和汗水。我们的故事，是中摩友谊的见证，也是人类团结合作、共同进步的缩影。未来，我们将继续秉承这大爱无疆的精神，为摩洛哥人民的健康和中摩友谊的深化贡献自己的力量。这不仅是一份责任，更是一份荣耀，我为能成为这一伟大事业的一部分而感到自豪。

一次难忘的抢救经历

孙立民

第 87 批援摩洛哥中国医疗队阿齐拉分队心内科
上海市第二人民医院（原黄浦区中心医院）

2001 年 4 月，我随上海市黄浦区选派的援摩洛哥医疗队来到山区的阿齐拉省医院，尽管事先已闻其条件艰苦，但当我们真正踏上这片土地时，才发现"艰苦"两字不足以形容。

阿齐拉省医院虽是省府医院，但实际状况令人难以置信：心脏专科医生仅有一位，全年无休肩负全院所有心血管疾病的诊疗重任。医疗设备简陋至极，仅配备听诊器、血压计和心电图机各一台，基本药物匮乏，不足 10 种，遇到特殊需求还得去院外药店购买。

面对如此困境，我们迅速调整心态，因地制宜地制定了应对策略。虽然条件有限，但我们凭借西医的"望触叩听"这四大传统诊断法宝，依然能够维持日常的医疗工作。

然而，命运总是充满变数。9 月某天临近中午，我正在宿舍小憩，突然一阵急促的呼喊声打破了宁静："有心脏急诊！"紧接着，一辆接驳车风驰电掣般载着我拐二三个弯冲到了病区门口。一位满脸愁容的当地全科医生焦急地告诉我，一个危重病人生命垂危，尽管他们已经尽力救治，但病情仍在急剧恶化。

我迅速来到病人身边，这是一个 16 岁的女孩，早上跑步后突发大汗淋漓、大口喘气、烦躁不安等症状，入院时已经出现低血压休克状态。当地医生采取了快速补液扩容和升压药物治疗，但病情非但没有好转，反而更加恶化。面对这个情况，他们已经束手无策，准备将患者转到近百公里外的地方医院。

凭着十几年一线临床"摸爬滚打"出来的经验，我迅速作了判断。听诊器一听，心中已有定论。患者面色惨白，口唇青紫，额头汗水涔涔，眼里透露出强烈的求生欲望和无助的神情。转运风险极高，必须立即采取措施减轻心脏负荷。我当机立断，嘱咐立即停止补液，让患者采取端坐位，并注射利尿剂——这是这里唯一的救命药物。全科医生满脸疑惑，但在我肯定的回答后，迅速更换治疗措施，并严密观察病情变化。

随着时间推移，患者心脏负荷逐步减轻，血压回升，症状明显缓解。三小时后，她已基本恢复正常，得以出院回家休养。临行前，她对我们表达了深深的感激之情。而那位全科医生更是竖起大拇指，赞不绝口。第二天，当大家知道这件事后，纷纷要求与我合影留念，这是对医疗队工作的最高赞誉。

数日后的清晨，我沿着山区小路跑步时，迎面遇见一群载歌载舞的学生。他们高喊"中国医生"，其中就有那个康复的小女孩。她满脸笑容走过来，再次向我表达她的感激之情。

在医疗团队的共同努力下，我们在不同岗位各自努力，受到当地的广泛赞誉。恰巧这一年，国王巡视时，特地接见了我们医疗队队员，这也是对中国医疗队辛勤付出的高度肯定。时光荏苒，转眼间二十多年已经过去，但这段难忘的经历依然历历在目，成为我人生中的宝贵财富。

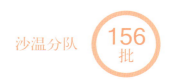

不能小觑的"摩式阑尾"

王 伟

第 156 批援摩洛哥中国医疗队沙温分队外科
上海市第二人民医院（原黄浦区中心医院）

作为一名年轻的外科医生，阑尾炎手术在国内通常被视为一项基础且相对简单的手术。然而，在摩洛哥，给我印象较深的同样也是阑尾炎手术，这里的阑尾炎手术与国内相比，可以说有着天壤之别。

首先，摩洛哥当地的阑尾炎病程进展明显较快。每个患者主诉往往只有 1—2 天，可症状都非常严重，包括高烧、脓肿、穿孔、腹膜炎等。在我所处理的病例中，无一例外都是阑尾已经坏死穿孔加腹膜炎的复杂情况，与国内常见的化脓性或单纯性阑尾炎大相径庭。

其次，摩洛哥患者的阑尾位置变异极多，给手术带来了极大难度。许多患者的阑尾位于盲肠后位，甚至粘连在侧腹膜内，使得手术过程变得复杂而困难。

最后，摩洛哥的检查条件非常有限。在沙温地区，除了血常规和 X 光片外，急诊部门缺乏 B 超等更为先进的检查手段。尿常规检查更是无从谈起，而很多私立诊所的检查结果可信度非常低。这些都给诊断带来不少挑战。

记得有一次，急诊室接诊了一位 16 岁男孩，他右侧腹痛已经持续两天，高烧 39.5 度，并伴有多次恶心呕吐。同时，他两天内无大便，仍有少量排气。在私人诊所做的 B 超显示为肾盂扩张和胆囊结晶，初步考虑为尿路感染。然后，经过我和同事任医生仔细检查，发现患者右上腹与右中腹压痛明显伴反跳痛，而右下腹麦氏点压痛并不十分明显。同时，肝区和右肾区也存在明显叩痛。血象检查显示白细胞明显增高，腹部平片则可见肠腔扩张。

由于当日院内 B 超医生休息且没有尿常规检查设备，我们一度陷入了诊断的困境。我感到了前所未有的挑战，初步检查显示胆囊有结晶，但胆囊结晶通常不太会造成如此严重的体征，且这么年轻且瘦弱的男孩得胆囊炎的可能性也相对较低。同时，肾绞痛的症状与这位患者的表现也不吻合，因为他排尿正常，且肾绞痛发作时患者通常脸色刷白大汗淋漓，而这个小男孩满脸通红，呈现出明显的感染性症状。双肺呼吸音正常，没有明显咳嗽咳痰，也排除了肺部感染的可能性。

因此，我决定先将患者收治入院，进行胃肠减压、抗感染、解痉治疗并观察。住院期间，摩方外科医生兼院长也参与了会诊，当时他们更倾向于肾绞痛合并感染的诊断。然而，经过 12 小时的密切观察，我再度复查，患者体征无明显改善，且心率逐渐加快至 130 次 / 分，"这可不妙"，我当时心想，"哪怕诊断困难，也得剖腹探查，否则接下去要是感染性休克了就更难治了"。

于是，我和同事交换意见，并联系了上海市第一人民医院外科张威浩主任等专家会诊。经过讨论，我们一致认为应即刻剖腹探查。

当我们打开腹腔时，不禁为患者的阑尾变异程度感到惊讶。患者阑尾根部、体部位于侧腹膜内，位置相当高，在右中腹，而头部穿回腹腔，一直贴到肝脏表面，并已经坏死穿孔，继发引起麻痹性肠梗阻。这也解释了患者为何右上腹疼痛明显伴肝区疼痛。

幸运的是，我们顺利切除阑尾，并吸净腹腔脓液。手术后，患者心率也逐渐平稳，第二天查房时，他的体温恢复正常，腹部体征平稳，伤口也恢复得很好。

小小阑尾，不可小觑！这段经历让我深刻认识到，阑尾虽小却可能成为致命的威胁。同时，相关实验室及辅助检查缺乏，私人诊所辅助检查结果可信度较低……在各种因素的综合影响下，更要求我们对患者耐心细致，仔细观察病情变化，开拓思维，考虑各种诊断可能，处理果断，以防延误病情。

那片蓝，那片白

张 煜

第 156 批援摩洛哥中国医疗队沙温分队肾内科

上海市黄浦区南京东路社区卫生服务中心

大洋彼岸，非洲之角！那里有片神奇的土地。

群山巍峨，山路崎岖！尽头有个蓝色的小镇。

蓝得是那么的纯粹，

那么的干净。

就是那片蓝，陪我度过两载光阴的蓝。

就是那片蓝，多次成为我梦中的主题。

旅行的人们叫它蓝白小镇，

蓝色的尽头就是那白，是尽头？不是。

是掺杂在蓝色中的那片白！援摩医疗队的白。

白得是那么的纯洁，

那么的无私。

就是那片白，我为之奋斗两载的白。

就是那片白，构筑了中摩人民友谊的桥梁。

那边的人们叫他生命守护者。

远渡重洋，带来生的希望。

不畏困苦，传承爱的力量。

这就是我们，光荣的援摩医疗队。

医者仁心！大爱无疆！

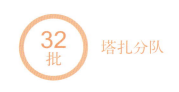

以心点灯的光明使者

孟樊荣

第32批援摩洛哥中国医疗队塔扎分队眼科

复旦大学附属眼耳鼻喉科医院（原上海市五官科医院）

1991年3月孟樊荣医生参加了支援摩洛哥的医疗活动，两年期间，为病人重见光明争分夺秒，通过精湛的医术和良好的医德赢得了当地人民的信赖，与当地人民群众建立起了深厚的友谊。

两年援摩工作期间，孟樊荣医生想病人之所想，做病人之所需，努力克服种种困难。医疗队刚到摩洛哥时，塔扎省医院的眼科设备和条件都比较差，消毒、隔离措施不严，手术器械陈旧，人员配备不足，临床病人相当多，而且这些病人大多来自贫困的山区和农村，缺乏基本的医疗卫生知识，对一些致盲性疾病一无所知，经常使病情拖延，从而给医生诊断和治疗带来了极大的困难。

为解决这些困难，孟樊荣医生工作上认真细致，一丝不苟地为摩洛哥病人治疗。作为支援摩洛哥医疗队的一员，他紧密地与摩洛哥医务人员团结在一起，大家默契地配合工作，根据不同病人的情况抓重点治疗，并借助摩洛哥医务人员的力量进行卫生知识的宣传，使病人对自己的病情有所认识并积极配合治疗。不管白天和黑夜，凡是有病人需要就诊总能及时给予治疗，对一些急诊外伤和眼球穿通伤病人，为了病情需要，即使午夜期间，孟樊荣医生也立刻进行治疗，以免病情拖延或加剧。

作为团队中唯一的眼科医生，在没有第二位眼科医生的塔扎省医院，他肩负着整个塔扎省和省周围一些城市的眼科医疗工作。为了使一些致盲的白内障和青光眼病人早日重见光明，他重点加强手术治疗，使病人以最少的代价得到最好的疗效。在有限的医疗条件下，他尽力开展一些新的手术，如眼眶肿瘤摘除及眶区新生物和

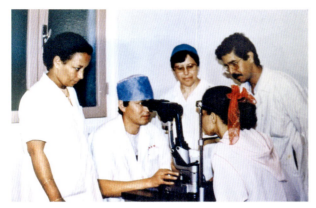

图4　孟樊荣医生（左二）为病人做检查

囊肿摘除、上睑下垂矫正、鼻泪道吻合术、青光眼—白内障联合手术及视网膜脱离的巩膜环扎外加压手术等，将先进的眼科专业知识和技术用于病人。

在摩洛哥当时的医疗条件下，由于缺乏眼科显微镜，白内障手术只有囊内摘除术，此种术式并发症多，切口大，容易发生玻璃体脱出，易导致玻璃体疝，从而引起青光眼和视网膜脱离等并发症。为提高手术成功率，在孟樊荣医生的强烈要求下，当地教会为塔扎省医院配备了眼科手术显微镜。自从有了眼科显微镜的支持，对白内障病人，他在当地医院最先开展了白内障囊外摘除术，一定程度上解决了白内障手术中易导致并发症的问题。

孟樊荣医生开展了多项先进的眼科手术，医院眼科临床的治愈率和手术成功率不断提高，两年工作中未发生一例眼部手术感染，为当地病人重见光明带来了希望。

1993年4月，孟樊荣医生圆满完成两年的援外任务回到上海。在此期间，他克服种种困难，发挥党员乐于奉献的精神，努力践行医生的使命，完成了党和国家交给他的神圣任务，也为优化摩洛哥的医疗环境和为当地病人带去光明贡献了自己的力量。

（姚晓倩　宋毛毛　整理）

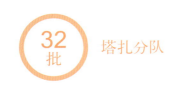

七百三十个日夜的医路仁心

周　娴

第 32 批援摩洛哥中国医疗队塔扎分队五官科
复旦大学附属眼耳鼻喉科医院（原上海市五官科医院）

两年，730 个日夜的坚守，在异国他乡，一个平凡的医者在一个平凡的岗位上，走出了一条让人肃然起敬的医路。

1991 年 3 月，周娴医生所在的援外医疗队在复旦大学附属中山医院泌尿外科王国民队长的带领下前往摩洛哥塔扎省医院。虽然时隔二十余年，但第一次出国的新奇，在那遥远北非王国的所见所闻，以及当时出国医疗队的生活，在周娴教授的讲述中依然生动。

异国他乡的中国大夫

中国对摩洛哥的医疗援助始于 1975 年，这在当时不仅是对摩洛哥的人道主义救助，也是事关中摩建交的一项重要的政治任务。在刚来的头几个月中，周医生逐渐克服了生活在异国他乡时对自然环境和气候的不习惯，对工作环境、人际关系的不熟悉，特别是语言上的障碍等一系列困难，在塔扎开展临床工作。初去时，队员们从国内带了菜种，然而塔扎地质贫瘠，长不出鲜嫩的菜苗。就在这样艰苦的条件下，医疗队队员们本着治病救人的人道主义精神，在白求恩国际主义精神的鼓舞下，树立了全心全意为摩洛哥人民服务的信心。

由于中国医疗队所在的塔扎省医院没有耳鼻喉科医生，所以在这两年时间里，周医生包揽了门诊、急诊、病房的所有工作，也参加各科会诊。通常有一个当地的护士协助医疗队医生的工作并且充当翻译。塔扎地处山区，交通不发达，老百姓大多贫穷，而病人所需的缝线和针都需要自行购买，因此医疗队队员们常常将之前病人没用完的缝线留下来以备给后面买不起针线的病人。当地经济条件和医疗环境落后，无菌观念较差，所幸的是极少有院内感染发生。老百姓医学常识缺乏，常常小病不治，大病才来就诊，往往看了病也买不起药。有些病人病情到了极严重的程度，甚至出现严重并发症才被送来，增加了治疗的困难。那里的车祸特别多，还有斗殴造成的外伤，是急诊时常常遇到的病种。由于医疗条件差、人员配备不够等诸多因素，开展一些较复杂的手术有很多困难。医疗器械大多是医疗队队员从国内带过去的，申请器械周期长。这进一步增加了复杂手术的难度。

精湛医术

尽管条件如此艰苦，周医生在当地常见病的诊治上也做了很多工作。门诊病历以耳鼻喉科常见病、多发病为主，手术以中小型手术为主，也参加过各科联合诊治眼眶、鼻窦恶性肿瘤等。急诊以外伤、异物、急性感染、鼻出血为主，门诊治疗以取异物、鼻出血烧灼、填塞、上颌窦穿刺和冲洗、鼻骨复位、钳取耳道肉芽及手术后的换药等为主。抢救病例中有严重的头颅、耳鼻喉外伤。如一位病人右颈部刀刺伤穿到咽侧壁，造成颈外动、静脉破裂大出血，最终在外科医生配合下抢救成功。周医生利用支气管镜为病人行支气管检查并取出异物，利用直接喉镜为病人取出喉或食管异物。除此之外，周医生还为喉癌所致喉阻塞窒息病人、颅外伤致昏迷病人行气管切开术，为咽后间隙、咽旁间隙脓肿病人切开排脓，为慢性中耳炎致耳源性颅内外并发症的病人行手术治疗及全身处理，为严重鼻出血病人实行抢救。这些手术和抢救都取得了成功。

在塔扎，有一种特殊的"水蛭（蚂蟥）病"。住在农村的摩洛哥人爱喝生水，再加摩洛哥的夏天正值旱季，农村中河沟干枯，积水减少，蚂蟥在水中的密度相对增高。当人们口渴之际，埋头喝水时，很容易将混入水中的微小蚂蟥一齐吞下。小蚂蟥大多顺势而

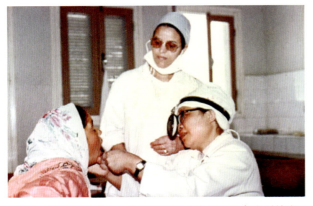

图5　周娴医生（右一）为摩洛哥病人进行耳鼻喉科检查

下，吸附于咽喉部。在蚂蟥小的时候，病人并无明显的不适主诉。当它们在人们的咽喉部"定居"下来，便可尽情吸血，营养自身，身体迅速增大，这时就可引起病人咯血和咽喉部痛痒等症状，甚至可爬至声门，引起喉梗阻等危象，也有些会导致贫血等全身症状。有时候蚂蟥会钻到鼻窦里，每每遇到这种情况，周医生都会耐心地等待它们"探出脑袋"，然后用镊子将其"正法"，有时能捉满满一瓶的蚂蟥。

难忘深情

周医生在工作中能耐心仔细地听取病人主诉，详细检查作出诊断和治疗，为一些无力购买药物的病人提供必需药物，对路途遥远的病人照顾早就诊、安排早手术，宁可迟下班、迟吃饭也要尽量满足一些路远病人的诊治需求。她对工作认真负责，从来没有因为自己的疏忽而造成病人的手术不当或术后并发症，或由于治疗不当导致不良后果。

医疗队是队员在一起同吃同住，共同工作、生活两年的大家庭，虽然来自不同的医院、不同的科室，个性和习惯也不同，难免会产生一些矛盾，但大多数人求大同存小异，本着团结互助、互相帮助、互相关心，多为集体与别人着想的原则，不论在工作中或生活上，只要谁有困难，就会伸出援助的手。那批出国援助人员整整在摩洛哥塔扎省待了两年多。两年多没有回家一次，通信往来最快要半个月，尽管后来有了电话，但因当时条件限制，也很难打通。生活中谁缺少什么东西，只要讲一声就会有人拿来支援；谁生了病会有人问候，递水端饭、送药打针。这种相互关怀的温暖在这个大家庭里绵延传递。

仁心行医，仁术救人，周医生在平凡中演绎着不平凡的人生，在困难中不止前行的步伐，也在医路上立下了一座丰碑。

（毛雯静　陈冰　整理）

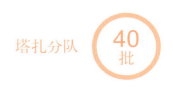

在"日落之乡"的援外执医回忆

姚亦群

第 40 批援摩洛哥中国医疗队塔扎分队眼科
复旦大学附属眼耳鼻喉科医院（原上海市五官科医院）

那是一个暮春的下午，湛蓝如洗的天空，几抹白云悠闲地飘着。我坐在窗边，午后的阳光洒在身上，如母亲的轻抚，让人感到惬意慵懒。随着飞机与气流的摩擦声在耳边不断地回响，我的思绪回到了二十多年前刚来这片土地的时节……

1993 年 3 月 23 日，在我国援摩洛哥医疗十八周年之际，我应原上海市卫生局与原上海医科大学的要求，离开了养育我四十三年的土地，随我院第 7 批中国赴摩洛哥医疗队赴摩洛哥。"摩洛哥"在阿拉伯语里为"日落之乡""遥远西方"之意，其位于非洲的西北端，西邻大西洋。当我踏上了摩洛哥的土地，非洲之旅即将拉开序幕，我心中充满了离别的彷徨、对家庭的牵挂，但更多的是作为一名医务工作者能代表祖国外出工作的自豪，以及心中升腾起的不能辜负组织重托与厚望的使命感。

语言是连接两个民族的桥梁

语言不通是每个援非医疗人员的第一个难关，摩洛哥人的主要语言是阿拉伯语与法语。刚到的时候由于语言不通，上门诊也没有翻译在场，诊疗有很大的困难，尤其是看到老队员孟樊荣医生用流利的法语与当地护士和病人对话时，我真是心急火燎。这促使我加紧法语学习，先是在小本子上写满了一些常用词，包括患者常见的主诉用词，比如眼红、眼痛、视力下降之类的，以及疾病的名称、门诊常用药品及治疗术语等。每天一大早起来背诵，功夫不负有心人，才过了一周，一些基本的交流和诊疗常规都可以独立完成，终于闯过了语言休克期。有时候实在听不懂，就会请当地的护士帮助，她们会借助字典翻译给我们听。同时，我们也会教她们一些上海话，偶尔她们用几句上海话跟我们解释，听起来很亲切。语言沟通的流畅使我们与当地的护士、一些病人迅速热络起来，我们也经常会参加他们的聚会。尤其是每逢过节，他们总会邀请我们去他们家做客。时间久了，真的跟一家人一样，关系十分融洽。

医疗条件欠缺，但热情不缺

我所在的医疗队为塔扎分队，驻扎点在依本努·巴加医院，该院为国家公立综合性医院，免费门诊、免费手术，医院没有药房，患者需自费院外买药。该院具有一定的医疗条件和技术水平，但与国内大医院相比仍有很大的差距，医护人员缺乏，经验相对不足，而且眼科没有单独的手术室和病房，必须借助外科的设施。眼科手术显微镜据说也是不久前捐赠的，更没有人工晶体和超声乳化机，手术器械的消毒也比较简陋，一切都需要自己把关。

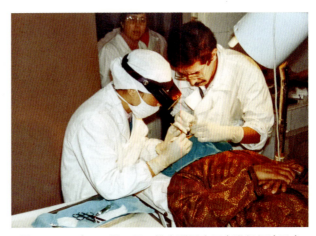

图6　1993年10月6日，姚亦群医生正在进行门诊手术

我们实行的是24小时值班制，夜里如有急诊也得立即去医院处理病人。我和中山医院针灸科和麻醉科的医生同住在一个套间，共享一个门铃。当司机按门铃时大家都会被吵醒，如果动作慢些，司机会反复按铃。为了不妨碍其他医生的睡眠，这两年我几乎天天和衣而眠，养成了容易惊醒并迅速起床的习惯。外科、耳鼻喉及泌尿科医生住的套间更有意思，不同次数的响声代表不同的科室，被铃声叫醒后还要辨别是不是自己科的急诊。但医疗队队员都从未抱怨，尽心尽力诊疗，做自己力所能及的事情。

危急时刻，无悔坚守

记得刚到摩洛哥不久，我就得了心肌炎，时常感觉心悸、全身乏力，但自己和队里都没有备抗心律失常药，本院周潮明医生好不容易到其他队里找来了一些药，但都已过期。因为医疗队只有我一名眼科医生，因此我必须坚持每天门诊、手术和急诊。像这样在摩洛哥发病的医疗队队员不只是我一个，但大家相互勉励，都坚持了下来。然而在一次白内障手术中，大部分手术步骤都已完成，正准备缝角膜切口时，我突然感觉到胸闷、头晕，然后双眼一黑晕倒在手术台上。此时助手护士慌忙中只好把同院的周潮明医生叫来，并和当地麻醉师一起给我做了简单的救治，我休息了片刻后又重返手术台，虽说切口只需缝3针，但这3针是我在边吸氧边用颤抖的手好不容易才完成的。这也是我援外执医生涯内印象最深刻的手术之一。

研机综微，推陈出新

我在摩洛哥的这两年里，眼科最常见的疾病是白内障、翼状胬肉、青光眼、眼外伤和慢性泪囊炎等，其中白内障晶体囊外摘除术和翼状胬肉切除术占手术量的前两位。由于摩洛哥人鼻梁高、骨质硬的解剖特点，针对摩洛哥人慢性泪囊炎病人的泪囊鼻腔吻合术与针对国人的术式有所不同，其中造骨孔比国人要来得困难，于是我与本院耳鼻喉科周潮明医生联合手术，对每个病人进行术中骨孔的设计与测定、术前术后的鼻内窥镜检查，观察研究术中骨孔的位置及大小与术后数月后造瘘口变化之间的关系，作了系统的评估，撰写论文，回国后于1997年发表在《中国眼耳鼻喉科杂志》上，这对中国援外眼科医生开展相关工作也具有一定的借鉴意义。

去国怀乡，情而弥坚

在闲暇的时候，我会经常想起远在地球另一边的丈夫和儿子，以前在一起的时候很多事情并没有感觉，然而独在异乡为异客，生活中的点点滴滴总会不经意地浮现，思念正是剪不断、理还乱。每当此时，总会迸发出欲与家人相聚互诉的冲动，昂贵而短暂的越洋电话虽然只有短短的几句报平安的话语，可对我们援外医疗队队员来说就是一种精神食粮。当时没有电脑，不能与家人通过视频交流，也没有微信可联系，只能用最老的方法定期互通家信，将思念倾诉于字里行间。距离虽然增加了，但心却连得更紧了。

在1995年3月29日，当我终于结束了两年的援非之旅，看到来机场迎接的医院领导和翘首以盼的丈夫和儿子的瞬间，幸福、激动、恍如隔世的感觉充斥在心胸，泪水霎时朦胧了我的视野，一家人久久相拥。736个日夜的思念，换来重逢时内心最深处的交融。感情的花苞孕育太久，唯其如此，待其绽放时，才惹得人泪下沾襟！

（徐彬彬　整理）

让光明在拉西迪亚生根发芽

章菊英

第 69 批援摩洛哥中国医疗队拉西迪亚分队眼科
复旦大学附属眼耳鼻喉科医院（原上海市五官科医院）

章菊英医生参加了 1998—2000 年为期两年的援助摩洛哥拉西迪亚医疗队，克服了当地恶劣的自然环境及滞后的医疗条件，为当地众多眼疾病人带去了光明，解除了病痛，播撒了大爱无疆的种子，使光明在拉西迪亚生根发芽。

初到拉西迪亚：适应与融入

1998 年 10 月 6 日章菊英医生一行经过长途跋涉，飞行万里，来到了地处摩洛哥东南部的拉西迪亚地区。

到达目的地之后，工作和生活环境的恶劣超出了所有的医疗队队员的想象。拉西迪亚以荒芜的戈壁滩为主，交通不便，环境差，气温高，水质差，还经常会刮沙尘暴；出门是戈壁滩，生活单调、乏味；物资品种稀少。医院的硬件设施差、简陋，基本手术器械缺乏且陈旧不堪，基本辅助检查项目不能开展。眼科有 3 名医生，要负责眼科门诊、病房、手术室及值夜班的所有临床任务，基本无休。没有交接班制度，药品、器材配备不到位。

初到摩洛哥，远隔故乡万里，章菊英医生常想家、想同事；碰到问题，又牵涉外事问题，没法与家人诉说，总有苦闷的时候。面对这些困难，章菊英医生没有畏缩，她深知，援外医疗队是医疗卫生领域为贯彻我国外交路线，加强与发展中国家友好合作的一支重要力量，是我国与发展中国家交往中最成功的项目之一。援外医疗队不仅是白衣天使，也是民间大使，肩负着重要的使命。

除此之外，由于文化的差异和传统习俗的不同，当地人思考与做事的方式方法与我们差别很大。通过交流与沟通，大家也明白，条件、设备、工作和管理模式就只能是如此了，改变不了他们，只有尊重、适应他们，才能把工作开展起来。渐渐地，当地的工作人员及很多病人和家属也是看在眼里、记在心里，对中国医生非常敬佩。而章菊英医生及其他医疗队队员的工作态度和敬业精神，也感染着当地医生和病人，工作逐渐进入了正轨。

大展身手：汗水与喜悦

拉西迪亚地区海拔高，气候炎热，风沙又大，加上当地人的生活条件和卫生意识都非常差，因此这里的眼病多而复杂。章菊英医生援助的医院共有3位眼科医生，主力是我们医疗队的两位医生（除章菊英医生外，另一位丁月琴医生也来自我院），当地的眼科医生主要做一些和病人沟通和助手的工作。3位医生通力合作，仍然有看不完的门诊，做不完的手术。每天150号左右的门诊，每月数百例的手术。

临床工作是充满汗水的。门诊检查病人，书写病史，术前准备，上台手术，术后随访观察，夜班值班，全部需要亲力亲为。作为眼科主力医生，白天有繁忙的临床工作，同时还要参加夜班值班，连续48小时工作对章菊英医生来说是家常便饭。

在有限的医疗条件下，章菊英医生凭着过硬的临床能力，将白内障手术（主要是白内障囊外摘除术）、青光眼手术、泪囊鼻腔吻合术、斜视矫正术、胬肉切除加自体结膜瓣移植术等都常规开展起来。经治的病人恢复快，并发症少。渐渐地，拉西迪亚眼科在摩洛哥民众中有了很大的影响力。很多其他地区的病人也慕名前来拉西迪亚做手术，一些在其他医院或诊所处理不了的病情复杂的病人，或是在别处已接受手术出现并发症或者疗效达不到预期效果的病人，也辗转找到章菊英医生。这种时刻，章菊英医生凭着过硬的临床技术，肩负起义不容辞的责任，一次又一次为病人解除

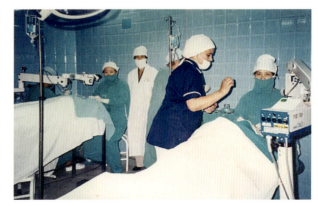

图7　手术台上为病人手术（章菊英：右一，丁月琴：左一）

了痛苦，最大限度地降低了损伤，保留了视功能。

有一个病例至今令章菊英医生印象深刻。有一次，结束了一整天手术后，她刚回到宿舍，护士打来电话，告知来了一个在外院做过上睑倒睫矫正术的急诊病人，回家后伤口流血不止，来时血流满面，情况比较紧急。护士当即判断病情严重，建议病人转至拉巴特进一步处理治疗。然而，病人及家属信任中国的眼科专家。章菊英医生了解情况后认为，如果让病人转院，固然医生和医院没有任何责任，但对病人来说危险极大。于是她在第一时间又赶回办公室，接诊病人。根据自己多年的临床经验，判断病人出血的原因，有可能是手术伤及了睑缘动脉弓，这种出血不处理，血是止不住的，且有发生失血性休克的可能。此时，章医生当机立断，立即手术探查。手术台上，根据解剖结构，准确地找到了出血点，结扎止血，缝合伤口，整个过程如行云流水，一气呵成。术后让病人留院观察了2个小时，出血完全止住，章菊英医生又仔细交代了病人的术后注意事项，才让病人回家。病人与家属十分感激，终于露出了放心的笑容。这只是章菊英医生繁忙临床工作的一个剪影，类似的事情常常会发生。当病人重见光明，病情缓解，脸上的表情由痛苦变为开心时，作为主诊医师的章菊英医生，再多的苦、再多的累，都完全被喜悦所取代。

播撒光明：责任与传承

两年时间转瞬即逝，章菊英医生归国日期渐近，她早就意识到只有将自己的临床技能本土化才能更好地服务当地病人。因此，从开始之初，她就注重寻找适合当地的治疗方案。在门诊接诊治疗和手术过程中毫无保留地传授技艺，为当地留下了宝贵的财富。

当地因为自然环境和生活环境，真菌性角膜炎发病率比较高，但是抗真菌药物配制困难，成本较高，成品药物价格昂贵，而治疗疗程又较长，当地病人根本无法负担，导致病人一旦罹患真菌性角膜炎，便难以获得有效药物的治疗，痛苦万分。绝大部分病人最终失明，甚至眼球毁损，只能摘除。针对此种角膜炎，章菊英医生作为眼表疾病的专家，因地制宜地配制角膜疾患适用的碘酊浓度，采取清创＋碘酊烧灼的方法治疗，效果确切，且在当地医疗条件下完全可以推广使用。章菊英医生采用这种简单有效的治疗手段，救治了很多之前只能无望痛苦的真菌性角膜炎病人，并且手把手地指导助手医生操作，交代注意事项，使得多数真菌性角膜炎病人避免了最终摘除眼球的命运。

章菊英医生是病人眼里的好医生，同时也是助手医生眼里的好老师，她耐心、细致、毫无保留地指导当地医生诊治疾病、开展手术。经过两年共事，团队里的当地医生对常见病的诊治水平有了很大的提高，现在已经能够独当一面，用更高的诊治技艺为当地病人服务。

章菊英医生在拉西迪亚共接待病人5316位，完成手术712例，且无一例出现并发症，改变了很多病人的生活质量，甚至因此改变了很多家庭的命运。章菊英医生待人平易近人，在临床工作中认真负责，任劳任怨，赢得了病人和当地医生的一致承认和尊重。Tafilalet公益组织主席将荣誉勋章授予章菊英医生，以表彰章医生在拉西迪亚工作期间出色的工作。

章菊英医生将光明的种子播撒在了拉西迪亚的土地上，当地病人受益无限。

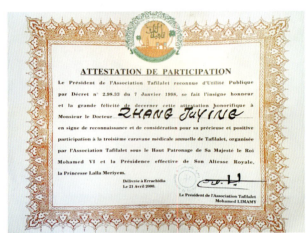

图 8　Tafilalet 主席颁给章菊英医生的荣誉勋章

（李霞　整理）

100

北非沙漠中的白玉兰

韦 蕾

第 78 批援摩洛哥中国医疗队布阿法分队五官科
复旦大学附属眼耳鼻喉科医院（原上海市五官科医院）

摩洛哥位于非洲西北部，东与阿尔及利亚接壤，南邻西撒哈拉，西部濒临大西洋，北部和西班牙、葡萄牙隔海相望，是一个层峦叠翠、景色秀丽的高山之国，一直享有"北非花园"的美称。海岸线长 1700 多公里，面积 45.9 万平方公里，人口 3000 多万。80% 是阿拉伯人，20% 是柏柏尔。通用阿拉伯语和法语。首都为拉巴特。1958 年 11 月 1 日，摩洛哥成为继埃及之后第二个与中国建交的非洲国家。1963 年 12 月，周恩来和陈毅率团正式访问摩洛哥，访问期间两国签署了一系列贸易及援助协议。这个美丽的国家，医疗卫生条件较为落后。自 1975 年起，中国正式对摩洛哥提供医疗援助项目。1975 年 9 月，由上海市负责组建的第 1 支援摩中国医疗队进驻塞达特省哈桑二世医院。

接受任务，奔赴摩洛哥

20 世纪 90 年代末，当全国人民都在准备迎接新世纪的时候，我院耳鼻喉科主任医师韦蕾接到了一个不凡而艰巨的任务——作为医疗队队员去摩洛哥进行为期两年的医疗支援。

边陲小城的"无痛"

"中国的医生做手术不疼。"这恐怕是许多接受扁桃体剥离术的布阿法病人的心声了。

布阿法是摩洛哥的一个边陲小城，地理位置靠近阿尔及利亚，这里常年处于高温天气，气候干旱，地势开阔，时常飞沙走石。而且与拉巴特、卡萨布兰卡等位于沿海平原的大城市不同，布阿法位于内陆地区，交通不便，经济发展十分落后，民众的生活、卫生条件也普遍相对较差，因此一些感染性疾病就成为时常困扰当地居民的棘手问题。其中化脓性扁桃体炎在当地极为常见，成人和儿童均有发生，并且以儿童多见。

化脓性扁桃体炎对于来自中国的耳鼻喉科专业医师来说，治疗起来并不困难，所以韦蕾医生和其他医疗队队员决定对那些有手术指征的病人进行扁桃体剥离术，希望能够解除病人的痛苦。但是很快他们发现，当地愿意做手术的病人并不多。韦蕾医生觉得很疑惑，细问之下才了解到，原来之前有医疗队曾经来过布阿法，当时他们采用的是挤切法来切除扁桃体。这种手术方法器械操作简便、所需手术时间比较短，由于术中不用麻药，痛感明显，手术时需要病人的配合，而当地人十分害怕疼痛，所以大部分病人尤其是儿童十分抵触这种手术方法，因而做手术的病人也就变少了。

明白了手术不能开展的原因后，"解决疼痛"就成了韦蕾医生及医疗队迫切需要解决的关键问题。经过商议后，医疗团队决定先对病人实施麻醉，对小孩实施全麻，对大人实施局麻，然后在麻醉下对病人进行扁桃体剥离手术。韦蕾医生对于每一位需要进行手术的病人都充分讲解了手术过程。有些病人接受了这种手术方式，结果发现他们对于麻醉的反应良好，术中、术后的疼痛都不明显。由此，全麻或局麻下扁桃体剥离术逐渐被当地人接受，慕名前来做手术的病人也逐渐增多。

除了扁桃体摘除手术外，韦蕾医生及医疗队还做了许多其他手术，例如针对甲状腺肿瘤、腮腺肿瘤、鳃裂瘘管、气管异物、食管异物、鼻息肉等的手术。虽然例数不多，但是均取得了不错的手术效果。韦蕾医生和医疗队也想开展中耳炎方面的手术，但是当时的布阿法经济发展还比较落后，医院并没有配备显微镜等操作仪器，所以对于一些需要显微操作的手术不能很好地开展。韦蕾医生也曾与当地的医疗机构进行沟通，希望能够购置一些显微操作设备，但是直到医疗团队两年期满离开摩洛哥时，相关的事项也未能落实。所以韦蕾医生和医疗队希望能够在当地开展中耳炎疾病相关治疗为病人解除疾病痛苦的愿望最终还是未能实现，这对于韦蕾医生及医疗队来说一直是个遗憾。

与死神的"赛跑"

在摩洛哥的两年里，韦蕾医生救治过许许多多的当地病人，其中有一位病人给韦蕾医生留下了深刻印象。那一天，布阿法的气候仍旧炎热干旱，援外医疗工作照常开展。突然，多名医护人员在焦急慌乱的家属的簇拥下，紧急推来了一位病人。韦蕾医生看见后立即上前查看，发现病人已经昏迷，脸色苍白，脉搏细弱，并且非常显眼的是在病人颈前有一道很深的伤口，气管已经断开，有大量的鲜血正不断地从伤口处涌出。韦蕾医生立即判断病人可能伴有大血管破裂，需要立即手术治疗，如果不能得到及时有效的治疗，一个生命也许就将逝去。在场的医护人员都知道留给他们及病人的时间不多了，他们必须抓紧时间，争分夺秒，与死神进行一场殊死搏斗。

快速、充分的准备过后，手术马上开始，由于病人失血过多，护士立即为他建立静脉通路，输血、输液，维持生命体征的平稳，并且进行心电监护，密切观察病人的情况。同时，医生们快速上台进行手术，清创时发现病人伤口血肉模糊，颈内静脉有损伤，血液从破损的血管处不断地往外涌，清除积血后又会有大量的鲜血涌出。韦蕾医生只能先按住出血血管，然后在一片"血海"中快速锁定出血点，之后立即结扎。最后总算是将出血控制住了，随后缝合伤口，手术过后所有医护人员的衣服已被汗水湿透，大家虽然疲惫但是都很高兴挽救了一个生命。手术后，病人慢慢苏醒了过来，病人及其家属对医疗人员十分感激。这场与死神的"赛跑"最终在全部医护人员的不懈努力之下获得了胜利。

尽管有受限于仪器无法开展更多治疗的遗憾，这两年里韦蕾医生和医疗队其他成员通过不懈的努力，切实解决了许多当地民众的疾病痛苦，给他们带去了治愈疾病的希望，得到了当地群众的一致好评。

又到早春时节，上海市市花白玉兰竞相绽放，援外医疗队就如同这圣洁的白玉兰，在遥远的北非沙漠中绚丽绽放。

（杨越　张清照　马菁茹　整理）

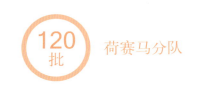

北非"眼"缘

宋月莲

第 120 批援摩洛哥中国医疗队荷赛马分队五官科
复旦大学附属眼耳鼻喉科医院（原上海市五官科医院）

2008 年 9 月宋月莲挥手告别了这片让她铭刻在心、难以割舍的土地。这里是遥远的北非国度摩洛哥，她怀揣着人道主义精神，用专注、奉献、大爱铸就了在这里的每一个日夜。在她看来，对病人的每一次诊治，都力求践行一件无遗憾的好事，最大的幸福莫过于此。

技艺精湛：为病人光明保驾护航

落地北非摩洛哥，踏进荷赛马医院的时候，宋月莲最初是有些惊讶的。来之前她曾经与支援摩洛哥的医疗队队员交流过，了解到环境的艰苦，但眼前的状况还是超出了她的想象。极其简陋的医疗设备，不严格的消毒、隔离措施，陈旧的手术器械和人员配备不足等问题让她感觉到援摩之路异常艰辛。这里的病人相当多，而她见到前来就诊的病人大多是穷苦百姓。在摩洛哥只有这样的公立医院才是穷苦人民"看得起病"的地方。另外，这些贫穷的病人群体往往缺乏基本的医疗卫生知识，对一些致盲疾病一无所知，使病情拖延，给诊断和治疗带来了双重困难。

在宋月莲医生来到荷赛马医院之前，眼科只有一个医生能够开展手术，且只涉及白内障和青光眼的手术。在宋月莲医生来到医院后，立即投入工作，开展了青光眼、白内障、角膜及斜视等多个专业的常见病及多发病的手术。这让全科的医生惊讶万分，因为在他们眼中，一个会做斜视手术的医生是了不起的。在听闻医院各位同行的赞叹之后，院领导在征得宋月莲医生的同意之后集体观摩了她的手术。1小时的时间她成功地完成了4台胬肉切除和1台白内障手术。她的手术速度和精湛的技艺让在场的院领导和同行医生惊讶万分。要知道在摩洛哥，医生的手术是不能随便观摩的，但她没有拒绝任何一个想要观摩手术的同行，并且毫无保留地向大家展示着经验和技艺。这是一种自信，更是一种奉献。

仁心仁术：坚守岗位心系病人

另一件让宋月莲医生感到惊讶的事情是医生在摩洛哥的地位，可以用"至高无上"来形容。用她的话来说："摩洛哥医生的白大褂是敞着穿的，在医院的过道里走起来昂首阔步。"在这里，病人对医生持有绝对的信任和尊重，即使有些事情在中国是决不允许发生的。

在摩洛哥，医生可以享受"绝对"的双休日。这个"绝对"是指即使有病人前来急诊，只要在双休日，医生就完全可以不接诊，除非医生答应在他的休息日接诊。但某些时候，这种医生至上的原则往往会使病人的病情拖延，尤其是对广大的穷苦百姓，因为他们没有钱踏进价格不菲的私人诊所。而宋月莲医生来到摩洛哥并没有"入乡随俗"，她依旧会在周末探访术后的病人，密切观察他们术后的病情。并且，当医院护士通知有急诊病人时，宋月莲医生从未拒绝过，总能在病人需要她的时候赶到医院。

一个周末，她外出办事，回来已是下午3点。护士打电话告诉她，有个病人在外面等了6个多小时不肯走，恳请医生能给他看病。宋月莲听了立即跑到医院，结果发现是个严重眼外伤的病人，眼球内容物都已经脱出。她顿时觉得十分懊恼和心疼：为什么不早通知她，如果自己没有外出而是在驻地休息；如果时间再倒退6个小时；如果……就有可能保住病人的眼球。在做了眼球摘除之后，宋月莲把他的脸部伤口一并缝好。病人出院后万分感激，给她写了3封感谢信，并送了锦旗。信中说道："我没有钱去私人诊所，只能在这里等，护士们告诉我，即使医生回来也不一定能在休息日为你加班手术，但我还是相信会有好心的医生为我

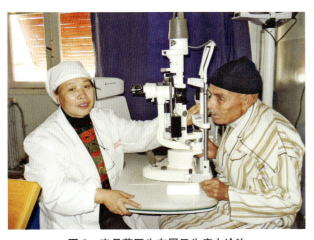

图9　宋月莲医生在周日为病人诊治

治疗。我真的等到了，您就是我的救命恩人。"宋月莲就是这样，在异国他乡依然秉承着她的执医理念，一切以病人为重。

不辱使命：始终不忘党和国家赋予的重任

最初来到摩洛哥，首先摆在宋月莲医生面前的就是与病人之间的语言沟通困难。在接到紧急通知之后，短短的1个月里，她疯狂地练习法语，但到达摩洛哥之后发现沟通依然非常困难。大部分来公立医院看病的都是穷人，从未接受过教育，他们只会说阿拉伯语，所以在病人就诊时不得不由翻译人员或者医院的护士先把病人的主诉翻译成法语再交流。这也极大地考验了她的技术，要通过其丰富的经验结合病人体征以及简短易懂的主诉来准确判断病情。而这依然没有影响到宋月莲医生的判断和治疗，经过她治疗的病人在复查时都会对她微笑称赞，表达感激。

在摩洛哥，会手术的医生都有"开夜"，意思是可以在工作之余到私人诊所开刀，可以获得更多收入。宋月莲医生的一个摩洛哥同事开有一家私人诊所，在观摩了她的手术之后曾经几番邀请宋月莲医生去他的私人诊所开展手术，但宋月莲医生毅然地回绝了他。她认为自己来这里不是为了赚钱，是为了服务更多看不起病的穷苦百姓。如果一心只想着赚钱，就没有时间和精力真正去想怎样实现援助，如何真正解决这里的医疗困境。而且，这么做与党和国家赋予她的使命也是相违背的。

宋月莲医生还经常为当地的老百姓义诊，那些没有钱看病的人对她更是感激，直到现在还依然有人写明信片从摩洛哥寄到遥远的中国表达对她的感激和思念。她就这样始终坚守着自己的原则，真正为病人着想，从未为名利所惑。

当宋月莲医生即将离开摩洛哥回国时，医院里的医生、护士和当地附近的群众都来为她送行。这一刻，她感受到的是他们发自心底的信任、感激和尊重。宋月莲医生不但践行了一个医生的责任，更把人道主义精神播撒在摩洛哥的每一个角落，让每个人都感受到中国支援人员带来的爱和奉献。就像星星点点的光芒，虽微小却明亮，而这源源不断支援的新生力量汇聚起来就是一股强劲的暖流，流进摩洛哥人民的心中。

（许欢 整理）

在摩洛哥当"生命修复师"

陈泽宇

第 133 批援摩洛哥中国医疗队荷赛马分队五官科
复旦大学附属眼耳鼻喉科医院（原上海市五官科医院）

2008 年 10 月，陈泽宇医生参加的由 12 名队员组成的复旦大学援摩洛哥医疗队在简单培训了法语后启程前往摩洛哥，怀着帮助摩洛哥人民提升当地医疗水平的理想和决心，开始了为期两年的援摩征程。

和世界上其他国家一样，摩洛哥边远地区的医疗现状同样也是缺医少药。因为交通不便，很少有受过良好教育的专科医生能够坚持长时间待在偏远地区工作——陈医生所在的荷赛马地区便是如此。虽然荷赛马医院已是当地最好的医院，其本国的耳鼻喉科医生，就像我国的"下乡"医师一样，都是短时间的支援。真正意义上长时间拥有一名耳鼻喉科专科医生，却是在陈医生到来之后。最初陈医生到达那里时，医院耳鼻喉科除了简单的压舌板、鼻内镜和一台白炽灯光源外，竟再无其他专科器械和设备。在简陋而艰苦的环境下，陈医生毫无怨言，独自承担起包括耳鼻喉科门诊、手术和急诊等在内的所有临床工作。周二、周五全天门诊，周三和周四分别开展门诊和病房手术，其余时间 24 小时待命，时刻准备面对急诊突发状况，保持精神状态高度紧张，丝毫不松懈。

由于数字化医疗尚未在当地普及，患者处方、医嘱和病历均需手写。"好在出国前集中培训过法语，虽是临时抱佛脚，却也基本能应付日常交流需要和简单的医患沟通"，陈医生笑着说，言语间透露着小小的幽默。

医院的辅助科室情况亦不理想，仅可开展一些常规实验室检查。没有 CT 和 MRI 设备，也没有病理科，导致当地医疗机构对于疾病诊断和手术开展存在较大局限。荷赛马医院虽设有耳鼻喉科门诊，但没有固定床位，仅设大外科住院部。援摩医疗队在给荷赛马当地带来了人力、物力的支持的同时，也积极协助摩方开展耳鼻喉科建设。陈医生向国家、上海市政府和我院相关职能部门提交申请，得到国内后方的大力支持，为摩方免费提供了常规门诊药品和器械，如呋麻滴鼻液、间接喉镜和枪状镊、鼻内镜及光源系统等，并在当地率先开展了多项直视下可进行的相关耳鼻喉专科手术。

有限的医疗环境下，考验的不仅是一名医生的专科技能，更是他们的心理素质。尽管没有显微镜操作系统，但怀着解决当地病人病痛的热忱之心，"能处理就尽量多处理一些"，陈医生如是说。无鼻内镜监视系统辅助下行鼻腔鼻窦手术近乎天方夜谭，但陈医生秉承"为患者着想，以病人为本"的原则，在鼻内窥镜裸镜直视下，尽可能清除患者鼻腔病灶，并开放鼻窦引流。当患者在术后鼻腔通气明显改善，生活质量明显提高时，陈医生很是欣慰："多少能解决点问题吧。为了缓解病人的痛苦，只能尽力而为，但也要尽所有可能。"说罢，淡淡地笑着，让人从心底里感觉到他的善良。

荷赛马医院没有食管镜，却常遇到急诊食管异物患者。如不及时去除异物，患者将无法进食；更严重者可能并发食管穿孔，甚至纵隔脓肿、主动脉弓破损出血等，危及生命。陈医生利用自己扎实的理论知识和熟练的专科技能，挑起会厌进行咽腔局麻，麻醉效果满意后，置入导尿管至异物下方，之后注入空气，缓慢上提，利用膨胀的气囊将食道异物带出。此方法简单、安全、高效，很大程度上解决了光滑异物的处理问题。如果遇到不规则或锐利的食管异物患者，如吞入义齿等，秉承"安全第一"原则，陈医生仍建议患者转诊上级医院。可见严格把握手术指征，也是我方援摩医生好口碑的秘诀。

某日凌晨，陈医生接到急诊室电话，告知有一位颈外伤并发休克的患者需要急诊处理。陈医生急忙披上白大褂，迅速跑到急诊室。当见到患者时，外伤导致的血管破裂已使患者全身和地上满布鲜血。由于失血过多，患者已出现烦躁、面色苍白等失血性休克症状。凭借自己的临床经验和简单的体检，陈医生判断患者一侧颈部大静脉破裂，有生命危险！他当即指挥护士立刻开放静脉通道、快速补液，并紧急联系输血准备。顾不得什么干净不干净，陈医生一手压迫止血，一边迅速将患者推到手术室进行清创缝合。当时是凌晨，没有麻醉医生当值，很多器械设备延迟供给，情况非常紧急。尽管伤口导致胸锁乳突肌、颈内静脉断裂，好在动脉血管未发生破裂，也是不幸中的万幸。手术历时一个多小时，伤口成功缝合，继续抗感染、对症支持治疗后不久，患者的生命体征也逐渐恢复了正常。尽管一人承担了耳鼻喉科和血管外科的双重工作，但是当机立断的得当处理，最终令患者转危为安。陈医生义不容辞完成了重任，也在患者好转后放下紧张的心。

还有一次，医院收治了一位头面部烧伤的急诊患者。原本属于烧伤科或普外科的范畴，但由于没有相关专科，预检理所当然地发放了耳鼻喉科的"通行证"。陈医生没有一句怨言，坚持每日换药，耐心仔细地用生理盐水纱布湿敷患者创面，同时兼顾预防感染治疗。在他的精心治疗下，患者伤口逐渐愈合。还有很多下颌关节脱位的患者，因为是"头面部病症"，又"自然"轮到陈医生处理。"我就像全科医生一样"，陈医生笑道，"磨炼了不少技能，我很满意"。

在援摩的两年时间里，陈医生完成的工作事实上已远远超出了一个耳鼻喉科医生的本职工作，并与医疗队里来自其他专科的医生们跨学科密切合作，开展甲状腺、腮腺手术及其他一些跨学科手术等，极大程度地造福当地民众。

陈医生善于循着蛛丝马迹，查找"元凶"。夏天的荷赛马，门诊时常会来一些鼻出血小患者。一次，儿科医生请陈医生会诊一名四五岁偶有鼻出血的严重贫血患儿。"小朋友贫血貌，血色素一查才70克/升"，陈医生回忆道。他先用前鼻镜仔细检查了小朋友的鼻腔，没有发现明显的出血点，却见到双侧后鼻孔似有异样。陈医生再让小朋友张开嘴检查咽喉部，压舌板一压，惊奇地发现咽后壁有黑色的条索状物。陈医生用血管钳用力地取出该"条索状物"，定睛一看，原来是吸饱血的巨大水蛭（俗称蚂蟥），足有10厘米长！之后的随访观察证明水蛭寄生就是导致该患儿严重贫血的"元凶"。孩子的贫血症状逐渐消失，家长也感激不尽。而这个"水蛭寄生导致患儿严重贫血一年余"的病例，自此也让陈医生在接触患者时"多了个心眼"。

由于卫生条件的改善和居民健康意识的提升，水蛭寄生在我国国内已很少见。但在摩洛哥荷赛马地区，由于当地卫生条件比较差和居民防范意识不足，加之夏天天气炎热，孩子们喜欢在池塘或水洼里玩耍，很可能接触到水蛭。援摩期间，陈医生接触了不少这样的患者，总结归纳出很多诊治经验。因此，在离开之前，他还专门组织了专题讲座，为当地医生详细讲解注意事项。援摩经历令陈医生意识到边远地区预防医学教育的重要性。通过他的努力，当地医生也深切体会到卫生常识宣传的势在必行。

在援摩期间，陈医生不仅是一名临床医师，也是一名优秀的带教，以身作则，言传身教。当地的本国支边医生跟随他学习如何处理耳鼻喉科疾病。陈医生以身作则，用实际行动传达了一种理念：做医生不仅仅是治病这么简单，更应该治愈患者心灵的伤口。因此这些医生离开时，也总会感叹从陈医生身上学到很多书本上没有的知识和技术：如何做好基础卫生教育以防病患于未然，如何利用简陋的设备进行诊断和治疗，以及如何鼓励患者以良好的心态面对疾病。将这些纳入考量、付诸实践，也使他们提升了自我，成为更为患者着想的好医生。2013年8月我国纪念援外医疗队五十周年，陈医生受到习近平主席等党和国家领导人的会见。

（石小玲　罗慧婷　整理）

"眼"中有光　心中有爱

李朝鲜

第 9 批援摩洛哥中国医疗队沙温分队眼科
复旦大学附属眼耳鼻喉科医院（原上海市五官科医院）

　　谈起摩洛哥那个美丽的地方，李朝鲜医生眼里满是笑意，一天门诊的疲惫仿佛也减轻了些，作为援摩医疗队队员的那两年，一定是她记忆里浓墨重彩的一笔。1983 年，李朝鲜医生与其他 10 位来自上海各大医院各科的医生组成上海第一医学院医疗队，赴摩洛哥支援当地医疗。这个地方美丽但贫穷，这项任务光荣而艰巨。肩负着祖国的荣誉，承载着当地人民的希望，付出的是汗水、技术、光阴和思乡之苦，收获的是尊重、感恩和内心的满足。三十多年过去，又仿佛还是昨天……

一切的一切，从消毒开始

　　比起对当地病人的治疗，更重要的是对当地医生的培养。沙温原本没有医院，只有一些小诊所，进行一些不规范的治疗，人们的身体健康没有任何的保障。1983 年，作为第 1 批来到沙温的中国医疗队队员，李朝鲜医生他们便为这里提供医疗设备，这里的医疗才渐渐规范化起来。建一所医院不难，难的是对医生的培养。每一批支援的医生都对当地医生倾囊相授，而这一切便是从帮他们树立消毒观念开始。"他们甚至没有消毒的概念，即使是做手术，他们也没有无菌的意识。但可能是这里环境好，是个非常干净的地方，又或者是这里的人们身体好，抵抗力强，术后感染的情况也并不是很多。"李医生说到这儿自己也笑了起来。但医疗是个很神圣的事情，每一个步骤都做到客观、严谨，才是对病人真正的负责。无菌观念在国内早已深入人心。在眼科，眼内感染是毁灭性的，能让患者的视力短时间内急剧下降，让医生之前所有的治疗都功亏一篑。在其他科室亦如是。因此，培养当地医生的无菌观念，不仅是一切的开始，也是最最重要的一课。

一步步规范医疗操作，一点点提高医疗技术，同时为万里之外的人们带来健康，这并不是一蹴而就的事情，需要一批批中国医生共同的努力。就眼科来说，白内障无疑是当地致盲的首要病因，李朝鲜医生每天的主要工作便是为当地居民做白内障手术。光明事业，一直是项神圣的事业，而李医生从未在这条路上停下脚步，帮当地居民重获希望便是她坚持的动力。此外，由于当地一夫多妻的制度，妇产科的压力很大，援摩的医生们通常是专科医生当全科医生用，各科之间相互帮衬，虽然只有 11 个人，却发挥着远超 11 人的力量。或许两年的时间太过短暂，但在每一批援摩医疗队的共同努力下，必定能让沙温的医疗情况焕然一新，而这便是祖国医疗队队员们最大的愿望。

邀请，是最真挚的感谢

病人对医生无条件信任，这是一种理想，也或许是国内医生梦寐以求的医患关系。在三十年前的摩洛哥，医生是一个地位很高的职业，病人尊重医生，对医生完全信任，医生全心为病人着想，这或许是摩洛哥之行中最让李朝鲜医生感叹的事了。平常忙就忙些，并不觉得苦，真正苦的是不被理解。在沙温，病人一定会按照医生说的做，哪怕医生告诉他，病可能治不好，病人也会表示理解，并感谢医生的治疗。在摩洛哥，病人表达感谢的方式便是邀请医生去家里做客。不需要贵重的礼物，一顿晚饭便是最真挚的感谢。芸芸众生中，生命轻于鸿毛；于自己，却是重于泰山，医生可以理解病人的心情，但是病人们也需信任医生。李朝鲜医生的援摩经历告诉我们，信任是医患关系平稳和谐的基石。

帮助他人，锻炼自己

支援摩洛哥队伍中的每位医生都来自不同科室，虽然他们都是各自领域中的精英，但也会有力不从心的时候，这个时候其实是考验他们的时刻。在国内，当遇到疑难杂症的时候，医生之间可以探讨病情进而确定诊疗方案，或者他们可以向同科室的上级医生寻求帮助，共同研究问题。而在摩洛哥，他们所能依靠的只有自己，他们要支撑起整个学科；有时还不仅如此，他们还需要帮助兄弟科室。上海援摩驻沙温医院医疗队主要由眼科和妇产科组成。在上海时，李朝鲜医生就为无数患者解决了眼科疾患；在摩洛哥沙温医院，她主要为当地居民进行白内障手术，为无数病人带来光明。妇产科主要帮助当地产妇安全卫生地生产，但是由于人手的限制，李朝鲜医生有时需要做产科助手，协助主刀大夫，虽然这是眼科之外的工作，但是李朝鲜医生深深知道生命安全高于一切，她凭借着全面的医学知识和操作技术，协助产科医生，使产妇安全生产。身在异国他乡李朝鲜医生知道自己代表的是祖国的医疗水平，病人们的期待也是她努力的动力，她对摩洛哥人民的帮助即是祖国对摩洛哥的善意。支援摩洛哥的两年经历，使她不断努力精进自己的手术操作技术，完善医学知识体系。时至今日，她仍旧十分感谢援助摩洛哥的那段经历，让她得到全面成长。

乡愁是一枚小小的邮票

家是最让人牵挂和眷恋的港湾，每到那月圆的日子，望着那一轮明月，最让人难熬的就是那一阵阵袭来的乡愁……"是啊，在国外的日子，不苦不累，最大的困难就是想家……我离家那段时间，爱人要一个人照顾两个孩子，特别辛苦，大儿子那年中考也失利……"李朝鲜医生这样说，语气中无不透露出失落和遗憾。"那时候想家，没有现在的电话、手机、微信，也没有电子邮件，想要和家里沟通联系只有写信，但是信件要跨过千山万水，而邮票也实在太贵了，所以每个月我们要去中国驻摩洛哥大使馆，拜托大使馆帮我们把信件寄回家，也带来跨越万里来自家人的问候……"在现在这个信息化时代，离开手机都会让人焦虑，没接通的电话、没回复的信息都会让人烦躁，我们很难想象这种漫长的等待，是怎样的望穿秋水。"独在异乡为异客，每逢佳节倍思亲。"每年的春节和中秋节是中国人团圆的日子，对于远在异国的人，家人的消息就是心灵最好的慰藉。

思乡的日子虽然难熬，但对李朝鲜医生来说，医疗队的队员们都是亲人。与其说他们是个团队，不如说他们是个家庭，医疗队的医生们都生活在一起，一同工作，一起做菜；逢节假日，他们一同外出游玩，一同去病人家里做客；北非小镇的自然风光让他们心旷神怡，流连忘返……在短短的两年的时间里，医疗队队员们培养出家人般的革命情谊。

援摩洛哥中国医疗队在非洲，与非洲人民站在同一战线，患难与共、风雨同舟，这是中非友谊的真情体现。在五十年的援摩进程中，世界看到了中国医生的使命，也看到了中国作为负责任大国的担当。这些都是远渡重洋到非洲大陆的中国医生用他们的无私奉献和精湛医术换来的。上善若水，大爱无疆，医疗无国界，用自己的学识和医疗技术挽救万里之外的病人，这样的人生经历和成就感是无可比拟的。

（陈文文　刘洋　整理）

微光汇聚，银河浩瀚

田 熙

第 9 批援摩洛哥中国医疗队沙温分队五官科
复旦大学附属眼耳鼻喉科医院（原上海市五官科医院）

从 1975 年 9 月上海派出第 1 支援外医疗队开始，援助摩洛哥的这项事业已进行了五十年。历史的车轮转过近半个世纪，前辈们用实际行动践行着"国际主义"和"人道主义"精神，他们坚持"不畏艰苦、甘于奉献、救死扶伤、大爱无疆"的援外精神，树立"以病人为中心，以医疗质量为核心"的行医作风，运用自己精湛的医术，为当地人民带去健康和幸福。

虽临时受命，不忘国家嘱托；他攻坚克难，牢记医生本责；他身负大爱，心怀病人安危。他就是第 9 批援助摩洛哥沙温地区的医疗队队员、眼耳鼻喉科医院主任医师——田熙。

在采访田医生的时候，他总是谦逊地说："这些仅仅都是我应该做的""都是些平凡的小事"……

用精湛的医术讲好中国故事

沙温位于摩洛哥北部山区，是一个土地贫瘠、气候干热的边陲小城。1983 年 5 月，由中山医院、华山医院、眼耳鼻喉科医院、上海市卫生局等部门联合组建的医疗队进驻摩洛哥沙温地区，服务于当地的穆罕默德五世医院。

在第 9 批援助摩洛哥医疗队出发 2 个月后，由于当地缺少耳鼻喉科医生，田熙医生被组织紧急调配参加中国对摩洛哥医疗援助工作，奔赴援助前线。田医生的到来，填补了当地耳鼻喉科的空白，成了医院里唯一一名耳鼻喉科医生，被医院寄予非常大的希望。巨大的希望就意味着巨大的责任与压力，医院耳鼻喉科的门诊、急诊以及病房所有病人的就诊和手术等工作全都落在了田医生的肩上，事事都要亲力亲为，两年中尽心救治着每一位前来就诊的病人。

在上海，根本想象不到那边的医疗条件有多艰苦。他说："当地的耳鼻喉科发展很落后，相关诊疗器械、设备添置也不够，治疗条件受限。当时医院里现有的工具也仅局限于做少量的初步检查和门诊诊疗。手术器械是一点都没有的，因此我只能就地取材，通过寻找替代工具尽力治疗。"在面对规避医疗风险和满足患者医疗需求的选择时，田医生一次次坚守了医者仁心，正是作为医生的职业使命感和社会责任感促使他用更为精湛的医术来弥补医疗器械匮乏的不足，认真对待每一位真诚淳朴的病人，积极完成好每一次的治疗。

水蛭，俗名蚂蟥，应该是田熙医生对摩洛哥最深刻的印象之一。由于当地夏天的天气很热，乡村没有自来水饮用，所以很多村民直接到水沟里饮用生水，这样极容易把水蛭带到呼吸道中去。

当时，田医生刚到沙温没多久，有一个30多岁的农夫因反复呛咳并伴有间断咯血前来就诊。田医生经询问病史及反复检查，发现在患者声门口处有一条水蛭。这种情况必须尽快将其取出，否则会造成病人窒息，出现生命危险。由于当时没有硬性喉镜、纤维喉镜、气管镜等工具，田医生创造性地用一些简单的器械，巧妙地为病人做专业的检查和治疗。他使用麻醉喉镜翘起舌根，让病人咳嗽一声，抓住机会，使用卵圆钳夹把水蛭夹出来，从而解除了病人的危急情况。

还有一次，田医生从一个小男孩鼻咽后壁上方取出了一条水蛭。田医生通过询问病史及检查男孩的鼻腔和咽喉，才知道水蛭通过饮水进入小孩的鼻腔。后来水蛭长期寄居在鼻中隔处，通过吸食血液逐渐长大。当时男孩由于鼻腔反复出血，身体十分虚弱，以前经过多方检查也没有定论，家属十分担忧，直到遇到田医生，男孩才得以康复。

在手术设备和医疗器械短缺的情况下，手术中出现意外的可能性极大，但看着病人的痛苦和病人家属充满期待的目光，在每次做手术之前，田医生都下定决心一定要尽自己最大的努力，利用一切可利用的资源完成对病人健康最为有利的诊治，努力为病人带来康复的希望。

类似的事例还有很多，田医生用他的实际行动诠释了一个医者的仁心仁术。当地的病人和家属，几乎给予了医护人员无条件的信任。田医生受到了当地民众的欢迎，博得了广泛的赞誉。

中国援外医疗队的队员们，在医疗条件如此简陋的情况下，从来没有畏惧过，也没有任何怨言和退缩。他们用高超的医术和高度的责任心，赢得了外国友人的信任与赞誉，在异国他乡用自己的精湛医术讲述着中国故事。

用高尚的医德搭建中摩友谊之桥

在摩洛哥有些偏远贫困地区的医疗点几乎全靠中国医生支撑。一批又一批，每两年更替一次，下一批来了，上一批才离开。

在摩洛哥有些小地方，中国人不多，但受到了当地人民的尊重。街上看见中国面孔，开车的当地人会停下来致意，热情地打招呼，不管认不认识，他们知道很可能是中国医生。

在摩洛哥，当地人民热情淳朴，治好一次病，父老乡亲们都要感谢一辈子。他们给予了中国援外医疗队充分的信任：中国的医生看了，我们就放心了！

田医生悟出一个道理，在摩洛哥的工作有苦也有甜，应该苦中寻乐，才能自得其乐；必须知足常乐，才能乐在其中！

大家经常利用宝贵的休息时间，一起出去郊游。由于沙温在摩洛哥北部的山区，大家经常到山上去游玩。当地老百姓很热情，早上上山时，为中国的医护人员准备了一大杯牛奶，下午下山回来时，又为大家准备了一大杯酸奶，让身在异乡的援外队员们感觉就像在自己家里一样。

中国医疗队的队员们经常到得土安市（摩洛哥的一个港口城市，比医疗队工作的城市要大得多）去游玩，得土安市的老市长邀请大家去他家里做客，并且用非常丰盛的饭菜招待大家。红烧羊肉和橄榄鸡是当地人高规格招待的必备菜肴，红烧羊肉都是用手抓着吃的。由于地中海周边都是橄榄树，当地人经常用橄榄来烧鸡。这让身在异乡的援外队员们品尝到了摩洛哥当地的正宗美食。

用坚定的信念牢系亲情友情

从大家齐聚摩洛哥的那一刻开始，友谊便深深扎根于每个队员的心中，根深蒂固。大家深知在摩洛哥每个人都是代表祖国的一面旗帜，因此每一次的活动，都全员到齐。

1983年，援外队员们只能通过每个月寄出的那一封书信与家人联系。由于距离遥远，有时候到下个月了，才能收到上个月的来信，信息传达得很不及时。

医疗队队员们远在异国他乡，为了我国的援外事业，逢年过节不能与家人团聚，对于每一名队员来说都是非常大的牺牲。但是，他们从来没有想过跟组织索取什么，而是一鼓作气，全力以赴，聚集所有力量，投入医疗援助中。医疗队的每个人都作出了不同程度的牺牲，但一句"援助无悔"道出了每个人的心声。是家人的理解支持与队友的互帮互助让援摩医疗队队员们坚定了全心全意为援外医疗事业贡献自己的一份力量的决心。这信念是他们攻克难关无往不胜的武器，是他们压抑思念全力工作不竭的动力源泉，更是他们不忘初心无悔前行的坚强的后盾。

五十年来，上海援助摩洛哥医疗队的派遣对中摩关系的发展、中国在非洲"软实力"的培育均发挥了重要作用。前赴后继，许许多多和田熙医生相同的医者还在这条路上继续无悔无畏奋力前行。他们真正地诠释了这个词——医者，当至仁至诚！

（吴倩如　郑娟　整理）

118

"医"路芬芳铺满人生

欧阳正玉

第 22 批、第 69 批援摩洛哥中国医疗队拉西迪亚分队五官科
复旦大学附属眼耳鼻喉科医院（原上海市五官科医院）

　　"我母亲参加援摩洛哥医疗队两次，两次都是自愿积极参加。"当欧阳老师的长女余粟谈起欧阳老师的援摩经历时，依旧充满了骄傲与自豪。虽然 2015 年 9 月，欧阳正玉老师永远离开了我们，其感人的经历、乐于奉献的精神却深深地影响着后人。对于余粟而言，母亲先后两次前往摩洛哥进行医疗支援，第一次时她刚结婚，第二次时她正待产，两次都正是需要母亲关怀与鼓励的时候。虽然那时心中犯过嘀咕，有过不解，但是当看到母亲救治病人，帮助他人获得尊敬、自信和快乐时，她深深地为母亲感到骄傲。

再艰苦也有甘甜

　　摩洛哥地处北非，气候炎热干燥。欧阳老师当年支援摩洛哥的地区又是一个偏远的沙漠地区，所以对当地气候相当不适应。加之当地住宿条件有限，他们被安排在一个邻近沙漠区域的军营中，所有的生活供给都是按军营供需提供，所以生活条件相当艰苦。即使这样，也并没有让欧阳老师退缩，而是让她开始在苦中寻找到了更多的乐趣。

　　"我母亲真的是一个非常乐观的人，即使条件再艰苦，她都有办法来克服。我甚至常会觉得支援摩洛哥对于她而言并不是一种考验，而是一种体验。所以，当上级指派她第二次前往摩洛哥进行医疗支援的时候，即使自己已经 60 岁高龄，她还

119

是很快欣然地答应并且动身前往了。"余粟回忆道。毫无疑问，远在他乡的日子是寂寞孤独的，而医疗支援的日子更是单调的。当结束工作日的忙碌，迎来周末、节假日的休息时，没有家人、朋友的陪伴，更会让远在他乡的旅人倍感空虚。然而欧阳老师却有自己的一套办法来克服。因为居住地远离城镇，生活用品上的供应常常会短缺，所以每到周末、节假日，她都会约上一些医疗队的同事，去城镇上采购生活用品，同时也顺道观光，了解当地的风土人情。欧阳老师打发空闲时光的另一个好方法是敦促自己不断学习。摩洛哥当地通用的语言是法语，而在前往摩洛哥前，欧阳老师并没有系统地学习过法语，仅接受过简单的培训。为了更好地与当地的病人交流，更好地帮助病人，欧阳老师就常常将空闲时间用来学习法语，提高自己的语言水平。她曾在家书中告诉家人，她很喜欢学习法语，这不仅让她打发了闲暇的时光，更帮助她融入当地的生活。即使退休以后，欧阳老师也一直坚持着自学法语的习惯。在学习中收获知识，更收获快乐。

虽然生活艰苦，但是乐观地生活，依然处处享受着甘甜。

再忙碌也有享受

当地由于医疗水平落后，医院设施不健全，医生人数也相当缺乏，所以当医院中有大量病人涌入时，每个医生都要像全科医生一样发挥作用。

作为耳鼻喉科医生的欧阳老师，有时也需要参与妇产科、外科、内科等各个科室的医疗救治。这也就要求她在工作之余，还要不断地扩充自己的医疗知识，来更好地应对病人出现的各种状况。欧阳老师曾在家信中提到，自己不仅需要学习全科知识，也需要不断提高自己耳鼻喉科的专科技能。在国内的时候，欧阳老师擅长治疗耳聋、耳鼻喉科肿瘤等疾病，而在摩洛哥，由于当地独特的风土人情，仅耳鼻喉科方面的疾病谱就有很大的不同。当地的女性喜欢在耳朵上垂挂很多耳环，常常导致耳垂撕裂伤。这就要求欧阳老师学习更多有关耳科整形修复的手术技能，更好地帮助病人修复耳垂。

除治疗的疾病病种有很大的不同外，欧阳老师还需要适应一种新的诊治环境，就是去住得远的病人家中诊治病人。由于当地有条件优越家庭的妇人不上医院看病

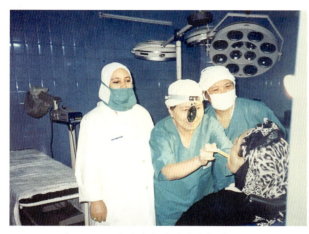

图10 欧阳正玉医生（中）在为病人做检查（1998年）

的习俗，所以在摩洛哥行医期间，欧阳老师常常被请去病人家中。由于条件优越的家庭多数居住在城镇，离欧阳老师工作的医院较远，每次接到出诊的任务，她都需要花费很多时间在路上，常常来回一趟就耗去了一天的时光。欧阳老师不仅平时医疗工作繁忙，且常被安排参加教学工作，指导培养当地的医生、护士提高医疗水平。

尽管工作非常忙碌，但是在家人的记忆中，并没有见过欧阳老师抱怨，而是很享受工作。在欧阳老师的家信中，她很多次提到有病人慕名前来请她看病，为此有些自豪，但她更幸福的是被当地群众肯定，看到自己付出后的收获。欧阳老师也很多次向儿女们描述自己被请到不同病人家中做客的情景，与当地人和谐相处的时光，一直让她倍感快乐。

虽然工作忙碌，但是收获他人的微笑与肯定，又何尝不是一种享受。

再埋怨也有支持

作为两个孩子的母亲，欧阳老师在家中无疑是两个孩子的依靠，家中大小事情都离不开她的操持。余粟回忆："母亲第一次自愿参加摩洛哥医疗支援的时候，我弟弟才刚上中学，还没有很好的自我照顾能力。我刚结婚，且离娘家较远，不能常常回家。而父亲工作非常繁忙，时常出差，没有时间照顾家里。所以那时候弟弟放学回家常常会连饭都吃不上，只能放在一个阿姨家中，请她帮忙照顾。母亲第一次去摩洛哥之后，家里整个就乱了，我、弟弟、父亲，每个人的生活都乱了。"虽然有很多的辛酸，偶尔也会埋怨，但是当一家人看到欧阳老师在摩洛哥生活适应、工作顺利，在帮助他人中收获了快乐，还是非常支持她。即使生活上有再多的困难，也都尽力克服，从来不会因为家里的事情让远在异国的母亲感到担忧和困扰，不让她有后顾之忧。

谈到欧阳老师第二次参加摩洛哥的医疗支援，余粟有些遗憾，"当时我正在待产，且母亲已经60岁高龄，身体状况也并不太好，我们还是有点担心她的。而且考虑到第一次母亲去摩洛哥后家里混乱的状况，我们一开始还是比较反对的"。但当母亲毅然决然接受指派后，尽管预料到家里肯定又要乱成一团，但大家最终还是一致选择了支持她，支持她的工作。看到母亲的坚定，子女们都为她感到骄傲。

（欧阳正玉长女余粟　口述　高燕婷　整理）

"摩"砺前行　光明"胡"现

胡土荣

第 22 批援摩洛哥中国医疗队拉西迪亚分队眼科
复旦大学附属眼耳鼻喉科医院（原上海市五官科医院）

　　转眼间三十多年过去了，每当回忆起当初去摩洛哥的情景，胡土荣医生的脸上总会泛起温馨的笑容，说那是他一生中最值得骄傲的经历！

　　那是他第一次被派往国外，内心既激动又兴奋，但也不乏一些担忧。兴奋的是可以实现自己的职业理想去帮助更多的人，能和不同国家的医学人才深入交流专业知识和医技，了解更多的疾病特点和丰富的人文风情；担忧的是孩子才刚刚懂事，家中面临着上有老下有小的情况，那时家里只剩下妻子一人照顾，很是不舍。他知道身为一名党员和一名白衣天使，必须服从党的安排和医院的派遣，做到以身作则；更重要的是胡医生认为这是一种自我价值的体现。

克服一切外在困难，让患者重见光明

　　摩洛哥是一个遥远又贫穷的国家，胡医生的支援地点是拉西迪亚。这里常年阳光充足，紫外线非常强烈，因此白内障的发病率相对较高。胡医生支援的医院里，由于医疗资源和手术器材匮乏，以及医护人员的紧缺，胡医生每天只能在放大镜下给病人做白内障手术。当时上海的医院白内障手术必须在精细显微镜放大的情况下操作，而如今胡医生只能凭一个放大镜帮助白内障病人重见光明。虽然当时医疗条件恶劣，但对于两国的医护人员来说，是一次非常宝贵的交流经验的机会，每个人都在这个过程中得到了不同的收获。除了医疗技术上存在着问题需要去克服，其实最重要的还是人与人之间的沟通。

因为语言上的差异，在与当地病人交流时，有时会需要当地人翻译，好在胡医生在支援之前学了一年的法语，来到摩洛哥后，他利用空闲时间抓紧学业务、英文专业资料和法语，经常跟住处的士兵学法语口语，所以法语说得比较流利。尽管遇到地方语言便有交流障碍，但也不会影响治病救人，很多当地人基本能够听懂法语，所以与患者交流不会成为工作中的障碍。

胡医生团队的每一位医护人员心中都坚守着同一个信念，那就是让患者重见光明。任何一个有生命的人，都会渴望看到这个五彩斑斓的世界，每天能够绽开笑脸迎接这个世界。所以胡医生会尽自己最大的努力让病人拥有一个良好的视力。相信这是一名眼科医生最基本的愿望吧。

时间是有限的。胡医生说，当时他给自己定下的目标是抓住当下，利用好这两年，可以在他的医生生涯中写上灿烂的一笔。胡医生不仅按照常规要求治疗病人，同时他还大胆创新，开展很多新兴的手术方式，让病人得到了更好的生活质量。他对工作认真负责，勤勤恳恳，在时间紧的情况下还坚持开展次显微手术——白内障囊外摘除术。经总结囊外摘除术331例的玻璃体脱出率的并发症远远低于原囊内摘除术。此外，他大胆开展整形手术44例，有2例（共4眼）难度较大，是以前胡医生未做过的上睑下垂、内眦赘皮、小睑裂整形矫正术；还有2例眼睑肿瘤切除和整形（皮瓣转位加口唇黏膜移植术）。

胡医生讲述自己的心路历程的时候说："在这个世界上，所有英雄式的人物故事都是相似的，无论是西方的《奥德赛》，还是东方的《西游记》。在你通往成功的道路上，都要经历九九八十一道磨难。天将降大任于斯人也，必先苦其心志，劳其筋骨，饿其体肤，空乏其身，行拂乱其所为，所以动心忍性，增益其所不能。医生就是成就英雄的职业，生命就是医生们所承载的天降大任。当你选择读医科的那一刹那，你就要明白自己所踏上的是怎样一个征途，它不仅仅是科学的殿堂，更是社会的殿堂。你如果不是一个怀有梦想的人，如果不是一个非常清楚自己为什么要从事这个职业的人，如果你当初选择做医生只是看重它的地位、收入，那你很自然就会在这个过程中出局。一名合格的医生，就是因为他／她拥有一种信念！一个有着坚定信念的人，才能在经受各种打击和磨难之后，依然无怨无悔。"

摩洛哥之行，深切地让胡医生感受到了作为一名医生的光荣和责任，也让他更加体会到了亲情的温馨。时间有限，回忆无限！这将是胡医生生命中永远不可抹去的回忆。

（郭敬丽　高凤　整理）

播撒气道管理的种子

徐　睿

第 196 批援摩洛哥中国医疗队塞达特分队麻醉科
复旦大学附属眼耳鼻喉科医院

　　第一次来到塞达特哈桑二世医院，在入门右手边的小路上空气中飘散着淡淡的桂花香，那是前辈们种下的桂花树，留下了乡愁的味道，随之留下的还有代代相传的责任和使命。

　　从踏上这片陌生的土地，工作也意味着阶段性的崭新开始，我们支援的塞达特哈桑二世医院是省立综合性医院，肩负着塞达特和周围几个城市的产妇分娩重担，每年分娩量在 7000—8000 例之间，几乎和上海一线妇产科专科医院的年分娩量持平。产科孕妇手术较多，产科病人由于体重增加，气道黏膜水肿，耗氧量增加，功能残气量减少。增大的子宫使孕妇的腹内压升高并使膈肌上移，这种解剖上的改变使功能残气量降低 20%；坐位到仰卧位的体位改变可以使功能残气量再下降 25%。孕期子宫体积增大产生的压迫使得胃内压增高，且雌激素水平升高引起食管下段括约肌压力降低，导致孕妇更易发生胃内容物返流。而且孕激素水平的增高会导致大量液体潴留，继而出现全身性的水肿。其中鼻腔、咽喉部和气管黏膜出现的水肿可以引起鼻腔阻塞和鼻腔黏膜出血，导致气管导管置入困难。

　　不仅产妇是困难气道的高发人群，这里也有许多合并症较多、牙齿松动的老年患者和肥胖患者，也有一些由于医疗条件差未发现的咽喉部肿物患者，这些都是困难气道的隐患。

　　气道问题是命悬一线的问题，考虑到困难气道的风险性，在我出发前，经科室李文献主任协调安排，我从国内携带了可视光棒和盲探光棒。之前的援摩队员——我院麻醉科李杰医生——在援助该院时就开始指导当地麻醉医护使用纤支镜引导下气管插管，并且在援助期间一直致力于纤支镜和可视喉镜的使用指导，在当地的一例扁桃体巨大肿瘤手术的患者的插管实施时，李杰老师成功使用盲探光棒进行气管插管，赢得了当地医护的集体称赞。

我院麻醉科一直致力于气道管理技术的推广和培训，李文献主任推进成立了中国医学模拟教学联盟气道管理专业委员会。在我出发前，李文献主任和韩园副主任更是叮嘱我"支援期间麻醉安全是基石，同时也要对自己有要求，要把科室的宝贵经验带给支援医院"。

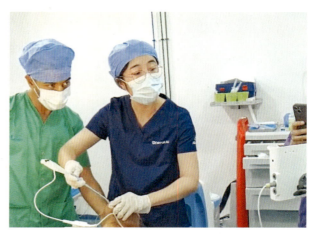

图 11　徐睿（右）指导当地医院医护人员
使用可视光棒插管（2024 年）

来到这里之后，我开始指导当地的麻醉医护使用可视光棒和盲探光棒，虽然有一定语言交流的障碍，但是真诚和耐心可以克服万难，当地医护对气道工具的学习热忱很高："这个工具让我们能清晰地看见声门结构，我下一次一定会用得更好，再遇到一些特殊的病人我不会害怕了。"每次使用还会让其他人帮忙录像插管过程，然后和我一起讨论可以改进之处。当看见他们的进步时，我的内心也十分欣喜，可视光棒下气管插管技术为哈桑二世医院带来了解决困难气道的又一种有效方法。李杰老师的纤支镜教学和我的硬镜以及喉罩围术期管理的指导进一步完善了援助医院麻醉科的气道管理技术。

援助不仅仅是做好基本的临床工作，先进的技术和理念也是深受当地医护欢迎的。一代代的传承将我们医院麻醉科最具特色的困难气道处理的技能和知识带给非洲大地，授之以渔，树立援助团队气道管理技能的鲜明旗帜，大大提高了当地医院麻醉科全身麻醉气管插管、困难气道的管理技能，为当地人民的围术期生命安全提供了强有力的保障。

中国医疗队在哈桑二世医院开展援助医疗工作已有五十年的历史，也许每个人援助两年的时间能够留下的经验并不多，但是相信我们每一个人的努力，能汇集微光，"以仁心仁术造福当地人民，以实际行动讲好中国故事，为推动构建人类卫生健康共同体作出更大贡献"。每一次成功地让患者在安全、无痛的状态下完成手术，都是对我们工作的最好回报。看到患者术后苏醒时那安稳的神情，我深深感受到自己作为一名麻醉医生的价值。我们不仅是为手术创造条件，更是在为患者减轻痛苦、守护生命，书写属于中摩医疗合作的温暖篇章。

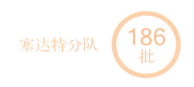
授人以渔，解摩洛哥"气道之困"

李 杰

第 186 批援摩洛哥中国医疗队塞达特分队麻醉科
复旦大学附属眼耳鼻喉科医院

初识摩洛哥

"滴铃铃……"一阵急促的电话铃声在宿舍响起。

"小李，赶快到手术室，有个病人，摩洛哥医生插不进管子！"电话那头是中山医院普外科许医生，中国第 186 批援摩洛哥医疗队队长，我是第 186 批队员。

在非洲的西北部，有一个叫摩洛哥的国家。在这里，有一群中国人，他们就是中国援摩医疗队。在上海医疗卫生界，摩洛哥是个熟悉又亲切的国家。1975 年起，上海市受国家卫生部委托，承担援助摩洛哥医疗工作。五十年来，来自上海各大医院的业务骨干，扎根在摩洛哥，以精湛的医术和高尚的医德，与摩洛哥人民结下了深厚的友情。

2019 年，我有幸成为中国援摩洛哥医疗队的一员，踏上了这片美丽的土地。我们医疗队援助的医院位于摩洛哥中部的一个小城市——塞达特，一个民风淳朴的地方。这所医院是摩洛哥的一所省级公立医院，但是医疗设备相当简陋，医生数量严重不足。麻醉科仅有两名摩洛哥医生和一名中国医生——我。

在摩洛哥遇到"困难气道"

突然接到许队长电话的那天，我刚值完 24 小时班回到宿舍。一听到插不进管，我的第一反应是"困难气道？这不是我的强项吗？"挂了电话，我赶紧拿上从国内带过来的光棒，冲到了手术室。记得出发来摩洛哥之前，李文献主任问我还需要什么的时候，我提了一个小小的要求，就是希望可以带一根光棒，没想到这么快就用上了。

到达手术室的时候，两个摩洛哥麻醉医生已经满头是汗，一个在用力扣着麻醉面罩，一个在不断挤着麻醉皮囊，一群麻醉护士围在一旁不知所措，监护仪发着"嘟嘟"低沉的脉搏声。

我跟摩洛哥医生说了声："Puis-je essayer（我能试试吗）？"一位年长的摩洛哥医生带着满脸怀疑的表情看了我2秒钟，然后示意我试试，显然他没有更好的选择。我赶紧将气管导管套上光棒，打开患者口腔，置入光棒，寻找光点，看到了那熟悉的由点到线的光斑，然后置管。一通熟悉的操作，不到10秒钟结束战斗。

"Ça y est（好了）？"摩洛哥医生一脸疑惑地看着我，然后半信半疑地将气管导管接上麻醉机。当看到熟悉的二氧化碳波形，他紧张的脸上出现了一丝尴尬的笑容，周围的麻醉护士开始叽叽喳喳地说着我听不懂的阿拉伯语。

将患者处理好之后，两位摩洛哥医生对我表示感谢。通过交流得知，在这个医院，困难气道时有发生，他们气管插管的工具仅有普通喉镜和导芯，还有一套中国捐赠的纤维支气管镜，但是他们不会使用。一位摩洛哥医生问我，如果以后遇到困难气道能帮助他们吗？我自豪地告诉他们："我们中国医疗队来这儿的目的就是帮助你们，如果有需要，随时都可以。"

古人云，授人以鱼不如授人以渔。于是我又告诉他们，如果他们感兴趣，我会教他们光棒的使用方法，如果他们掌握了光棒使用，我会将光棒捐赠给他们。

又一个多月过去了，两位摩洛哥医生已经掌握了光棒的使用方法并如愿得到了光棒。我感谢自己在五官科医院气道管理培训团队的日子，它不仅教会了我过硬的插管技术，让我有能力在摩洛哥遇到"困难气道"时轻松面对；也让我积累了丰富的气道培训经验，让我有底气在摩洛哥继续做气道培训老师，为他们传授气道管理的新知识新技能。

接下来，我又开展了纤维支气管镜的培训，将中国捐赠的纤维支气管镜用起来。

不忘初心，继续前行

我尽我所能，在我两年援摩期间，将更多的"渔"授予摩洛哥医生，更好地造福摩洛哥人民，为中摩友谊贡献一份力量。"不畏艰苦、甘于奉献、救死扶伤、大爱无疆"，这是援外医疗队的精神，也是我的初心和使命。

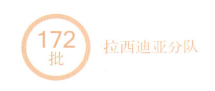
守护生命的微光

杨　玲

第172批援摩洛哥中国医疗队拉西迪亚分队妇产科
上海市长宁区妇幼保健院

"惹内高"，在摩洛哥语中是"妇产科医生"的意思。作为长宁区妇幼保健院的援摩医生，虽然远在千里之外，但通过微信和朋友圈，我们依然能感受到来自祖国的关怀和支持。我用一天的记录，展现援摩忙碌的日常。

每天，医院的门口都站着或坐着等待看门诊的病人。从医院外等待的人数，尤其是女性的数量，可以大致推测出今天的忙碌程度。今天看来，病人不少。

经过一上午的产房查房、接收转院病人、门诊和急诊的"轰炸"，到了下午4点，我终于可以稍作休息。今天一共查看了20名住院病人，包括每位病人的B超检查等，处理了18个急诊病人，接收了5名转院病人。

就在我准备休息时，一名助产士敲门告诉我，有一个转院来的孕妇，宫口已开8厘米，阴道出血严重，需要我立即处理。我迅速赶到产房，发现孕妇出血量大且不凝血，高度怀疑是胎盘早剥。胎盘早剥是一种严重的产科急症，若处理不及时，可能危及母婴生命。

我立即安排助产士准备胎心监护仪和接生器械。就在胎心监护仪还未送到时，孕妇突然宫缩，胎头迅速下降，宫口开全，准备接生。随着宝宝的出生，胎盘也一并娩出，血块覆盖了胎盘的三分之二，证实了胎盘早剥的诊断。

我迅速处理产妇，按摩子宫，确保子宫收缩良好，出血得到控制。新生儿出生后心率较低，我和助产士立即进行胸外按压和加压给氧。经过几个回合的抢救，宝宝的心率逐渐恢复，但依然没有自主呼吸。我决定进行气管插管，成功插入导管后，宝宝的肤色逐渐转红，四肢开始活动，最终发出了响亮的哭声。

下半夜，凌晨 2 点，我正在为一名羊水Ⅲ度的孕妇准备产钳助产时，另一名孕妇蹒跚着走进产房。助产士检查后发现，脐带已经脱垂在产道口，情况十分危急。脐带脱垂会导致胎儿迅速缺氧，若不及时处理，胎儿可能胎死宫内。

在国内，这种情况通常会立即进行剖宫产，但在拉西迪亚，条件有限，无法迅速组织麻醉师和器械护士。我决定冒险进行产钳助产。虽然胎头位置较高，风险较大，但我没有犹豫。经过紧张的助产，胎儿顺利娩出，但遗憾的是，胎儿没有任何生命体征。

我们立即进行心肺复苏，气管插管、胸外按压、给药……尽管我们竭尽全力，但最终未能挽回这个小小的生命。产妇得知消息后失声痛哭，我们在一旁默默陪伴，心情沉重。

在拉西迪亚，孕产妇的救治条件十分有限，许多孩子无法像第一个抢救成功的宝宝那样幸运。作为援摩医生，我们不仅要尽力救治每一位病人，还要将我们的技术传授给当地的医务人员，帮助更多的孕产妇获得更好的救治。

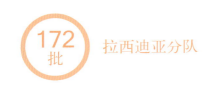

生命的接力

华知奋

第 172 批援摩洛哥中国医疗队拉西迪亚分队妇产科
上海市长宁区妇幼保健院

2016 年 10 月 22 日，是我们一行 12 人启程前往摩洛哥的日子，恍如昨日。我们工作的穆莱·阿里·谢里夫医院不仅接诊拉西迪亚地区的病人，还接收辖区内 5 个省的病人。妇产科多年来一直人手紧缺，我们医疗队入驻的第 6 天，3 位妇产科医生便率先投入工作。由于我法语较好，并有在法国学习工作八年的经验，且这里的医疗体系与法国接轨，我很快融入了当地的日常工作，与摩方医护人员的沟通基本无障碍。在完成自己工作的同时，我还协助其他两位医生，充当翻译并和他们一起上了数个白班。医疗队工作正式展开时，许多科室的队员也需要队内翻译的帮助，队内的一些公共事务也需要翻译出面。当翻译分身乏术时，我义不容辞地参与其他科室的队友与摩方在工作上的沟通。

这里的妇产科病种繁多且复杂，许多病例只在书本上见过。不过，只要经历过一次，后续处理就不再困难。尤其是产科，许多孕妇没有产前检查，就诊时情况往往较为复杂。初产妇或经产妇臀位、横位已不稀奇，多胎早产的情况也屡见不鲜。我曾有幸接生了一位经产妇的三胎早产。当时检查时，孩子的臀部已在阴道内，B超显示有两个臀位的孩子。没想到接连助产两个臀位孩子后，竟然还摸到一个羊膜囊！原来 B 超中看到的是子宫内的两个孩子，第三个是我在阴道内检查到的孩子。这里的疤痕子宫也很常见，通常先尝试阴道分娩，但产程中的监护不到位，所幸大多数都能顺利分娩。开过两次剖宫产的疤痕子宫也不少，这类病人通常选择剖宫产分娩，但盆腔内的粘连程度完全靠运气。

有一天值班，我的心理承受极限再次被挑战——接诊了一位开过三次剖宫产的疤痕子宫孕妇。这位病人之前因先兆早产在我们医院住这几天，后来回到自己所在的城市。我们对她的病史很了解，前三次手术都是摩洛哥医生做的，竖切口。一个孩子夭折，后面两个是女儿，夫妻俩希望这次能生个儿子。摩洛哥女医生表示，如果在我们这里手术，是男孩就结扎；男医生则表示，无论男女，只要在我们这里手术就结扎。

后来，她似乎和丈夫签署了同意结扎的谈话单。那天她出现宫缩，但由于周末当地没有妇产科医生，只好转来我们医院。麻醉打好后，怀着忐忑的心情，我选择了横切口。幸运的是，盆腔粘连并不严重，如同一次剖宫产后的情况。子宫下段形成良好，也没有薄得像纸。随后，我顺利托出胎儿，是个男孩！关子宫时，我还顺利做了双侧结扎。下手术台后，助产士问我："男孩还是女孩？"我回答："男孩，我还顺利做了结扎！"所有人皆大欢喜。看来，这种手术完全靠运气。我曾做过一次两次剖宫产后的疤痕子宫手术，腹腔内粘连得像块板！我想，等我们两年后回国，再难、再粘的疤痕子宫也不至于手忙脚乱了。

这里的医院缺医少药，工作方式与国内有很大不同，具有"摩洛哥特色"。如子痫及子痫前期的病人，在这里主要是控制血压，进行胎母监护和随访血液检查，主要是肝功能、血小板及凝血活酶时间，产前并不给予硫酸镁解痉治疗。如果病情加重或出现子痫抽搐，直接手术终止妊娠，术后归 ICU 医生管理，再给予硫酸镁解痉并继续控制血压。

记得第一次接诊子痫病人，是一位因子痫前期转院的足月孕妇，路上发生了子痫，到医院时已清醒。大家七手八脚地将她安置在产房，助产士、器械护士和麻醉护士都来帮忙，抽血、测血压、插导尿管。作为妇产科医生，我似乎只能做 B 超了！胎儿胎心正常，且没有胎盘早剥的迹象。我一边指挥助产士将孕妇送往手术室，一边打电话给复苏师（相当于国内的 ICU 医生兼麻醉师）让他来看病人，决定麻醉方式（摩洛哥医生交代过，子痫病人必须由复苏师处理）。孕妇全身水肿严重，无法打外周静脉，于是打了股静脉，随后进行全麻，血压从 22/12 毫米汞柱降到 18/10 毫米汞柱，准备手术。上台后，切开皮肤，厚厚的脂肪层开始冒水，切啊切，冒出的水比血还多……终于，孩子娩出，子宫收缩良好，逐层缝合后送入 ICU。这次经历让我再次见识了摩洛哥的急诊处理流程，家属完全信任医院和医生，所有决定都由相关医生作出。

摩方医护人员对于子痫等急诊的处理原则早已铭刻于心，看着他们有条不紊地进行各种处理，我赞叹不已。

　　至于超过预产期或临近足月、已足月的胎膜早破孕妇，由于缺乏监护手段，通常只引产一天，若无临产征兆便进行手术。有一次，我与助产士聊起摩洛哥的传统催产方式，简直不可思议！第一种方法叫"fumegation（熏蒸）"，使用当地的一种植物（未找到名字），放在火里烧或煮，让孕妇在蒸汽上熏，据说可以引起宫缩，但可能导致胎儿宫内窘迫，因为这种植物有毒。第二种方法是用番红花汁涂在宫颈口，同时进行胎膜部分剥离；第三种方法是将橄榄油和孜然混合涂在肚子上，据说可以加强宫缩，但可能导致宫缩过强过频。有的摩洛哥人对草药的认识不够全面，因此使用时常常不当，导致分娩困难或出现问题，最终只能送医院。我们时不时会遇到羊水三度污染、宫缩过频，甚至有一次遇到子宫破裂！太吓人了。

　　医院里的妇产科手术器械简陋且短缺，但想到援摩前辈们在这种环境下尽职尽责，树立了中国医生的金字口碑，我相信我们也能做好每一台手术，救治好每一位病人！摩方医务人员对我们非常热情和友善，耐心回答我们的问题，值班时备班的摩方同事也随叫随到。我们被他们对工作的敬业和对中国医生的热忱所感动。也许，中摩两国人民的友谊正是由我们共同工作中洒下的汗水所浇铸的。我趁自己不当班时协助摩方医生进行计划手术，增加操作机会并学习他们的手术技巧。开展妇产科门诊也对持续提高业务水平有很大帮助。

　　援摩医疗队的生活，有艰辛也有欣慰，有痛苦也有欢乐，有付出也有收获……

守护生命的跨国接力

顾宇彤

第 133 批援摩洛哥中国医疗队荷赛马分队骨科
复旦大学附属中山医院

2010 年 5 月 13 日下午，我收到一位上海朋友的紧急求救信息：上海铂派实业发展有限公司一名 22 岁的中国雇员在安哥拉遭遇车祸，颈部受伤后四肢瘫痪，病情危急。这名年轻人刚结婚两个月，情况十分紧急。安哥拉位于非洲南部，医疗条件落后，且缺乏 X 线片、CT 等第一手资料。我的第一反应是建议将病人转回国内治疗，但朋友告知，安哥拉医生认为患者情况不适合乘机飞行，加之语言沟通障碍，似乎已陷入绝境。

朋友知道我正在北非摩洛哥执行援外医疗任务，并对我的专业水平十分信任，因此请求我前往救援，必要时在当地进行急诊手术。这听起来像是一项"不可能完成的任务"——虽然同在非洲，但这是一次跨国医疗行动，需要获得多个上级部门的批准。朋友表示，此事已向外交部及中国驻安哥拉大使馆报告，并将由中国驻安哥拉使馆经商处向卫生部国际合作司、中国驻摩洛哥使馆经商处及援摩洛哥医疗总队发出求助函。

当晚 7 点 30 分，我与队友商量后，向援摩医疗总队报告了情况，并迅速安排好手头的医疗工作，收拾好行囊，带上颈椎专用手术器械，赶上了晚上 8 点开往首都拉巴特的摩洛哥长途大巴。在外交部、卫生部的批准下，以及中国驻摩洛哥大使、政务参赞、经商处参赞和援摩洛哥医疗总队的迅速决策与积极运作下，我紧急踏上了前往安哥拉的行程。

5 月 15 日 11 点 50 分，我乘坐葡萄牙航空公司（TAP）的航班从卡萨布兰卡机场起飞，一个半小时后抵达葡萄牙里斯本机场，随后转乘晚上 10 点 25 分的航班飞往安哥拉首都罗安达。邻座是一位巴西女孩，她在安哥拉的海上石油钻井平台工作，会说一些英语。通过她的介绍，我对安哥拉有了初步了解：这是一个曾为葡萄牙殖民地的国家，20世纪70年代才获得独立，官方语言为葡萄牙语。安哥拉有疟疾、黑热病、艾滋病等传染病，内战直到2002年才结束，2005年政局基本稳定，但社会治安状况不佳，夜间常能听到枪声，持枪抢劫事件时有发生。5月16日早上6点，飞机降落在罗安达国际机场。机场内的一张海报提醒我，今年1月非洲国家杯足球赛曾在安哥拉举行，当时多哥国家队在安哥拉北部遭遇反政府武装袭击的事件还曾登上新闻。

出机场后，上海公司在安哥拉的合伙人接我直奔患者所在的罗安达军队医院。这家医院建筑陈旧，病房内墙斑驳。所幸患者神志清醒，只是精神有些萎靡。看到我时，他激动地说："终于把您盼来了！"眼眶中滚动着泪水。我能体会到一个年轻人在异乡遭遇重创后的无助，尽力安慰他，鼓励他保持乐观心态，积极配合治疗。

经过详细询问病史和体检，结合颈椎CT检查，确诊患者为"颈6骨折、脱位伴四肢瘫"，需手术治疗。目前患者已使用颈托外固定，正在静脉补液。输液牌上只能辨认出氯化钠和氯化钾的代号，其他药物难以辨认。我嘱咐患者的哥哥每天照顾他，少量多餐喂食流质和半流质食物，并协助翻身、拍背、按摩等护理，以恢复体力并为手术及长途飞行作好准备。这家医院手术室条件有限，当地医生讲葡萄牙语，部分古巴医生讲西班牙语，无法用英语或法语沟通，手术面临诸多困难。

5月17日星期一，我前往中国驻安哥拉使馆经商处汇报患者病情，得到邹参赞的热情接待。他表示，中国医疗队所在的罗安达总医院将全力支持。然而，罗安达总医院手术室设备损坏，无法为患者实施手术。最终决定将患者转回国内治疗。海南航空公司每周有三个航班从安哥拉飞往中国，全程约需20个小时。海航对运送颈椎骨折、脱位伴瘫痪的特殊旅客非常谨慎，要求医生及家属签署大量文件，特别是医生必须出具"患者适合乘机飞行"的医疗证明，否则可能拒载。为了让患者尽早回国，我在证明中写道："患者目前适合乘机飞行，但不排除航行途中出现意外。"这一措辞最终获得认可。随后，我协助办理了当地护士的赴华签证，以便护送患者回国。

5月27日星期四，我一大早就赶到罗安达军队医院。患者情绪不错，可能是即将回国的缘故。上救护车前，我给他强烈的心理暗示："路上肯定没事，会安全到家，尽量放松。"他露出了会心的微笑。我向陪同护士和患者哥哥详细交代了飞行途中的注意事项，希望一切顺利。当飞机腾空而起的那一刻，我感到肩上的重担减轻了许多。第二天中午，得知患者已平安回到国内，我倍感欣慰。如果我没有来到安哥拉，谁会为他出具这些医疗证明？这名患者在当地得不到有效治疗，可能会出现褥疮、坠积性肺炎等并发症，最终可能客死他乡。尽管此行非常辛苦，但任务圆满完成，我也终于可以返回摩洛哥了。

5月30日星期天深夜，我回到卡萨布兰卡穆罕默德五世机场，竟有一种特别的亲切感。5月31日星期一，我前往中国驻摩洛哥大使馆经商处汇报工作，受到王参赞的热情接待。王参赞高度赞扬了这次跨国救助行动，称赞援摩医疗队队员第一时间赶赴事发地，发扬"救死扶伤"的人道主义精神，尽最大努力救治中国同胞，展现了优秀素质和高尚医德。

这次跨国救援行动不仅是一次医疗任务，更是一次对生命的守护。作为一名援外医生，我深感使命光荣，责任重大。无论身处何地，救死扶伤始终是我们医者不变的初心。

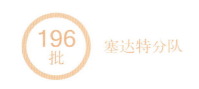

巧手匠心，援摩医生的"无米之炊"

姜允琦

第 196 批援摩洛哥中国医疗队塞达特分队骨科
复旦大学附属中山医院

2024 年 2 月 17 日，大年初八一早，我接到了一位在摩中资企业老总的紧急电话："姜队长，我们一名中国工人的手指被挤压断了。摩洛哥卡萨大学附属医院建议截指。我能把患者带到您这里看看吗？"面对这样的紧急情况，我毫不犹豫地答应了。我们援摩医疗队不仅要将医术奉献给受援国的百姓，也要为在摩洛哥生活和工作的中国同胞提供医疗帮助。

大约一小时后，患者抵达塞达特驻地。我与复旦大学附属华山医院骨科的高堪达医生一同检查患者，发现其右小指末节为开放性骨折，末节指关节呈屈曲位畸形，软组织开放伤，伤口渗血，且无法主动活动该关节。手法复位后，关节仍无法维持伸直位置，同时存在部分表皮缺损。清创缝合结合克氏针内固定是保存手指的最佳选择，有望保留手指残端。然而，我们受援医院虽有克氏针，却缺乏置入克氏针的动力装置。

这时，我突然想起在厦门下乡医疗时，曾处理过类似病例。当时在没有克氏针的情况下，我使用 5 毫升注射器的针头固定骨折，最终成功治愈了患者。这种手术方法在《坎贝尔骨科手术学》中也有记载。只要确保无菌操作和彻底清创，针头固定结合石膏外固定，应该能够保住患者受伤的小指。

确定固定方案后，我们按规范进行了清创术。清创过程中，我们发现患者的小指 80% 已完全离断，仅剩尺侧 20% 的软组织连接。清创满意后，我们用 5 毫升注射器的针头从小指末节尖端缓缓刺入皮肤，左右旋转针头刺入远节指骨，并在直视下穿过远节指间关节，直至所有针头进入骨组织。完成针头置入后，检查固定效果，我们对其牢固性非常满意。随后缝合伤口，虽然存在部分表皮缺损，但残余的软组织足以覆盖创口。通过复位固定，原本扭转的小血管也恢复了正常解剖位置，这对残端小指的存活起到了关键作用。最后，我们用纱布覆盖伤口，并进行石膏固定。

术后一周换药时，伤口干燥无渗出，基本确定残端存活。术后十天复查 X 线片，针头位置良好，无断裂，骨折对位对线满意。术后三周，伤口愈合拆线。术后五周拔出针头，术后八周去除石膏，患者开始功能锻炼。

摩洛哥塞达特省是一个卫生水平较低、治疗理念落后的贫困地区，医疗资源匮乏，常常缺医少药。这导致我们在外科治疗中经常面临缺乏合适器械的困境，无法实施国内常用的外科技术。为了解决这种"巧妇难为无米之炊"的情况，医疗队队员们不断钻研业务，在临床工作中大胆尝试、细心操作，采用一些"接地气"的替代方法，巧妙合理地克服了"缺医少药"的困境，既保证了疾病的治愈，也守护了患者的健康。

这次成功救治不仅展现了医疗队队员的智慧与勇气，也体现了中国援外医疗队在艰苦条件下依然坚守初心、勇于创新的精神。我们相信，只要怀抱仁心，即使面对再大的困难，也能为患者带来希望与新生。

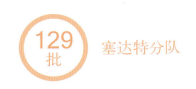

当好援摩医生的"幕后英雄"

崔德荣

第 129 批援摩洛哥中国医疗队塞达特分队麻醉科
上海市第六人民医院

2007 年 10 月，刚过完 32 岁生日的我前往摩洛哥塞达特哈桑二世国王医院进行为期两年的援外医疗工作。出国前，我们一行 30 余名医疗队队员进行了为期 6 个月的法语培训。10 月 23 日，历经 20 个小时的飞行，我们抵达摩洛哥王国首都拉巴特。

尽管已作了很多心理准备，我们仍对这里的一切感到惊讶。医疗设施简陋、器械残缺不齐、药品种类稀少，与我们所熟悉的国内医院工作环境大相径庭。

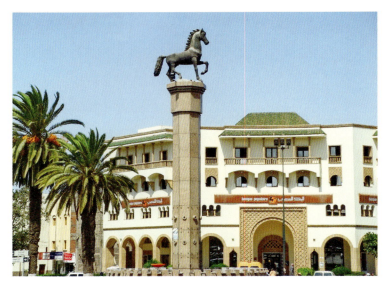

图 12　摩洛哥王国塞达特省首府街景

在我的建议下，当地首次引进术后镇痛和无痛分娩技术。由我操作儿科骶麻手术的成功更是在当地医学界引起轰动。得益于医疗队的到来，当地开展了一系列从未操作过的麻醉技术。

有位剖宫产病人，极度肥胖，颈粗短，开口度极小，诱导后气管插管失败，我赶到时，只见病人发绀，氧饱和度小于 60%，我当机立断，插入喉罩，在手控通气下顺利完成手术。他们连声称赞："Bravo! Professeur（好极了！教授）。"

在国内，麻醉医师是幕后英雄，而摩洛哥却不然。这里的麻醉医师除了临床麻醉外，还兼任复苏科（国内称 ICU）医师，糖尿病昏迷、毒蛇咬伤中毒后的各种创伤休克、抽胸腹水及胸腔闭式引流等都由复苏科医生抢救处理。

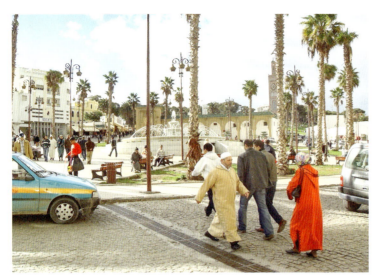
图13　摩洛哥王国塞达特省首府街景

马路纵横交错的塞达特，交通事故频发。患者右臂齐肩撕脱，严重失血伴休克，送到手术室后开放三路静脉，快速输血补液，在氯胺酮诱导下气管插管，术后患者转危为安；刚送到时还有心跳呼吸，然而体检时突然呼吸骤停，立即进行气管插管、心脏按压和静脉使用肾上腺素等措施，及时挽救患者生命……这样的情况在我手下屡见不鲜。

我们习以为常地忙碌到后半夜，第二天依旧准时上班。

一位患有法乐氏四联症的3岁小男孩想在当地做斜疝修补术，考虑到麻醉风险巨大，起初我坚决不同意，并建议他去不远的卡萨布兰卡总医院手术，但其父苦苦哀求，坚持要在哈桑二世国王医院手术。经我详细体检，确无发绀，又详询服药史后用气体吸入全麻，不做气管插管，仅用小号喉罩置入口中，防止舌根后坠阻塞呼吸道，在严密的监测下，手术仅用十几分钟就顺利完成了。术后我问家属为什么坚持在塞达特手术，他们说：因为这里有中国医生。我不知该怎么回答这位父亲的话，只好以更专业的方法和更负责的态度回馈当地人民的信任。

鉴于当地较低的手术成功率，我决定在科内推广使用喉罩，以解决传统麻醉方法对循环系统的副作用。Proseal、Fastrach LMA等喉罩的使用大大降低了当地患者低氧血症的发生率。

除了日常的医疗工作外，我还和队长一起作为全科医生肩负起队里的保健工作。我们两个经常很早起床，开车去50公里以外的卡萨布兰卡渔港买新鲜的海货给队员们加强营养。大家互相监督一起锻炼身体，即便还是想家念国，至少不那么难捱了……

2007年中秋，我们肩负神圣使命，踏上了非洲大陆。转眼间，十七年过去了，我已经记不清曾多少次在深夜的睡梦中被电话铃叫醒，记不清有多少队员同事累倒在手术台旁，但我能记得郑莉、王晨一、杜萍、张威浩等一个个队员的名字，能记得当地医生的那句"Bravo（好极了）"，能记得顺利完成手术之后患者满意的微笑……

141

队员中有一位特别的医生——丁浩，骨科医生丁浩的母亲二十年前就曾作为医疗队队员在这里挥洒汗水，如今子承母业，母子二人一起把各自青春中最美好的两年时光奉献给了这片炽热的土地。

中国医疗队队员数不清的感人故事汇聚成一条涓涓小河，流淌着中摩人民深厚的友谊。

回顾这段援摩经历，我深刻体会到医疗无国界、医者仁心的真谛。在摩洛哥的两年，不仅让我在专业素质上得到了极大的提升，更让我明白了作为一名医生的责任与使命。

医学是一门不断发展的科学，只有不断更新知识，掌握新技术，才能更好地服务于患者；只有更加注重团队合作和跨学科交流，才能够通过集体的智慧和力量解决更为复杂的临床难题。

在国内，我们拥有先进的医疗设备和技术，但在一些偏远地区，医疗资源仍然匮乏。我希望通过自己的努力，能够为改善这些地区的医疗条件贡献一份力量，让更多的人享受到优质的医疗服务。

这段经历不仅是我职业生涯中的宝贵财富，也是我人生中的一段难忘回忆。它让我更加坚定了作为一名医生的信念，也让我更加明确了未来的方向和目标。我将继续秉持仁心仁术，为医学事业的发展贡献自己的力量。

"晴"彩援摩路，"光"耀塔扎城

刘 粤

第 165 批援摩洛哥中国医疗队塔扎分队骨科
上海市浦东新区公利医院

在遥远的塔扎省，最近流传着这样激动人心的消息："中国眼科教授即将莅临塔扎！""国际级的中国眼科专家将亲自为我们免费实施白内障手术！"这些话语如同春风般迅速吹遍了塔扎的每一个角落，激起了民众无尽的期待与希望。

摩洛哥，这个日照强烈的国度，白内障发病率居高不下。而塔扎地区，因其地理位置偏僻、人口众多，许多患者不得不跋涉一天一夜，才能抵达塔扎省唯一的公立医院寻求治疗。因此，当中国眼科专家团队即将在塔扎开展免费白内障复明手术的消息传来时，其受关注程度，丝毫不亚于摩洛哥国王的驾临。

此次"光明行"专家团队，堪称精英荟萃：组长为赵培泉教授，新华医院眼科的领军人物；成员包括复旦大学附属眼耳鼻喉科医院的蒋永祥教授、复旦大学附属华山医院的张宇燕教授，以及普陀区中心医院的李青松教授。此外，还有两位经验丰富的护士——普陀区中心医院的马晓瑜护士长和上海利群医院的易笑添护士长，她们将为手术提供坚实的保障。

2016 年 10 月 5 日，摩洛哥时间下午 1 时，"光明行"专家团队踏上了这片美丽的土地。在总队部和中国大使馆进行简短的工作汇报后，他们马不停蹄地赶往塔扎。第三天，与摩方医院进行了初步接触，并详细布置了工作。然而，好事多磨，由于通关、运输等种种原因，中方的手术器械直到 10 月 8 日清晨 6 时才姗姗来迟。而这一天，原本是手术的第一天。

面对突如其来的挑战，专家团队没有退缩。他们迅速投入器械的安装工作中，经过紧张而有序的努力，到中午 12 时，所有仪器均安装到位。午饭后，手术正式开始。然而，由于中摩文化差异以及摩方对中国器械设备的不熟悉，在病人衔接、消毒流程、仪器调试等方面出现了不少问题。但在专家团队成员的共同努力下，在塔扎医疗队队员的积极协助下，这些问题逐一得到了解决，手术逐渐步入了正轨。

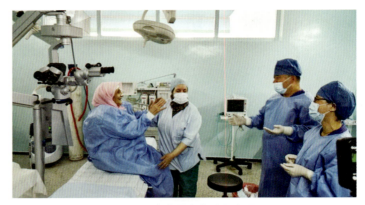

图14　摩洛哥老人重见光明

第一天手术虽然顺利结束，但由于正值周末且交通不便，前来手术的病人数量明显少于预期。鉴于第一天的经验，专家团队与塔扎医疗队一起对遇到的问题进行了深入分析，制定了切实可行的解决方案，并积极与摩方医院沟通，对方案进行了调整和优化。从第二天起，专家团队的工作开始变得更加顺利，手术进度也大大加快。

然而，高强度的工作和紧张的行程给专家团队成员带来了不小的挑战。手术日的第四天，由于时差未能适应以及连续高强度的工作，团队成员都出现了不同程度的不适。但赵培泉主任依然坚定地指示大家："今天来的病人尽量都做完，因为他们都是花了一天甚至更长的时间来到这里的。"这句话如同一股暖流，激励着每一位团队成员，包括我们这些从事后勤工作的塔扎医疗队队员。

当专家组完成第203例手术时，大家都感到无比的欣慰和自豪。这次"光明行"不仅为摩洛哥人民带来了光明和希望，也为中国医疗队赢得了荣誉和尊重。

虽然2016年中国援非"光明行"摩洛哥塔扎站的手术任务已经圆满结束，但专家团队的任务并未就此止步。他们仍在为未来的"光明行"活动做着积极的准备工作。他们的高超医术和高尚医德正是我们援外医疗队所倡导的"不畏艰苦、甘于奉献、救死扶伤、大爱无疆"精神的生动体现。他们的事迹值得我们所有援摩医疗队队员和医务人员学习和传承。

塔扎献血记

单洁龄

第 193 批援摩洛哥中国医疗队塔扎分队内科
上海市浦东新区浦南医院

1 月的风，带着几分寒意，也让我感受到了援摩以来前所未有的焦虑。这天，一位面色如纸的中年男性静静地躺在担架上，双眼无神，仿佛在诉说着无尽的疲惫与痛苦。实验室的结果如同一记重锤，血红蛋白指数 2.8 克每分升，让人不禁心生焦虑。是的，塔扎，这个我们工作的地方，正面临着前所未有的血荒。

从 12 月下旬起，我几乎每天都要填写输血申请单，一份、两份、三份……有时甚至一天就要提交数次。然而，血库的回应却如同冬日的寒风，冷冽而刺骨。"今天没有血，你明天再试试吧。"

原来，摩洛哥当地的贫血患者众多，而公共医疗资源的匮乏使得他们无法得到彻底的治疗，只能依靠输血来暂时缓解症状。这不仅治标不治本，更在不断消耗着宝贵的血源。同时，当地的高血压、糖尿病等慢性疾病患者数量众多，再加上当地的新冠疫情，使得符合献血标准的人群锐减。

晚餐时刻，我与战友们诉说着内心的忧虑。突然，刘奇放下筷子，问道："这里，我们可以在这里献血吗？我曾在国内多次献血，如果可以，我明天就去。"他的建议如同一束光，驱散了我心中的阴霾。

"我也可以去！"我立即回应道。我从手机中翻出了自己献血和加入中国造血干细胞捐献者资料库的照片和资料，以证明自己的决心和实力。华筠毅也笑着加入进来："还有我，我也是献血的老队员了。"

虽然心中仍有担忧——毕竟当时的摩洛哥疫情依然复杂多变，我们的工作性质也使得我们面临着较高的感染风险，但我们更清楚的是，作为医生，我们有责任、有义务去帮助那些需要帮助的人。

第二天中午，我们找到了摩洛哥的同事询问献血的可能性。他惊讶地看着我们，然后兴奋地脱下口罩说："哦，天哪！血站就在医院里啊！我带你们去！"

他带着我们来到了医院里的血站——一个简陋的房间，几张桌椅和几个存放血液样本的柜子便是全部。但这里的工作人员却以最热情的方式迎接了我们。他们好奇地瞪大了眼睛看着我们，然后微笑着给予我们大大的拥抱。

经过简单的询问和检查，我们顺利地开始了献血的过程。针头刺入皮肤的那一刻，我感受到了轻微的刺痛，但随后便是温暖的血液缓缓流入集血袋的欣慰。我们三人相视一笑，互相调侃着中摩两国献血的不同感受。

献血结束后，血站人员给了我们每人一瓶水和一小块糕点。得知我们还要返回病房继续工作，他们坚持让我们在休息区休息30分钟。他们不停地询问我们的身体状况，"真主会保佑你的，一切都好"。简单而又亲切的言语如同冬日的暖阳，温暖了我们的心房。

晚上回到驻地，我与国内的好友聊及此事。她称赞我们是真正的无国界医生。但我深知，这只是一件微不足道的小事而已。在摩洛哥的这段时间里，我深刻体会到了各种差异。但我也更加坚定了一个信念：援外医疗作为外交的重要组成部分，我们有幸参与其中。在这个小小的窗口里，我们要尽力展示更好的一面，让世界看到一个更立体、更真实的中国。

在塔扎的每一天都是相似的，但又是不同的。比如今天，就已在我们的回忆里留下了浓重的一笔。愿塔扎的血荒能够尽快过去，愿春色能够缓缓而来。

不惧"肩"难孕育产科奇迹

马 珏

第 186 批援摩洛哥中国医疗队塞达特分队妇产科
中国福利会国际和平妇幼保健院

2019 年 11 月 4 日，是我在摩洛哥的第一个妇产科值班日。尽管之前已经向老队员讨教了经验，也在家里埋头学习了日常及专业法语词汇，甚至值班前一天还跟着摩国的医生去医院了解了工作流程，但是陌生的环境、语言的障碍和对常规的不熟悉依旧让我心怀忐忑。我默默鼓励自己：面对困难，与其害怕退缩，不如主动面对！

一早去查房，发现待产室、分娩室和产后休养室每一个角角落落都睡满了病人，她们都用充满信任和期待的眼神望着我，用阿拉伯语向我述说病情、表示感谢，可我完全不明白啊！幸好有翻译小田和资深的助产士在一边帮忙，终于渐渐有了条理。一圈转下来，我的心情从忐忑不安慢慢平静下来。

刚刚熟悉了产房的情况，又接到急诊的紧急呼叫。原来，从外院转来了一个初产妇，宫口已经开大，但是产程却停滞了。看着躺在床上不停呻吟喊叫的产妇，我立刻进行产道检查，考虑为巨大儿导致头盆不称。

果断决定即刻剖宫产！

可上了手术台才发现手术器械少得可怜。止血钳？没有！结扎线？没有！手术助手呢？只有一个器械护士身兼数职！

好吧，那就入乡随俗。我暗暗对自己说道。

凭着之前的手术功底和临场的随机应变，我用了半个小时就顺利地完成了手术。意料之中又是意料之外，新生儿竟然足足有 4700 克，远远超出 4000 克就是巨大儿的诊断标准！这对于一个身高只有 1.53 米的初产妇来说，自然分娩的可能几乎为零。而如果不及时处理，持续的、强烈的宫缩极有可能造成子宫破裂！我为自己及时果断地作出了处理而庆幸，同时也渐渐增添了信心。

谁知，真正的挑战出现在了晚上。晚饭后从基层医院陆续转来好多急诊，我职业生涯第一个足月臀位接生、第一个子痫抽搐、第一个肩难产都接踵而来。虽然我一一应对，结局也都还不错，但其间经历的心情真的犹如坐上了过山车。

足月的臀位一般在国内都是提前剖宫产或宫缩发动后即刻手术的。我仔细做了检查，胎儿不到 3000 克，结合摩洛哥国情和检查产道的结果，我决定给她一次阴道试产的机会。好在整个接生过程非常顺利，新生儿胎头娩出的那一刻，我很高兴自己的经验值又得到了增加！

但半夜出现的这个肩难产，真的让我心惊肉跳。在国内一直有一种说法"肩难产是产科的一场灾难，对一个产科医生而言这场灾难足以摧毁她的职业生涯"。这个产妇来时已经宫口开全，但胎儿巨大，估计足有 5000 克，尽管是经产妇，但考虑到肩难产的可能性，我提出要立即剖宫产。但助产士连声说"No! No（不！不）！"理由很简单，当天晚上没有麻醉师，所以至少两小时没法开展手术。

没想到最担心的事情真的发生了。当看到接生的助产士非常费力都娩不出胎肩，而实施了常规的屈大腿、耻骨上加压都不奏效时，我根本来不及害怕，一个深呼吸，飞快地戴上手套就冲了上去！这时脑海中再没有别的，只因为我是一名医生，无论对方的肤色，无论我身处何方，这就是我一名医生的使命！手进入产道，旋前肩，不行，那就娩后臂！最终我们想尽办法终于娩出了宝宝，过程也许很快，但真的觉得很漫长。当给予复苏后听到宝宝的第一声啼哭时，所有在场的人都笑了。这个宝宝一上秤，竟然有 5400 克！尽管语言仍不通，但我能清晰地看到助产士们眼中闪烁的光芒。那一刻，我真正深刻体会到，临行前总队长和领导们叮咛的那句"大爱无疆"的分量。

出了班，我发了朋友圈记录了一下自己值班过山车的经历，之前来过摩洛哥的前辈淡定地回复我："没事啦，要习以为常，咱都是见大场面的人！"哦，这样啊，我告诉自己，接下去的工作会继续有难度，有挑战，但更多的是经验和成长！

最后我只想说，感谢田宇东翻译，感谢友好的摩国助产士，感谢和我一起并肩作战的妇产科姐妹们，也感谢自己。我们会坚定前行，在这片土地上挥洒我们的热情和汗水，传承医院的创办人宋庆龄先生全心全意为妇女儿童服务的宗旨，践行着我们的承诺——"大爱无疆"，相信我们的明天会变得更加美好！

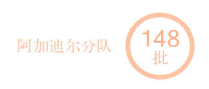
照亮生命的暗夜

周　淳

第 148 批援摩洛哥中国医疗队阿加迪尔分队护理
上海市第四人民医院（原上海市第一人民医院分院）

在电视剧《医者仁心》的片尾，当那句"我们是一群保卫生命的人，医生是站在人类生命的前沿，去拯救生命，是与疾病搏斗的人"缓缓响起时，仿佛穿越时空的钟声，重重叩击在我的内心，激起层层叠叠的思绪涟漪……

回首过往，如剧中描绘的那般，白衣天使们每天穿梭在病房里，与时间赛跑，与死神角力，用双手托起无数摇摇欲坠的生命。而我，也是这支生命守护军团中的一员。时光流逝，我从那个青涩懵懂的小护士，成长为独当一面的护士长。这数十余载的从医之路中，有面对病情反复时的揪心煎熬，有为生命重生的欢欣鼓舞，也会为无法挽回的逝去黯然神伤。

一次机缘巧合，我有幸成为中国上海援摩医疗队的一员。初到这里，一声叹息，缺医少药是常态，病房里只有一张简陋的床，前来看病的大多是贫困的百姓，他们未曾接受良好教育，操着一口我们听不懂的阿拉伯语或柏柏尔语。在这样的条件下，他们依然以自己民族特有的热情方式，向我们传递着温暖与热情。每天清晨，踏入病房的那一刻，迎接我们的是那一张张满是真诚的笑脸和热情洋溢的问候；每一次治疗结束，他们总会竖起大拇指，用阿拉伯语说着"Chokela（谢谢）！"有时一些年长的妇女，还会轻轻亲吻我们的额头，表达着朴素的感恩之情。当我们告知病人康复的喜讯时，他们更是激动不已，口中反复念叨着"Hendulela（感谢真主）"，那一刻，我的内心满是欢快与温暖。

犹记那次，收治了一名三度烧伤面积高达 70% 的特重患者，第一眼看到他时，我就清楚，一场硬仗在所难免。在那一个多月的日日夜夜里，我们全力以赴，每一分每一秒都在与死神抢人，最终还是没能挽留住他的生命。那个清晨，望着被白布静静覆盖的身躯，无力感和遗憾如潮水般涌来。我们走向家属，试图安抚他们悲伤的心情，却见他们齐齐地将右手郑重地置于胸前，微微欠身。那一瞬间，他们眼中流露的信任与感激，让我的内心被深深震撼了。

曾经，面对这份职业，压力与困惑如乌云蔽日，无数次叩问自己，是否还要在这条道路上继续前行。那天，下班后回到驻地，打开电脑，完整地看完了《医者仁心》这部电视剧；剧中的情节，都如同一把钥匙，打开了我幼时记忆的大门。儿时跟着母亲在医院值班的那段时光，成为一段无法散去的珍贵影像。深夜，我在医院值班室的小床上从睡梦中悠悠醒转，朦胧间，发现母亲已然不在身边。怀着一丝懵懂与好奇，我顺着灯光缓缓走去，只见隔壁宛如白昼的诊室中，母亲正全神贯注地为患者诊疗，目光中透着专注与坚定，这一幕，恰似一颗种子，在我幼小的心灵深处悄然种下。

当我在十字路口徘徊不前时，儿时的记忆好似一盏温暖的小橘灯，指引着我前行。再细细品味"医者仁心""医者父母心""仁心仁术"这些话时，那个"心"字仿佛被赋予了力量，直抵内心最柔软的角落。一位援摩医疗队队员曾感慨万千地说道："倘若冷酷、贪婪与功利这些负面的因素肆意占据了医生的内心，那所带来的后果必将是不堪设想的！"这句话如同一记警钟，促使我深入思索：面对患者，我们究竟应该怀揣着怎样的一颗心？是踏上医学道路之初的那份热爱？是在困境中的坚守执着？还是医者应有的人文精神与担当？在年复一年的临床实践中，在与患者的每一次真诚交流与悉心救治中，答案逐渐清晰明了。

在援摩一年多中，有幸目睹了医疗队队员们的那一颗颗医者仁心，它们如同一盏盏明灯，散发着温暖而明亮的光芒。当面对那些无人陪伴、孤独无助的重症患者时，队员们展现出的不仅是精湛的医术，更是无微不至的关怀，为患者喂水、喂药，每一个动作，都传递着无尽的温暖。在医疗设施极度缺乏的情况下，面对体形高大需要翻身的患者，他们配合默契，稳稳发力将患者翻转。当面对那些因伤口感染而散发着刺鼻恶臭的患者时，队员们却没有丝毫犹豫和嫌弃，依旧泰然自若地为患者清洗、换药。酷日炎炎下，当看到密密麻麻蛆虫蠕动的伤口时，队员们强忍着不适，手持镊子，小心翼翼地一条一条将蛆虫夹出，汗水打湿了他们的衣衫。当遇到当地医生都望而却步的重症病人时，哪怕医疗条件再简陋，资源再有限，他们也会想尽一切办法，为当地患者开辟出一条生命的通道。

这样的情景，在各医疗分队中俯拾皆是。正是因为队员们的坚守与付出，摩洛哥百姓对中国医生充满了信任与依赖，常常指名要中国医生为自己操刀手术。开展义诊时，现场千人聚集，大家满怀期待，久久伫立。有的中国医生还被授予当地荣誉市民，这份荣誉是对中国医疗队的高度赞誉。

有人将我们赞誉为生命守护者，可于我而言，我们也是普通人，有着平凡人的喜怒哀乐、疲惫与艰辛。古人云："医乃仁术，善德为本。悬壶济天下，医者父母心。"当穿上那件承载着责任与使命的白大褂时，我们便与守护生命健康紧紧相连。无论患者贫富贵贱，无论面对怎样复杂棘手的病情，都要济人于病痛之中，施以仁心仁术。正是凭借着这份深沉的爱与担当，赢得了摩洛哥患者乃至摩洛哥同行的信任与尊重。也正是这份信任与尊重，让我感受到了职业的价值，对自己的职业多了一份敬意。

自此，我不再徘徊，不再犹豫，做一个坚定的生命守护者，继续站在人类生命的前沿，用自己的双手和智慧，去挽救生命。

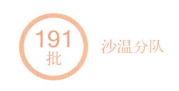

与死神角力　为生命续写

钟丽丽

第 191 批援摩洛哥中国医疗队沙温分队妇产科
上海市宝山区吴淞中心医院

2021 年 3 月 8 日，国际劳动妇女节。

我，钟丽丽，上海市宝山区吴淞中心医院妇产科的一名女医生。

这一天，是我踏上援摩征程，在沙温穆罕默德五世中心医院正式工作的第一天；这一天，是我援摩征途中特殊且难忘的一天；这一天，是我为之自豪和骄傲的一天。

时间从晨光初照到夜幕降临，工作从成功完成第一台双胎分娩剖宫产手术，到马不停蹄地继续完成七台清宫术，我从兴奋到疲惫。记不清多少个紧张的急诊后，我终于得以稍作喘息，品尝队友准备的晚餐。然而，宁静总是短暂的，急促的电话铃声响起，里面传来一阵英法夹杂的呼叫，让我感觉到事情的严重性。没有过多的思考，我立刻放下刚拿起的筷子，身体已习惯性地向产房飞奔而去。

产房内，一位年仅 19 岁却已育有三胎的产妇正面临生死考验，这是她的第四胎，产前未做任何检查，宫口开全才来医院，当第一个孩子分娩后才发现是双胎。她躺在产床上面色惨白，染血的手套、纱布和血块散落一地，当地医护人员的呼喊声夹杂着我听不懂的阿拉伯语和法语，一片混乱向我袭来。在这紧要关头，我凭借多年的工作经验和查体结果，迅速判断出产妇已出现产后大出血，出血量也不只是眼前看到的 1000 毫升，必须立即组织抢救。

开放静脉通路、清理宫腔积血、促进子宫收缩……一系列抢救措施有条不紊地迅速展开。正当我们准备为产妇输血时，却得知医院血库没有 A 型血，而产妇的状况已不允许转院。怎么办？抢救工作是刻不容缓，我们只能选择输注 O 型血，同时，紧急呼叫医疗队的其他成员。队长徐永慧、ICU 医师陈盈泰、妇产科医师代爱霞、针灸医师邓荣荣、医疗队翻译李蕊，以及摩方的伊斯梅尔医生和麻醉护士，短短几分钟，抢救团队迅速集结，大家各司其职，全力配合，终于止住了产妇的出血，稳住了她的血压，使她的情况逐渐趋于平稳。

一颗悬着的心还没完全放下，又一个紧急电话响起。"une patiente，TA 7/6kPa，à la suite de couches，vite（产后病房里有一产妇血压只有 7/6 千帕，快来）……"

这是一位 45 岁的 8 胎 7 产晚期流产患者，来院时当地医生问诊，其家属对于病人在家流产的情况一问三不知。当我们一同赶到病床边时，病人血压只有 7/6 千帕、心率 105 次 / 分，经过进一步的检查，发现患者已经处于失血性休克状态。我们当即启动抢救流程，同时积极查找出血源头。

我一边做宫腔探查，一边做 B 超，结合之前对患者的身体检查，我判断其出血并非由于流产后胎盘残留在子宫内造成的，而是流产时大量出血导致的凝血功能障碍。此时我深深地感受到，自己在国内学的那些 B 超知识，在此刻起到了多么关键的作用。由于当地医院的条件限制，最终患者还是必须转院。但是，我们和摩洛哥当地伊斯梅尔医生团队的共同努力，为患者平安转院打下了良好的基础。

随着救护车的飞驰而去，抬头望向时钟，已是 3 月 9 日凌晨。我们就用这样独特的方式度过了援摩的第一天，度过了这个特殊的国际劳动妇女节。虽然累，但每个人的脸上都洋溢着幸福的笑容，在沙温的小伙伴，都是好样的，后来的日子里，也如这天一样，我们携手并肩，用爱与责任为每一位患者分秒必争，谱写了许多生命的赞歌。

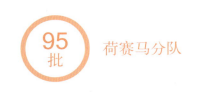

"医"路援摩 "心"光闪耀

朱彩英

第 95 批援摩洛哥中国医疗队荷赛马分队心内科
上海市第五人民医院

2002 年 10 月 8 日,为了支持援外工作,我克服种种困难,毫不犹豫地成为中国援摩医疗队的光荣一员,从浦东机场出发,抵达摩洛哥荷赛马省立医院,在心内科工作了整整两年。这是我人生中的重要旅程,也是对我这名有着三十四年党龄的共产党员的一次考试和考验。

到了荷赛马省立医院,我才知道除了要克服语言困难外,还要面临医疗设备简陋、医疗技术薄弱等诸多不利情况,但我还是凭借着自己的业务水平、积极的服务态度和严谨的工作作风,抢救了许多危重病人,挽救了他们的生命。患者重获新生,体现了中国医疗队的实力。

"授人以鱼,不如授人以渔,授人以鱼只救一时之急,授人以渔则可解一生之需。"为此,在繁忙的工作之余,我抽出时间,每 3 个月开展一期讲座,帮助摩洛哥医务人员学习心电图知识和仪器的操作,两年内共为摩洛哥医院先后培训了 6 名能熟练使用和操作心电图仪器,且掌握了临床常见的心电图诊断技术的医务人员,填补了摩洛哥省立医院历史上从无摩洛哥医务人员掌握心电图专门技术和独立操作心电图仪器的空白;先后 30 余次为摩洛哥荷赛马医院里的 10 多位全科医生进行心内科知识培训,为摩方医务人员更好地开展工作起到了一定的作用;同时,还帮助摩方医院开展多普勒超声心动图检查,结束了为了这一检查,病人需翻越好几百公里颠簸山路,来回至少 10 多个小时到荷赛马省立医院以外的大医院去检查的历史,为病人赢得了宝贵的治疗时间。获得了医院的认可和好评。

为了充分利用业余时间,我在摩洛哥医院的急诊室、重危监护室和各病房中收集了 318 份各种各样的对临床有帮助和参考价值的心律失常病人的心电图，从中挑选出 104 份心电图，编写了 3 万多字的中文、法文对照的心电图图谱书，其中还收集到了在国内罕见的"尖端扭转型，同时又存在多源性室性心动过速"等复杂心电图图谱，撰写了《摩洛哥荷赛马地区高血压发病率和危险因素分析》论文，为自己在当地开展工作及提高医疗业务水平奠定了一定基础。

在摩洛哥期间，有一件事让我终生难忘。

2004 年 2 月 24 日凌晨 2 时 24 分，摩洛哥荷赛马地区发生了里氏 6.3 级地震。在这紧急关头，我是第一个来到现场的。接下来连续 2 周主动战斗在救死扶伤的急诊第一线，与摩洛哥医务人员一起共同抢救地震中的重危伤员。这一自发的救援行动获得了摩方和祖国亲人，包括原国家卫生部和原上海市卫生局、医院各级领导的关心、认可和好评。更值得浓墨重彩书写一笔的是，中国援摩医疗队忘我参加抢救地震伤员一事也"惊动"了摩洛哥全国，甚至引起世界关注，中央电视台也参与了报道；有一次摩洛哥国王来院视察，当了解到我是抢救现场的"中国医生"时十分赞赏，主动与我合影留念。

援外医疗工作是自身价值体现的舞台。在地震的危难时刻，以一个中国医生的形象出现在摩洛哥地震抢救病人的第一线，我感到十分荣幸、骄傲和自豪，这体现了一个援外白衣天使的价值，不经意间，在摩洛哥医务工作者和病人心中树立了不可磨灭的、高大的中国医生形象。

看着一个个经过我努力，从死亡线上抢救过来的摩洛哥病人和他们激动得热泪盈眶的家属，以摩洛哥人民给予他们所爱戴和尊敬的人的最高礼节，来拥抱、亲吻我的脸、我的双手的时候，那种激动人心的情景和场面，我感到十分自豪！只有亲身经历过摩洛哥援外工作，才能真正地体会和领会到一个朴素的道理：微笑和热情的服务态度，以及严谨的工作作风是永远不分国籍的！

两年的援外工作，终生难忘，我没有辜负祖国亲人和领导对我的期望，给祖国亲人和领导交了一份满意的答卷，同时又为自己的人生旅途增添了浓墨重彩一笔，成为记忆中最精彩、最温馨、最美好的回忆。

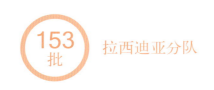

援摩岁月中的成长礼赞

傅旭辰

第 153 批援摩洛哥中国医疗队拉西迪亚分队泌尿科
上海市第五人民医院

2012 年 10 月 9 日，我作为援摩洛哥医疗队队员登上法航班机由浦东机场出发，经巴黎戴高乐机场转机后抵达摩洛哥首都拉巴特，晚 9 点，受到援摩医疗队总队部的热烈欢迎；在此短暂调整后，10 月 11 日驱车 560 多公里，晚 6 点抵达拉西迪亚省。

拉西迪亚地处沙漠边缘，气候炎热，山路狭窄崎岖。

10 月 15 日，我作为队长带领医疗队与摩洛哥方面商讨并制定工作安排，开始了第一天的工作。

骨科的程根祥医生的手术日是周一上午，上班第一天就顺利完成了 3 台手术；产房告急，妇产科值班的摩洛哥医生忙得不可开交，虽然我们医疗队刚搬入驻地，有大量的清洁整理工作未完成，但妇产科的张金辉医生仍抽出时间帮助处理急诊病人，忙到下午 2 点才回到驻地吃午饭，随后又急忙赶到产房，一连为 4 个危急产妇及时施行诊治和手术，挽救了产妇和婴儿的生命，直到晚上 8 点才回来；泌尿外科有一位摩洛哥医生，目前在休假，我马上主动承担起值班任务，而且一值就是两个星期。

来到摩洛哥才一个多月，泌尿外科就碰到了一例"怪病"。说起这个"怪病"，泌尿外科医生都知道——"阴茎折断"。检查时会发现患者整个阴茎淤血明显，颜色发紫，就像一个紫茄子，泌尿外科的医生、护士都戏称这种病叫"茄子"。治疗方式很简单，就是手术把破裂的白膜修补好。这是少见病，在国内，我们科室每年也就遇到 1—2 例，而来到摩洛哥才一个多月，我就碰到了一个"茄子"。这天晚上

7 点多，我房间电话响了，接起电话那头响起法语"urologue，urgence（泌尿科医生，急诊）"。

我立即赶到急诊室，全科医生把我带到一个 20 多岁的小伙子面前，用法语介绍病情，但我没有完全听懂。看到我茫然的眼神，他边说边用手比画，并示意我检查病人。当病人脱下裤子时，我一下子明白了，整个阴茎肿胀、发紫，就是一个"茄子"。诊断很明确，病人是当天早上受伤的，需立即手术。虽然我干了十多年的泌尿外科，但只是好几年前参与过一次做助手，具体手术步骤已经很模糊了。在国内可以打电话找备班主任来指导，但这里只有我一个泌尿外科医生，不要说请别人来帮忙，即便想找个人讨论一下的可能都没有。趁着全科医生进行术前准备的间歇，我赶紧回到驻地，翻阅手术图谱，一遍又一遍，一共看了三遍，把每个手术步骤记在心里。半小时后，急诊手术室通知我可以进行手术了。常规消毒、铺巾，切开皮肤，清除血肿，分离皮下组织直到海绵体白膜，仔细检查两侧白膜，发现阴茎根部右侧的白膜有一个不规则裂口，长约 5 毫米，用可吸收线缝合修复。整个手术不到 1 小时，但我感觉时间过得很漫长。手术结束，我终于松了一口气，今后这类"茄子"我可以单独处理了。

初来乍到，摩方医务人员对我们并不了解，尤其是一些受法国、西班牙等西方发达国家教育熏陶的医务人员，对来自发展中国家的中国医生心存疑虑。我们只有靠实力来证明自己。

2013 年 3 月，我成功完成了当地首例输尿管镜下取碎石手术。

这是一位 62 岁的男性患者，因为左侧腰痛就诊，经腹部平片及 CT 检查发现左侧输尿管下段有结石，约 6×8 毫米大小，左肾中度积水。手术中输尿管镜顺利从尿道进入膀胱，找到左输尿管口后顺利进入输尿管内，进入约 5 厘米后发现一枚黄色的结石，用气压弹道碎石系统将结石击碎，并将较大的碎片取出，成功解决了患者的问题。

该手术在国内已经广泛应用，然而在这里，老队员交接班时就告知我，从未看到过输尿管镜，只能施行输尿管切开取石。拉西迪亚气候干燥，是泌尿系统结石的高发区，切开术操作虽不复杂，但创伤大、恢复慢、住院时间长，且术后出现输尿管狭窄的可能性较大。如能用输尿管镜，对病人是极大的福音。一次偶然的机会，我在手术室护士长的器械室的角落里，看到一个长长的盒子，打开一看，竟然是一套崭新的输尿管镜。我问护士长，以前是否有医生使用过？回答：器械买了没多久，从未使用过，也不知道如何用。这么好的东西被他们束之高阁，真是浪费啊！这位病人看泌尿外科门诊时，我决定用输尿管镜解决这枚结石，并预约一周后做手术。病人告诉我，他害怕做手术，很担心，且没有很多时间住院。我告诉他这手术没有刀口，微创手术，住院时间短，术后恢复快，只需两到三天。病人欣然同意了。术后第二天，病人就顺利出院了。

2013年12月的一个午夜，接到全科医生的急诊电话，说有位病人急需会诊，我穿上白大褂飞奔至急诊室，骨科程医生正在检查这位病人。他告诉我，是20岁左右的当地人，半小时前因车祸导致左臂多发性骨折、双侧耻骨上支骨折，检查发现尿道口有血，所以让我来会诊。全科医生说，病人目前生命体征稳定，就是想排尿排不出；尿道口有很多血，考虑到骨盆骨折的病人常合并有尿道断裂，根据这个病人的情况，疑似尿道断裂。像这种情况，以前认为施行尿道会师术可恢复尿道的连续性，但术后尿道狭窄的发生率高，如今都主张先行膀胱穿刺造瘘，用最小的创伤先解决尿液引流的问题，待骨盆骨折恢复后再做尿道吻合手术。

我准备了膀胱穿刺造瘘的器械，先用注射器从膀胱区穿刺，却怎么也回抽不到尿液。难道患者目前没有尿？但膀胱区是轻度隆起的，应该有尿，反复穿了几针，还是抽不到尿液。一种不祥的感觉在我心头泛起，莫非膀胱也破了？术前准备很快完毕。从下腹部正中切口进入，切开腹直肌前鞘后，发现有少量的淤血，术野中却看不到隆起的膀胱。在膀胱不充盈的情况下要找到膀胱并切开是一件比较困难的事。我只能仔细地分离，一点一点地切开，终于切开了膀胱黏膜，手指伸入，探寻尿道内口，却摸到了脂肪组织，这下可以确定是膀胱破裂了。扩大膀胱的切口，仔细观察，发现在尿道内口的左上方有一个大约5厘米的破口，可看到膀胱外的脂肪组织。至此泌尿系统的诊断算是可最终明确了：尿道断裂、膀胱破裂。先做尿道会师术，在手指的引导下，用尿道探子从尿道外口进入膀胱，再在尿道探子的引导下放置好导尿管；接着做膀胱破裂修补术，留置一根膀胱造瘘管和耻骨后的引流管，手术圆满完成。此类膀胱破裂和尿道断裂同时出现的情况罕见，这一病例也丰富了我的从医经验。

在偏僻的拉西迪亚，两年时光，这样的故事很多很多，独立工作和手术让我这泌尿外科医生不断成熟，回想起这段日子，心中只有一个信念："援外医疗，神圣使命，每位援外队员应尽力把医疗工作做好，不辱使命，尽自己所能服务好摩洛哥人民。"

一肚子"洋泡泡"的故事

吴伟萍

第 153 批援摩洛哥中国医疗队拉西迪亚分队外科
上海市闵行区中心医院

"Merci beaucoup, vous êtes très gentil! Que dieu vous protège! Au revoir（非常感谢您，您真是太心善了，真主保佑您，再见）！"这是那个满肚子"洋泡泡"的病人的母亲临走时，红着双眼，抱着我不停地道谢时反复念叨的话。今天，他要出院了。这个患有先天性痴呆、全身营养不良并且肠梗阻的病人，今年 20 岁，是一周前我值班时收治并进行手术的病人。

还记得那天傍晚，急诊全科医生打电话说有个先天痴呆的病人，已经 3 天没有排气、排便了，怀疑是肠梗阻，让我去看看。来到急诊室，只见病人全身皮包骨头，歪歪斜斜地躺在床上，脸色苍白，一双深陷眼眶的无神大眼痛苦地紧闭着，而他饱胀的腹部却极不协调地高高隆起。仔细观察，还能看到肠子在薄薄的皮肤下蠕动。再看看片子，典型的肠梗阻症状：整个腹部都有液平，肠腔明显扩张，最明显处扩张到超过 10 厘米。我心想：这种病人如果需要肠切就麻烦了，这么虚弱，而且有明显的脱水症状，说不定一打开腹腔患者就"呜呼"了。我对全科医生说："先收住入院吧！禁食，置胃管，加快补液速度及增加补液量！"晚上近 10 点，我又去看了一下病人，他的肚子越发鼓胀，敲上去简直像大鼓一样，"这样不行，看来还得给他开刀。"我心里想着，立马和他的母亲交流。显然，她母亲受过良好的教育，能听懂法语。她脸上的不安和担忧显而易见。在讲解了手术的风险和必要性后，我立即通知手术室接病人。

病人准时出现在手术室，并顺利地麻醉。我上台切开像纸一样薄的腹壁，为了不损伤患者的肠壁，我小心翼翼地用刀片层层划开腹壁直至腹腔。顿时，鼓胀得如同泡泡的肠腔从腹壁切口争先恐后地涌出，如同一群被关押了多天的顽皮孩子，已经憋闷得太久了！为了检查清楚病情，我把全部的肠子都托出腹腔。天哪，是小肠扭转！肠子鼓胀得最粗的地方有 10 多厘米，肠壁已经薄如纸，还能看见肠腔内的绿色肠液。因为患者极度消瘦，系膜在重力作用下拉长、增生，又因为承受了过重的压力，在距回肠末端 15 厘米处发生了 360 度扭转！还好，复位后，小肠的血供慢慢恢复红润，蠕动也变得活跃。

于是，我选择了合适的部位，先在肠壁上缝合一圈，保护好周围组织后，切开肠壁，吸气，吸液减压。随着电动吸引器欢快地发出"吱吱"的声音，那些"泡泡"不久就变得瘪瘪的了。但看着一堆软塌塌的肠子和长长的系膜，我犯愁了："就这样把腹部关上吗？恐怕不久后又要再开一次刀了。切掉吗？那就会发生短肠综合征。还是固定一下吧。"于是我决定将长长的系膜像穿珠子一样间隔做拱形走线，缝合系膜。一头缝住系膜根部，收紧打结，这样，长长的系膜就被缩短，并被牢牢固定在系膜根部。固定整个小肠系膜花了 1 个多小时，但看到整段小肠"老老实实、有序地待在一起"，我心里踏实了很多。

手术后，我们团队决定予静脉营养合剂、血浆等支持治疗，积极预防篓的发生。没想到，患者恢复得出奇快，术后第二天就开始排气、排便。我们彻底放下心来，患者母亲紧锁的眉头也开始慢慢舒展。术后一周，拔除引流管，并出院，于是发生了开头的那一幕。

这段经历不仅让我感受到了作为医生的责任与荣耀，也让我见证了生命的顽强和亲情的伟大。每当回忆起那个病人和他母亲的笑容，我心中总是充满了无限的温暖与感动。

在摩洛哥迎"新"

张丽岩

第 180 批援摩洛哥中国医疗队拉西迪亚分队妇产科
上海市闵行区中心医院

时光荏苒，转眼间，我在摩洛哥援医的第二年已悄然拉开序幕。这一年的值守，更加艰辛与挑战重重，病患的数量也较去年有了显著的增长。然而，当新年的钟声悠扬响起，2020 年如约而至，我依旧坚守在医院这片充满希望的土地上。对我而言，跨年不仅是在忙碌中度过，更是将新年的祝福化作不息的旋转，如同那永不停歇的秒针，为千家万户迎接新生，传递最美好的祈愿。

2019 年 12 月 31 日，我站在年尾，满怀敬意地履行着最后一班岗的职责，同时也满怀期待地迎接 2020 年的曙光。跨年值班，既是我 2019 年的最后一班，也将是 2020 年的第一班岗。23 时 30 分，手术台上进行了 2019 年的最后一台剖宫产手术。在与摩洛哥医护人员的默契配合下，2020 年凌晨 0 点 10 分，这场跨年手术圆满落幕。我们身着手术服，不经意间在手术台上跨越了新旧交替的门槛。在欢声笑语中，我们互致新年祝福，共同分享这份难得的喜悦。

然而，刚回到产房，一阵阵急促的急救车鸣笛声打破了宁静。一名外院转来的孕妇，宫口已开全两个多小时，胎心偏慢，羊水浑浊，情况危急。作为初产妇，她因产程漫长而疼痛难忍，拒绝继续阴道分娩。面对此景，我最终果断决定产钳助产。经过一番紧张而有序的努力，0 时 30 分，一个健康漂亮的女婴顺利降生，体重 3000 克，哭声响亮，我悬着的心终于放下。正准备离开产房时，却意外发现产房门口有两名扛着摄像机的人对我友善地微笑。这时，护士长也来了。一时还没反应过来的我只能礼貌地以微笑回应。从护士长那里我得知，原来这两位是前来采访拉西迪亚第一个跨年宝宝的记者。此时，手术台上另一台剖宫产手术已经准备就绪，我无暇与记者们多聊，迅速处理好产床上的产妇后，又急忙赶往手术室。直到凌晨 3 点，我才结束手术。回到产房时，发现记者仍在等候，我心中不禁有些诧异：采访宝宝需要这么久吗？走过去才发现，原来他们是在等我。他们称赞我作为中国医生，不仅竭尽全力救治摩洛哥患者，还将如此有意义的跨年时刻奉献给了摩洛哥人民。他们在门口目睹了我对摩洛哥患者的友善和负责，更加认可了中国医生的技术水平，希望我一定要和宝宝一起通过电视让更多人感受到新生的喜悦和中国医生的无私奉献精神。

我深感荣幸能够成为这份友谊与信任的桥梁。于是，我抱起新生命，面对镜头，心中涌动的喜悦不仅因为我接生了 2020 年的第一个宝宝，更是想让祖国的亲人们看到，我远在异国，心依旧相连，共度这个难忘的新年。而我不忘初心、牢记使命，坚守岗位，这份来自摩洛哥人民的认可与赞誉，就是新年最好的礼物。

忙碌、喜悦、热闹过后，我独自享受着这份宁静。望向天空，天已经蒙蒙亮，太阳与月亮同时出现在地平线上，交相辉映。正如我和祖国的亲人一样，无论经历多少黑夜与白昼的交替终究会相见。

新年已至，敬送冬绥，与家人相见的日子又近了，愿祖国的亲人们平安喜乐，万事胜意。新的一年，愿一切都能超越旧岁，绽放更加璀璨的光芒！

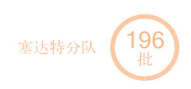

急诊无界　生死相托

肖志文

第 196 批援摩洛哥中国医疗队塞达特分队普外科
复旦大学附属肿瘤医院

　　时光流逝，一转眼我们在摩洛哥执行援非医疗任务已经一年了。回想自己跟随医疗队在摩洛哥执行普外科医疗援助任务的这段日子，宛如一幅色彩斑斓的画卷，每一笔都饱含汗水、挑战与温情，成为我生命中难以忘怀的珍贵记忆。

　　2023 年 10 月，初抵摩洛哥，我来到一个完全陌生的环境。从地处繁忙喧嚣的"魔都"上海的复旦大学附属肿瘤医院，来到坐落于摩洛哥塞达特的公立医院哈桑二世医院，面对繁重的医疗援助工作，我快速调整自己状态，投入临床一线工作。

　　在哈桑二世医院，进入临床工作之后，发现当地医院医疗设备相对简陋、药品供给不充足，这无疑使普外科的日常诊疗工作变得棘手。在出发之前，虽然也听前辈们讲述过，但是来到摩洛哥"医线"，我才有切实的体会，药品短缺、设备陈旧等情况远超我的想象！

　　刚进入援摩"医线"，本以为我来自腹部外科里手术难度系数最高的"胰腺外科"，而且有三年综合性医院普外科的工作经历，在这里工作应该能够游刃有余，但是当我真正投身临床工作时，面对缺医少药的情况，往往只带着一名洗手护士进行外科手术，此时此刻，我的底气瞬间没有这么足了。但是我深知，我是带着使命而来，没有退缩的理由，而且我代表的不仅是我们医院，更是代表着我们国家援摩医疗人员的形象，我必须更加谨慎前行，履行好我的使命！

　　在这边，我主要是承担普外科的急诊工作，因为工作环境陌生，工作犹如在荆棘中前行。摩洛哥患者的病症多种多样，病情的复杂程度丝毫不亚于国内。每一个病例都是一次直面生死的独特挑战，从急性阑尾炎的紧急处理、各种急性肠梗阻处理到复杂腹部疝修补手术，每一次站在手术台前，我都感受到沉甸甸的责任，以及患者和家属对于生命的嘱托和信任。曾记得有一位严重腹部创伤的患者被送来，那是一场与死神的赛跑。我和队友们迅速投入抢救，止血、修复受损脏器，在紧张的几个小时后，患者的生命体征终于稳定。那一刻，疲惫与欣慰交织在心头。看着患者后来转危为安，我的心里比吃了蜜糖还甜，太多急救的病例像珍珠一般串起了我在援摩"医线"的工作。

除了普外科的急诊工作，妇产科的急会诊也是我工作的重要部分。在这片土地上，女性的健康同样面临着诸多挑战。每一次接到妇产科的急会诊通知，我都会以最快的速度奔赴现场。有一次遇到一个产妇顺产导致撕裂伤，妇产科的小伙伴呼叫我紧急台上会诊，这种情况我还是第一次处理，虽然之前在综合性医院肛肠科也工作过三到四年，但对于我而言这次急救同样充满挑战，这个时候我迎难而上，凭借我的外科基本功底，在小伙伴和摩方医护人员的共同协作下，顺利完成了伤口的修补，经大家检查均满意才使得孕妇转危为安，没有感染和再次撕裂，顺利出院。每一次急救工作，也为我的临床实践积累了更多工作经验，对我而言更是一种学习和工作的锤炼！

在这片有爱的土地上，工作中不仅遇见当地的摩洛哥人，也常常碰到在摩工作生活的同胞。远离祖国的他们，在生病时更加渴望得到同胞的关怀与专业的医疗救治。每当有华人患者前来就医，我都会倍感亲切，用熟悉的语言与他们交流，详细了解病情，给予最贴心的治疗。异国他乡，对于在摩华人，援摩医疗队就如同一盏明灯，为在摩华人驱散疾病，安抚焦虑不安的情绪。无论是身体的病痛，还是对健康的担忧与疑虑，医疗队凭借精湛的医术和无私的奉献精神，全方位地守护着每一位同胞。他们不只是医生，更是传递温暖与安心的使者，用行动诠释着"健康所系，性命相托"的崇高使命，让在摩华人在远离故土的地方，也能拥有坚实可靠的健康依靠，稳稳地托举起他们对美好生活与健康体魄的向往与追求。

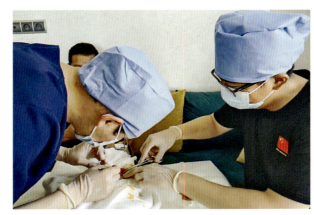

图15　在简陋的环境中给中资企业的
在摩华人做高危色素痣切除

语言障碍是援摩医疗工作中一座必须翻越的高山。虽然医疗队在出发前进行了简单的法语语言培训，但会话中远远不够。面对只会阿拉伯语或法语的患者，沟通有时成了大问题。我们只能通过简单的词汇、手势和翻译软件来拼凑信息。但令人感动的是，人与人之间的情感在这些困难面前并没有被阻隔。我能从患者的眼神中看到信任和依赖，那是一种跨越语言的力量，激励着我更加细心地去救治每位患者。

在这里，我不仅是一名医生，更是传递友谊与爱的使者。当地的医疗人员对我们的到来充满热情，我们积极开展交流与培训。我把自己的普外科专业知识毫无保留地分享给他们，希望通过这种授人以渔的方式，为摩洛哥的医疗事业留下一支带不走的医疗队。在共同工作的过程中，我们互相学习，他们对患者的关怀和对医疗事业的执着也深深感染了我。

在摩洛哥的日子里，有过无数个孤独想家的夜晚，有过因医疗难题而辗转反侧的时刻，但更多的是患者康复后的笑容和对我们的感谢。这段援摩经历，是我人生中最宝贵的财富，它让我明白，爱与责任没有国界，医疗事业是一座连接不同文化人民的桥梁。我将带着这些记忆和收获，继续在医疗卫生的道路上不忘初心、砥砺前行，为更多的生命带来希望和温暖。

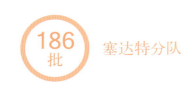

平凡岗位上的"非凡"担当

王家骐

第 186 批援摩洛哥中国医疗队塞达特分队骨科
上海市同济医院

上海浦东机场挥手告别送行领导和家人的情景还历历在目。转眼间，我在摩洛哥塞达特哈桑二世医院工作和生活已有 3 个月了。2019 年 12 月 27 日，我迎来了一个平常却又特殊的值班日。

上午的"车轮战"结束后，我本以为能稍作休息，却在刚坐下吃上第一口饭时接到急诊护士的紧急呼叫电话。"Ami! Il y a malade ... urgent ... s'il vous plaît（朋友！有病人……很紧急……拜托）！"从摩方护士急促的语气中，我意识到又有急症病人需处理。我立即放下碗筷，迅速穿好胸口贴着醒目五星红旗标志的白大衣，赶往急诊室。

挑战：在不完美的条件下创造完美

只见一名右手缠着敷料的 50 多岁摩洛哥妇女，我打开敷料后发现右手拇指末节外伤性缺损。通过翻译我了解到，本地医生处理无指动脉皮瓣修复残端病人的概念，只是简单地将指骨缩短包埋残端，这意味着此病人拇指的全部远节指骨和部分近节指骨将丢失。

当我看到病人黝黑苍老脸庞上痛苦和无奈的神情时，我意识到拇指对她而言是何等的重要。拇指占有整个手 50% 的功能，如果此病人全部远节指骨和部分近节指骨缺失，拇指功能将丧失 50% 以上，右手功能将丧失 25% 以上，以后工作和生活会困难重重。

专业赢得信任　在不完美中创造完美

在上海有着精密的手术器械、良好的手术室条件，医疗设备一应俱全，用皮瓣修复拇指残端并非难事。但现在是在摩洛哥，手术条件并不完善。然而，当我再次看到焦躁不安、眼神里透露出迷茫和认命的病人时，我决定克服困难，采用指动脉推进皮瓣修复残端，最大程度地保留拇指功能。

在进行术前皮瓣设计的时候，意想不到的事情发生了，躺在手术台的病人烦躁不安地用阿拉伯语问着摩国护士，摩国护士异样的眼光似乎告诉我，骨科王医生能顺利完成以前这里并没有开展过的皮瓣修复手术吗？我深知如果皮瓣坏死，截骨范围会扩大至掌指关节平面，从而会使拇指功能基本丧失；更重要的是会使中国医疗队的声誉受到影响。此时通过翻译告诉摩国护士并由护士转告病人，指动脉推进皮瓣修复残端这一手术方法，我在上海十余年前就已开展了，病人们的手指功能在术后都得到了最大程度的恢复。在听完解释后病人朝我微笑点头示意，此时摩国护士的眼神告诉我："中国医生，我们相信！"

在我脱口而出"Pas de problème（没问题）"后随即麻醉和消毒，手术非常顺利，在观察皮瓣的血运正常一段时间后我回到驻地，休息一会后再次去接诊下一个病人。

皮瓣修复病人术后一周来院复查，皮瓣完全成活，拇指外形令人满意，不久将最大程度地恢复功能。病人和家属以阿拉伯人特有的吻手礼向中国医生表达敬意，周围的摩洛哥医生和护士纷纷竖起大拇指说道："Le médecin chinois, très bien（中国医生，太棒了）！"

平凡中的"非凡"：援外医生的精神风貌

在摩洛哥期间，每一周有 2 天 24 小时值班，我均能很好地处理各类复杂、严重的肢体创伤。而且在遇到各种各样的困难和条件不甚完善的情况下，我时刻牢记习近平总书记总结凝练的"不畏艰苦、甘于奉献、救死扶伤、大爱无疆"的中国医疗队精神，迎难而上，不断挑战新高度，积极开展创新手术，且无一失败，展现了"同济人"的精神风貌和技术能力，更展现了中国医生的先进医疗技术。作为一名中国的援外医生，我在平凡的岗位和工作中展现出了"不平凡"。这不仅是对我个人技术的考验，更是对中国医疗队整体实力的展示。每一次成功的手术，都是对中国医疗技术的肯定，每一次病人的微笑，都是对我们工作的最大褒奖。

在摩洛哥的日子里，我深刻体会到，作为一名中国援外医生，不仅要有过硬的技术，更要有坚定的信念和无私的奉献精神。在平凡的岗位上，我们用自己的实际行动，诠释中国医师的崇高精神，展现中国医生的风采担当。

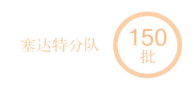

一次生死间的握手

李新平

第 150 批援摩洛哥中国医疗队塞达特分队普外科
上海市同济医院

在摩洛哥塞达特医疗队的日常工作中，中国医生们不仅用精湛的医术救治患者，更用无私的奉献精神架起了中摩友谊的桥梁。这台惊心动魄的抢救手术，再次展现了中摩医疗合作的深厚情谊。

周六下午，我刚做完一台阑尾手术，正准备休息，摩洛哥门卫突然在窗口喊道："Urgence, tout de suite（有急诊，马上）！"这句标准的法语让我愣了一下，没想到门卫学得这么快，但也意识到情况紧急，立刻赶往急诊室。

在急诊室门口，我遇到了摩洛哥的医务科长。他今天总值班，因为来了一个抢救病人，急诊科已经通知了他。急诊医生急匆匆地带我们查看病人。患者是一名中年男性，2 小时前左季肋部被钢管击伤，送来时已经出现内出血症状，脉搏细速，血压偏低，B 超显示脾脏肿大，腹腔大量积液。

我走到患者床边，正准备查体，他突然握住了我的手。他冰凉的手，涣散的眼神，仿佛在无声地求救。我握紧他的手，冲他点了点头，心里明白：一个鲜活的生命正在迅速滑向死亡的边缘。我立刻让急诊医生备血，同时准备手术。

手术台上的挑战

术前，我一直在思考：为什么患者的脾脏会肿大？摩洛哥医生认为是脾脏血肿造成的，但我总觉得没那么简单。开腹后，我发现腹腔内积血超过 2000 毫升，左上腹有一个巨大的肿块。拨开网膜后，我才看清那是一个直径超过 25 厘米的巨脾，比患者的肝脏还大。脾脏背侧有一处 5 厘米的破口，血液正从那里不断涌出。

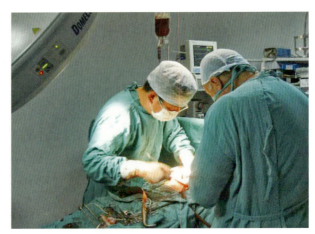

图 16　援摩医生李新平带领摩洛哥护士手术

巨脾症患者的脾脏储存了大量血液，破裂后导致大出血。病因明确了，接下来就是尽快控制出血，切除脾脏。然而，手术条件并不理想：我只有一个护士做助手，术野显露困难，患者的血压已降至 65/40 毫米汞柱，心率高达 140 次 / 分。麻醉师阿廖拼命挤压输血袋，试图维持患者的生命体征。

手术中，最惊险的一幕发生在处理脾血管时。我正准备结扎脾血管，突然发现血管钳夹住了少许胃壁。就在我稍松血管钳分离胃壁时，大出血发生了。血涌如注，视野瞬间被鲜血淹没，连护士也吓得惊呼一声。情急之下，我用手指捏住出血部位，迅速清理视野，重新上钳，才控制住出血。那一刻，我后背冷汗直冒，但我知道，不能有丝毫犹豫。

接下来是处理胃短血管。由于脾脏巨大，胃短血管位置很深，暴露非常困难。护士两只手都帮我拉钩，我的左手也帮忙暴露，但右手操作时连个抬血管钳的手都没有。我真恨不得用牙齿咬住血管钳帮忙。胃短血管如果结扎不牢靠缩回去，后果不堪设想。我只能一步步小心翼翼地操作，终于成功结扎了胃短血管。

巨脾切除　见证生命的奇迹

当我把巨脾从腹腔掏出时，发现它比切口还大，两只手托了一下，重量超过 2 公斤，是正常脾脏的 10 倍。摩洛哥护士们看到这么大的脾脏，叽里咕噜说个不停，最后用法语对我说："Très bien! Grand professeur（太棒了，教授）！"

历经两个多小时的手术，我们终于将患者从死亡边缘拉了回来。患者总计失血 2500 毫升，输血 800 毫升。术后，他被送入监护室继续观察。

术后的握手 无声的感激

第二天，我去监护室查看患者。当我正检查引流管时，他突然颤抖着抬起右手，微笑着盯着我。我愣了一下，随即明白他是想和我握手。于是，在异国他乡的监护室内，在滴滴答答的仪器声中，在窗外众多家属的注视下，我和这位摩洛哥患者的双手紧紧握在了一起。

那一刻，我感受到了一种无声的感激和信任。作为一名医生，没有什么比看到患者重获新生更让人欣慰的了。这次手术不仅是一次生死救援，更让我深刻体会到医者的责任与使命。

在摩洛哥的日子里，这样的故事每天都在上演。每一次抢救，都是一次生命的奇迹；每一次握手，都是一次心灵的交流。作为一名中国医生，我很荣幸能在这里贡献自己的力量，用医术和仁心架起中摩友谊的桥梁。其实和我一样，有许许多多援摩医生都有这样的经历，将每一次普通的手术升华为中摩友谊的象征，展现着中国医生的责任与担当。

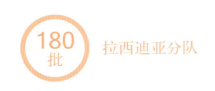

妇产科的"惊"与"喜"

马 玲

第 180 批援摩洛哥中国医疗队拉西迪亚分队妇产科
上海市闵行区中西医结合医院（原闵行区吴泾医院）

2018 年 10 月，我作为第 180 批次援摩洛哥中国医疗队的妇产科医生，来到了拉西迪亚省穆莱·阿里·谢里夫医院担任妇产科医生。与国内优渥的医疗环境不同，受援医院简陋的工作环境与高强度、高难度的工作形成了鲜明对比，与我们的队友们一样，我每一次的值班都是那么"惊心动魄"。

在拉西迪亚，妇产科的值班医生经常会遇见各种惊险异常及国内罕见的病例。就拿 2019 年 3 月 14 日那个值班日来说，我一踏进妇产科病区，就看到医生办公室门口排起了长队，孕妇们满脸疲惫、憔悴、痛苦，医生办公桌上摆放着一大摞病历，合计有 18 个待产的孕妇和 16 个妇科病人，等着我处置。

我有条不紊地开展查房、下达医嘱，处置病人，而救护车还在源源不断地从"四乡五县"上转妇产科急诊病人过来。上午 11 点由山村转来一个柏柏尔孕妇，第一胎孕 9+6 周，下腹疼痛 5 天，面色灰黄色，佝偻着身体，已痛得说不出话了。我立即给她做了紧急 B 超，在她的盆腔里有一个约有 15×15×10 厘米（比新生儿头还要大）的巨大囊肿。我即刻联系手术室有一台"卵巢囊肿蒂扭转"需要急诊手术。

因为医院只有两个手术间，其中一间是妇产科专用手术室，麻醉师也非常有限，不管有多急的妇产科手术，只能一台一台地做。在她的前面还有 2 台胎儿窘迫的剖腹产手术，唉！为了抢救窘迫的胎儿，这个急诊病人只能排队，我先给她用上解痉药物对症处理。当我做完两台剖腹产手术后，再看这个盆腔大囊肿的早孕孕妇，全身状态非常差。剖腹探查时发现孕妇左侧卵巢囊肿如婴儿头大小，囊肿已经扭转了 720 度，整个卵巢囊肿呈现为黑色，整个卵巢已经完全坏死。做完这个手术已经是下午 4 点 40 分。在中国，由于孕前检查和孕后的规范管理，这种孕妇合并巨大卵巢囊肿蒂扭转的病例，几乎是见不到的。

来不及吃饭和休息，我又接连做了 5 台不全流产的急诊清宫。刚喝了口水，产房护士说，有个双胎孕妇宫口已开全，请我马上接产助产。当第一个头位的胎儿（女婴 3000 克）娩出后，第二个胎儿在产妇再次宫缩的时候转为横产式，且第二个胎儿要比第一个胎儿大了许多，胎位变成了横位，胎儿的先露变成了手先露。孕妇骨盆条件非常好、胎儿未发生脐带脱垂、胎心在正常范围，情急之下我做了一个徒手内倒转，以双足牵引助娩了第二个女婴。这在国内几乎是不可能实施的手术。女婴重 4000 克，巨大儿，妹妹比姐姐足足重了 1000 克。该孕妇是单卵双胎，胎盘面积超巨大，几乎占据了宫腔的三分之二面积，我惊出一身汗，好在分娩前就已经积极做好了预防产后出血的措施。安顿好产妇，我赶紧去检查那两个一小一大的双胎姐妹，她们安然无恙地睡在婴儿床上，那一刻，我一身的疲惫似乎得到了极大的缓解，在场的患者及家属，还有实习生和助产士们都向我竖起了大拇指，还一个劲地拉我合影。

刚喘了口气，夜里 0 时 20 分又转来了一个 23 岁、孕 21+3 周的孕妇，下腹疼痛 15 天加重 1 天。急诊手术时发现孕妇的双侧卵巢囊肿约 6×6×5 厘米大小，由于双侧囊肿的蒂非常长，双侧卵巢囊肿绞索 540 度于妊娠的子宫前方。术中探查卵巢囊肿并未发生坏死样改变，我予以行卵巢囊肿剥除术。她的双侧卵巢保住了，也保住了她正常的生育能力，避免了卵巢切除导致的激素紊乱、月经不调、痛经、更年期综合征等问题，保护了她的健康和幸福生活。

手术后，第二天早上交班前，我来到病房看望这两个卵巢囊肿蒂扭转的患者，她们完全不是昨天那个痛苦的模样了，她们面色红润，双眸动人，都美丽得像是变了一个人。虽然和她们语言不通，但是从她们那灿烂的笑容和与我深情的贴面礼中，我感到了她们对中国医生的信任与感恩，使我心中也感到了无限的欣慰与幸福。

这就是我一天值班工作的写照。摩洛哥国内妇产科大夫奇缺，但妇女生育率又很高，妇幼卫生健康工作严重滞后，所以女性疾病及产科危急重症高发，妇女儿童处于缺医少药状态。当地女性经常将病症拖到非常严重的程度才就医，大部分到达医院时已经处于危急状态，我值班的大部分时间就是带领当地的全科大夫、助产士和手术室医护与死神赛跑，上演一幕幕生命"抢夺战"，让生命垂危的患者重获新生。

作为一名光荣的援摩医疗队队员，我就是这样，在"惊心动魄"中值班每一天。作为妇产科"中国妈妈"，我每一次的托举，承托起一个个摩洛哥家庭新的希望。我用执着书写大爱无疆，用专业和爱心为拉西迪亚宝宝送上生命的礼物。

摩洛哥惊魂之夜

任晓军

第 153 批援摩洛哥中国医疗队拉西迪亚分队外科
上海市闵行区中西医结合医院（原闵行区吴泾医院）

在我两年的援外经历中，印象最深刻的一次救治是我们团队成功救治了一例复杂胸腹联合伤危重病人。

2012 年 12 月 10 日晚 7 点 40 分，我们拉西迪亚医疗分队驻地走廊内响起了急促的电话铃声，是医院医务总监阿拉维先生的电话。医务总监亲自打电话呼叫外科 Urgence（急诊）在本届医疗队是第一次，我 1 分钟就飞奔到了医院急诊处。

患者是一位 25 岁摩洛哥男子，严重车祸伤，车轮从这个小伙子的肚子上碾过，来院已经昏迷伴失血性休克，血压测不出，经过开放多路补液快速扩容，血压只勉强维持在 80/40 毫米汞柱上下。我和阿拉维先生（他同时兼任影像科主任）马上研阅了患者的 CT 影像。患者右侧膈肌破裂，右肺不张，整个右肺都已压缩成一小团，肺重度挫伤，胸腔与腹腔已经贯通，肝脏、胃及结肠进入右侧胸腔致纵膈左移。我们援助的穆莱·阿里·谢里夫医院虽然是拉西迪亚唯一的省立公立医院，但医院的软硬件条件比我们闵行的乡镇卫生院还差，遇常这样的病人当地摩洛哥医生会直接转到 400 公里外的梅克内斯去，而如此危重的病人，大概率会死在半路上。

"时间就是生命"，病人一旦出现纵膈摆动，患者会猝死。我们一边抗休克，一边紧张地做着术前准备。医院没有胸外科医生，当地摩洛哥外科医生也在休假，如此危重病例，只能靠我们中国医生救治了。我队立即启动了急性创伤救治应急预案，在傅旭晨分队长指挥下，由我和闵中心吴伟萍医生共同实施了这个病人的抢救和手术。

手术探查，右上腹部"L"形切口，进入腹腔，吸除满腹积血，探查发现：右侧胸壁与膈肌交界处破一大洞，胸腹腔贯通，肝脏、胃、一部分结肠进入右侧胸腔，形成创伤性膈疝；部分横结肠系膜完全撕脱导致肠坏死，小肠部分肠系膜撕裂，降结肠系膜部分撕裂，脾破裂，左后腹膜血肿。术中患者心率很快，血压不稳，"Très grave（非常危重）！"麻醉师等医护人员积极地扩容、升压、监护……进行着一系列的紧急抢救。

　　切除破裂的脾脏，止住了活动性出血；将嵌顿的肝脏、胃和结肠回纳。膈肌位置很高，暴露膈肌很困难，探查发现膈肌巨大裂口"T"形裂口，让麻醉师做鼓肺试验，成功了，肺没有裂口，放置胸腔引流，修补膈肌裂口。部分横结肠已经坏死，实施横结肠切除术并Ⅰ期吻合，将撕裂的肠系膜修补。5个多小时的挑灯夜战，我们中国外科医生团队和摩方医护人员紧密合作，成功抢救这名复杂胸腹联合伤危重病人，将患者从死亡线上拽了回来。手术下来，我们都快虚脱了，"très fatigué（太累了）"。在中摩医疗团队的精心照护救治下，病人安然渡过了呼吸窘迫综合征、感染等术后医疗难关，三个多星期后他活蹦乱跳地康复出院了。类似这样的急危重症病人和重大手术，每天都在医疗队发生，我们的每一位医疗队队员都用仁心仁术服务着那些生活在摩洛哥偏远戈壁地区的人们。

　　为了祖国的荣誉，我们中国外科团队勇担风险，迎难而上，用精湛的医术救治了许许多多的摩洛哥百姓。跨越山海，大爱无疆，五十年来，一批又一批和我们一样的"上海医生"接续助力，扎根戈壁，积极开展国际医疗合作，共同为中摩友谊添砖加瓦。

留置针的"泪"道奇缘

张德玉

第 162 批、第 189 批援摩洛哥中国医疗队拉西迪亚分队眼科
上海市嘉定区中医医院

摩洛哥拉西迪亚的午后，阳光灼烤着黄土街道。我刚结束一台眼睑缝合手术，手术服还未脱下，走廊里突然传来急促的脚步声———一位当地护士抱着满脸血迹的女儿冲进诊室。

初步检查下来，女孩满脸血污，眼球并无大碍，只是眼睑和额部皮肤裂伤，但左眼下泪小管却断了。泪小管断裂的修复是眼科手术中的一道难题。眼睑裂伤的解剖复位并不复杂，但泪道功能的恢复却至关重要。一旦泪道受损，患者将终身流泪，严重影响生活。

我向护士简要说明了孩子的伤情，她顿时泣不成声，紧紧拉住我的手，苦苦哀求我为她的孩子救治。

"没有支撑管，泪道修复几乎不可能。"我眉头紧锁。修复的关键在于植入一根支撑管，防止断裂处因疤痕增生而阻塞。在国内，这不算什么难题，空心医用硅胶管、实心硅胶管、泪道专用 U 型 RS 管……各种材料应有尽有。但在摩洛哥，尤其是拉西迪亚这样的边远地区，这些材料几乎无处可寻。

巧妇难为无米之炊。当地医生往往只能对眼睑裂伤进行清创缝合，泪道功能的恢复只能听天由命。眼前的小女孩不过七八岁，若放任不管，她的一生都会因这一次的受伤而流泪不止。

前往医院手术室的路上，我设想用腰麻导管作为替代。但麻醉护士的答复如同一记重锤："这里只采用全麻，根本没有配备腰麻导管！"

我大脑飞速运转，思索其他可行的备用方案：用粗的医用缝合线？还是用手套

裁剪的硅胶条？但要将这些材料植入断裂的泪小管，谈何容易……难道真的就无计可施了吗？或许用泪道冲洗针头暂留几天，还有一线希望使泪道恢复再通……

无可奈何之际，手术台旁的几个静脉留置针吸引了我的注意：这些针的表面都有一层约3—4厘米长的导管，外径约0.6—0.8毫米，光滑细腻，软硬适中，虽说长度稍短了些，但其前端微微收口的造型，反而有利于植入泪小点及泪小管的操作。这种导管既然能在血管内留存，那留置于泪道中想必也没问题。

小女孩的泪小管断端如发丝般纤细，我小心翼翼地将导管穿入泪道，在显微镜下修剪过的静脉留置针套管被放置到泪管中，仿佛在修复一件珍贵的瓷器。手术缝合后泪道冲洗测试显示泪小管端—端吻合成功，手术圆满完成。

摩方眼科医生查房时，对这位眼外伤小患者格外关注。他们表示以后遇到此类患者，也要尝试这种置管方法。

大约过了3周，小女孩不小心将插管拔出，她母亲心急如焚，赶忙带着她和拔出的套管来找我复诊。我为她检查后发现，眼睑愈合良好，下泪小点无外翻、无切伤，泪道冲洗通畅，一切正常。创新的"土法"经受住了考验。诊室外，摩洛哥医生围着导管标本反复端详，竖起拇指连声赞叹："C'est incroyable（太不可思议了）！"在后续数月的随访中，小女孩没有出现溢泪现象，达到了预期的良好效果。小女孩的母亲感激不已，再三向医生道谢。

有了这次成功的治疗经验，我用同样的方法救治了多名泪小管断裂患者，患者没有出现溢泪及其他并发症。一枚曾被弃用的留置针，成了拉西迪亚医院眼科的"明星工具"。

我的办公室墙上还贴着小女孩康复后画的蜡笔画：蓝天下一双笑眼弯如月牙，眼角已无泪痕。

中国力量挽救母子危局

祝义军

第 162 批援摩洛哥中国医疗队拉西迪亚分队麻醉科
上海市嘉定区中心医院

12 月的一个早上，拉西迪亚省立医院妇产科和平时一样忙碌，突然医护人员都跑向产房，原来收治了一位急诊产妇，诊断为：妊娠期高血压子痫，胎儿窘迫。产妇入院时四肢反复抽搐。

我是麻醉科医生。当听到呼救后也立刻奔向妇产科，只见四名摩洛哥护士用力按住产妇，产妇还在抽搐，已昏迷不醒，出现缺氧征象，母子生命危在旦夕，情况十分危急。我立刻缓慢静推硫酸镁 10 毫升，很快控制住抽搐，然后把产妇送往手术室行剖宫产术。

到了手术室，我立即对产妇实施了全身麻醉，之后由我们陈磊医生主刀手术，陈医生以最快的速度取出了一男婴儿，但无自主呼吸、对刺激无反应、皮肤紫绀，可能是母亲抽搐缺氧时间太长，导致新生儿窒息。这会引起严重低氧血症和二氧化碳酸潴留，从而导致呼吸衰竭及心、脑等多器官损害和功能障碍，是新生儿死亡及大脑缺氧性损伤的主要原因之一。

时间就是生命，我立即对新生儿进行抢救和复苏，清理呼吸道、用面罩加压给氧、胸外心脏按压等。在用面罩给氧通气 5 分钟后，孩子仍没有自主呼吸，皮肤仍苍白，摩方医护人员已经束手无策；此时此刻，每一秒都显得那么漫长，每一秒都变得让人心焦，我毅然坚持抢救，不放弃。

由于产房没有准备新生儿气管插管的器械，无法对新生儿进行气管插管，我果断为孩子进行口对口呼吸。新生儿太小了，人工呼吸时，稍有用力过度，就会发生肺泡破裂，我小心地一口一口把氧气送到新生儿的肺，新生儿的胸部有节律的微微隆起。这样反反复复抢救了近三十分钟，孩子面色及周身皮肤颜色渐转红润，四肢肌张力也恢复，最后终于发出了哭声，大家也跟着欢呼了起来。我把婴儿送到儿科监护病房继续进一步的治疗后，才长长地舒了一口气。

可没想到的是，孩子的母亲在剖宫产后送至监护室后发生了大出血。妇产科朱莲萍医生闻讯赶到监护室，原来产妇因子宫收缩乏力，胎盘剥离面血窦未能有效闭合，大量的血液从宫腔内涌出，瞬时浸红了病床，产妇泡在血泊中，血压只有55/35 毫米汞柱，心率 150 次 / 分钟，处于严重失血性休克状态。

情况异常危急，时间就是生命。朱医生赶快展开抢救工作，立即在产妇腹部按摩宫底促进子宫收缩，直肠放置米索前列醇、静脉滴注足量的缩宫素、肌注卡前列素氨丁三醇。摩方医护人员也赶来开放多路静脉输液通道，快速扩容。朱医生一直在坚持按摩子宫，并把产妇送到手术室，如果产妇继续出血，将准备切除子宫。血库及时送来了血液，鲜红的血液犹如生命之泉，快速地输入患者的体内，监护仪显示着产妇血压逐渐回升、心率慢慢下降至 100 次 / 分钟，产妇之前湿冷的手开始回暖，尿量增加，血常规报告血红蛋白也在回升。

朱医生仍持续按摩着产妇下腹部，时间一分一秒地过去，朱医生的努力显了奇效，1 小时后产妇的子宫收缩成球，活动性出血停止，生命体征渐趋平稳，大家的脸上都露出了欣慰的笑容，这时朱医生才感到自己的手已酸胀得抬不起来了。随后继续给产妇吸氧、扩容、输血、促宫缩等一系列治疗，产妇病情逐渐稳定。

随后我们中国几位妇产科医生多次到 ICU、儿科病房讨论、调整治疗方案；孩子的父亲也一会儿跑到儿科门外看儿子，一会儿跑到监护室门外看妻子，每次碰到我们，因为语言不通无法和我们交流，但我们能看到这位焦虑的男子眼里闪着感激的泪光。

2 天后产妇转回妇产科病房，又经一周的精心治疗与护理，孩子和产妇都逐渐康复。望着已恢复健康的母亲与活泼可爱的儿子出院时，参与救治的几位中国医生都感到无比欣慰。

看到我们中国医生的努力抢救，摩洛哥医护人员都钦佩地对我们说"très bien（非常好）"，病人看到中国医生也会说"Chinois（中国人）！"这是对我们中国医生的救命之恩和亲情般关怀的无尽感激。

"肌"如丝线断，仁医"指"点焕新章

汤红伟

第 162 批援摩洛哥中国医疗队拉西迪亚分队骨科
上海市嘉定区中心医院

2015 年的 6 月，摩洛哥的拉西迪亚，阳光炽烈，空气中弥漫着斋月的庄重与宁静。一天，推开急诊室的门，一名 50 多岁的男子瘫坐在长椅上，左手血肉模糊，伤口深可见骨。经过检查，我很快诊断出患者为左食指、中指深浅屈肌腱完全断裂，断裂的肌腱如断弦般蜷缩在血肉中，必须立即进行肌腱吻合手术，否则手指将永远失去运动功能。

然而，此时的摩洛哥正值斋月，医院里的医护人员和所有虔诚的穆斯林一样，严格遵循传统，白天不吃不喝。经过一天的坚守，他们已经疲惫不堪，无力完成这样一场精细的手术。手术需要安排到第二天，但时间不等人——患者来自交通极为不便的偏远小镇，他在路上颠簸了 8 个小时赶到医院，又耗费几个小时在医院内完成各项检查——距离受伤已经过去十几个小时。伤口长时间暴露，极易感染，时间每拖延一分，术后并发症的风险就增加一分。看着患者满是希冀的眼神，我和队员们没有丝毫犹豫："这台手术全由我们中国医生来做。"

手术室里，气氛紧张而凝重。我担任主刀，麻醉医生祝义军和助手李强在旁协助。考虑到斋月期间病房护理资源紧张，祝义军决定采用臂丛麻醉，让患者在术中和术后保持清醒状态，减少术后的医护难度。

在小心翼翼对伤口进行清创止血后，关键的肌腱断端吻合术开始了。无影灯下，我的镜片上微微泛起雾气，断裂十几个小时的肌腱早已缩进组织里，寻找断端极为困难。医生只得做 Z 形切口，一点点扩创，仔细寻找。时间一分一秒地过去，我的腰早已僵直，汗珠顺着脊背滑落，在无菌服上晕开深色痕迹。终于，断裂的肌腱被比发丝更细的缝合线重新连接了起来。

当患者原本僵硬的手指能够顺利弯曲和伸直时，手术室内的紧张气氛瞬间消散。医生们长舒一口气，长时间手术带来的身体酸痛，也刹那间感觉减轻了不少。

手术结束后，摩洛哥的医护人员也纷纷围拢过来，与中国医生一一握手致谢："Merci! Mon Ami（谢谢朋友）！"患者看着打好石膏的左手，眼中闪烁着感激的泪花。他用右手高高竖起大拇指，不停地重复着："Vive la Chine（中国万岁）！"

这简单的几个字，让在场的中国医生们心中一暖，这一刻，他们的职业使命感得到了最好的回应。

无影灯下的智慧与勇气

沙小苹

第 196 批援摩洛哥中国医疗队总队长
上海市卫生和健康发展研究中心

在摩洛哥塔扎的暮色中，晚霞染红了天际，而中国援摩医疗队塔扎分队的驻地却亮着不眠的灯光。这里，一场与时间赛跑、与死神较量的手术正在紧张筹备中。手术台上躺着一位 106 岁高龄的老人，她的股骨粗隆间骨折，让这场手术充满了未知与挑战。

这位 106 岁的老人曾是家中的顶梁柱，年轻时健步如飞，如今却因一次意外摔伤，导致股骨粗隆间骨折，痛苦地蜷缩在病床上。她的每一声呻吟，都像重锤敲击在中国援摩医疗队队员们的心上。

高龄患者的髋部骨折，往往被称为"人生的最后一次骨折"，若不及时手术，老人可能永远失去重新站起来的机会，甚至会面临褥疮、肺炎等并发症的威胁。但手术的风险同样巨大。高龄、超高龄老人的心、肺、肝、肾功能均已严重衰退，能否承受住麻醉和手术是一个巨大的问号。然而，塔扎医院的医疗设备简陋，心功能评估仅靠心电图和心超，肺功能检查更是无从谈起。

面对患者家属眼里闪动的希冀和被紧紧攥住的双手，来自上海市浦东新区人民医院的中国援摩医疗队骨科医生张爱敏陷入了深深的思考。他紧急组织会诊，并凭借着自身临床经验评估患者能否耐受手术。考虑到患者的年龄，张爱敏在设计手术方案时充分考虑了手术时长，尽可能地缩短手术时间，减少术中出血和术中创伤。由于当地的手术器械与国内有所不同，为保证手术顺利、高效进行，张爱敏还在术前充分预演了手术过程和器械的使用方法。

然而，困难还远不止于此。此次手术的关键设备——C 臂机（透视机），已经瘫痪了整整 14 天，这让本就如履薄冰的治疗方案更加惊险。面对一个又一个难关和挑战的袭来，即使是拥有丰富临床经验的张爱敏，依然感受到了前所未有的压力。

在焦急而漫长的等待后，C 臂机终于得以修复。晨光熹微中，张爱敏再次核对手术方案，争分夺秒做好术前准备。手术室里，无影灯投下冷白的光晕，张爱敏与摩方医疗团队紧密配合，展开了一场与时间的赛跑。当地的手术器械相对简陋，手术难度大大增加。凭借着多年的临床经验，张爱敏灵活调整手术策略，最大化地发挥每种器械的作用。

麻醉、牵引、复位、固定……虽然摩方器械护士的配合并不熟练，但张爱敏并未受到影响，他始终保持高度集中，术中每个步骤都精准无误。1 小时后，这台由张爱敏独自操作的高难度手术顺利完成，骨折复位固定非常满意，老人的生命体征平稳，中摩双方悬着的心终于放下。

术后清晨的第一缕阳光洒进病房，老人原本因疼痛紧皱的眉头已舒展开来。见到张爱敏走近，她颤巍巍地抬起手，用当地语言轻声道谢，指尖的温度传递着真挚的感激。2 天后，老人恢复良好，顺利出院。撒哈拉的风掠过医疗队驻地飘扬的五星红旗，塔扎分队驻地的灯光依然昼夜长明。

"通过这次经历，我更加坚信，无论身处何地，只要心中有爱、有责任，勇于面对挑战，充分准备，就没有克服不了的困难。我将继续以饱满的热情和专业的技能，为摩洛哥的人民提供优质的医疗帮助，同时也在这片异国他乡，书写属于自己的医者篇章。"在医疗日志上，张爱敏郑重地许下了这份承诺。

这场手术，不仅是对张爱敏技术和勇气的考验，更是对中国援摩医疗队使命与责任的诠释。在设备简陋、条件艰苦的异国他乡，中国医者用仁心仁术，书写着跨越山海的生命答卷。他们不仅是"白衣天使"，更是"民间大使"，用行动诠释了"一带一路"倡议下中摩友谊的深厚情谊。

当器械的局限遇见智慧的锋芒，当文化的差异化作协作的桥梁，中国医者用他们的坚守与爱心，点亮了无数摩洛哥人民的生命之光。在这片距离上海一万公里的非洲大地上，中国援摩医疗队用他们的行动，让"一带一路"的友谊之花绽放。

（瞿乃婴　整理）

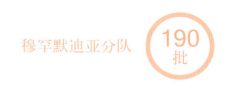

医者仁心 大爱无疆

李一婧

第 190 批援摩洛哥中国医疗队穆罕默迪亚分队针灸科
上海中医药大学附属曙光医院

中摩两国，心手相牵，
援摩医疗，五十周年，
白袍当身，仁心映照，
岁月铭刻，情谊永存。

沙漠之中，医者仁心，
精湛技艺，共筑健康，
不畏艰苦，守护生命，
中国医生，医德高尚。

传统文化，中医宣传，
针灸科普，推广理念，
活动盛况，交流热烈，
中国名片，当之无愧。

援摩之路，信念如磐，
大爱无疆，医者风范，
团结协作，共铸辉煌。
中国医疗，世界共赞。

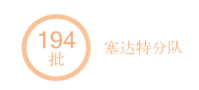

聚散离合总关情

张建海

第 194 批援摩洛哥中国医疗队塞达特分队麻醉科

上海市第一人民医院

2023 年 9 月 26 日，晚风轻拂，即将结束援助任务的我在宿舍中沉浸于对过去两年在摩洛哥的工作和生活的回忆中。每一个新朋友的面孔，每一件经历过的事情，都在我的脑海中一一浮现。突然，电话铃声划破了夜的宁静，是中心手术室的麻醉护士扎卡里亚打来的。他焦急地告诉我，有一个急诊患者情况复杂，需要我过去帮忙，我毫不犹豫地答应了。

当我到达手术室，却发现并没有急诊手术，连扎卡里亚的影子都没看到。突然，他从我背后出现，用一句"Surprise（惊喜）"让我大吃一惊。他手里拿着两张卡片和一件衣服，告诉我这是他为我准备的离别礼物。他准备的礼物分别是两封中英文的离别感谢信和一件印着我名字的摩洛哥男足国家队队服。当我拆开信封，看到熟悉的中文，整个人都惊呆了。我问他是如何学会写中文的，他告诉我，他通过上网搜索、求助于懂中文的朋友，花了三个小时才完成这封信。我被深深触动，泪水在眼眶中打转。这就像让我学习阿拉伯语一样困难，中文对他来说无疑是一项巨大的挑战，这份礼物背后所蕴含的心意和努力，让我深受感动。

扎卡里亚是我在摩洛哥援助医院——塞达特哈桑二世医院的一位同事。他平日里略显腼腆，言语不多，与大多数热情奔放的摩洛哥人并不相同。2022 年底，他毕业后加入了我们的医院，起初在临床工作上

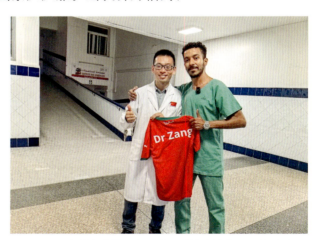

图 17　塞达特哈桑二世医院麻醉护士扎卡里亚临别时送给张建海一件印有"DR Zhang"的摩洛哥国家足球队队服以表感谢

显得有些生疏，但很快展现出了他对知识的渴望和学习能力。记得我们第一次处理急性肠梗阻的急诊患者时，他对麻醉管理还缺乏清晰的思路。通过详细的讲解和实践，他迅速掌握了要点，在第二次遇到同类患者时已经知道该如何准备和处置了。他虽然不善言辞，但对工作中遇到的问题总是虚心求教。随着时间的推移，我们的交流越来越多，话题也从工作扩展到了生活。在交谈中，我得知他出生在美丽的海滨城市——阿加迪尔，每次提起，他总是热情地邀请我们有机会去他的家乡参观。

临走之前，他还悄悄地告诉我，他非常佩服我的一个绝活。我开始有点纳闷，不知道我有啥绝活。他说每次看到我实施腰麻的时候就非常羡慕，动作行云流水，一气呵成。说起摩洛哥援助医院腰麻，我觉得有必要吐槽一下当地的工作条件。在国内实施腰麻一般都会有专用套包，包括无菌手套、消毒耗材、无菌铺巾、穿刺针、镇痛等。但是在摩洛哥第一次操作腰麻的时候确实让我吃惊和尴尬。我清晰记得第一次麻醉时，麻醉护士娜比拉递给我手套后，我打开包装，麻溜地拿起手套之后便把包装纸扔进了一边的垃圾桶。娜比拉赶紧焦急对我说着什么，刚开始法语还不利落，在我们翻译小孙的翻译下才知道，护士说这个不能扔，要作为无菌操作台用。我这才反应过来，原来腰麻操作能用的只有一副手套、一个镇痛、一根单包装的穿刺针，外加3块纱布，甚至只能用手直接抓着纱布完成皮肤消毒。

两年时间说长不长，说短不短。两年时光足以建立起一份真诚而又深厚的友谊。民心相通是"一带一路"建设中"五通"的重要内容。我们医疗队队员除了为当地民众的健康保驾护航，还需履行民间使者的责任，通过我们的点点滴滴、一言一行，力求增进两国人民的交流和互动，促进友谊之花在我们身边盛开和延续。回顾这两年，除了自身完成本职工作，我和摩方同事的交流还是比较多的，闲暇时总是会和他们聊聊工作、生活，对于他们感兴趣的技术会倾囊相授。我与麻醉医生本杰哈，护士长卡里德，麻醉护士扎卡里亚、穆罕默德、娜比拉、汉娜等都结下了深厚的友谊。

民心相通

1975——
2025

民心相通

民心相通

阿特拉斯山下的温情

张一凡

第 64 批援摩洛哥中国医疗队阿齐拉分队内科
上海市松江区中心医院

1997 年 4 月至 1999 年 5 月，我参加了援摩洛哥中国医疗队工作。我们这支由 13 人组成的医疗队，被派驻在阿特拉斯山脉南部的阿齐拉市工作，所在医院是阿齐拉省阿特拉斯中心医院。我是当时所有 12 支中国援摩医疗队中唯一的女性内科医师、医疗队队长，经常负责国内来摩洛哥访问官员、使者的医疗保健工作。每次接到任务，我都要按时赴首都拉巴特的中国驻摩使馆、医疗总队部报到，在多次往返途中，有两件事让我记忆犹新。

颠簸巴士上的"意外之礼"

阿齐拉省地势起伏、重峦叠嶂，交通极为不便。阿齐拉市距拉巴特地图显示 326 公里，实际路程遥远，需一整天。汽车在蜿蜒山路行驶，多 180 度转弯，路段颠簸，危险重重。我每次需先坐大巴到 166 公里外的马拉喀什城，再坐 412 公里火车到拉巴特，中间还得换乘两次出租车。起初，我每次下山胃都"翻江倒海"，晕车呕吐，常来常往次数多了，后来逐渐适应了这种磨炼。

一次，我接到总队部的电话，次日去拉巴特使馆和总队部报到。天未亮我就坐大巴出发，在车厢里闭目补觉。不知不觉天亮了，这时感到肚子提"抗议"了！我从包中取出准备的简单早餐牛奶和饼干慢慢啃了起来。车子经过一段特别颠簸的路，刚进胃的食物直往上冒，我努力压制。这时，旁座异国姑娘发出"PLAS⋯⋯,

PLAS……"的声音，看着她那焦急的神态、苍白的脸色，我感觉到她在要求我什么，但我不明白，只见她急切地伸出手来，这才我意识到她是想要我的塑料袋（法语"plastique"是"塑料袋"的意思），我马上朝她递了过去。可还是猝不及防，从她嘴里涌出来的胃内容物劈头盖脸对着我喷射过来，只感到一股温热感伴随着一阵难闻的气味扑面而来，我反射性地闭上双眼，屏住呼吸，想极力稳住脸部表情不失风度，可是怎么也控制不住翻滚着的胃肠抽搐反应，跟着呕吐起来。原本安静的车厢顿时热闹起来，驾驶员见状赶忙把车停在路边一个卫生间外的水龙头旁，一双双手热情地伸了过来，有帮我擦头洗脸的，有给我擦洗衣服上脏污的，还有不断安慰我的，但我还未缓过气来，这种经过胃液作用后特殊的摩洛哥食物味——平时我们戏称为摩味，实在熏得我喘不过气来，只记得当时场面很难堪，在全车人目视下，我蹲在地上不停地呕吐着……

平静后，看着受指责而沮丧内疚的摩洛哥姑娘，我微笑着说："Pas de problème, pas de problème（没关系，没关系）。"她解下包在头上的那条漂亮的阿拉伯围巾，擦我身上的呕吐物，不停道歉。我阻拦她，虽然身上的衣裙湿透，心中却涌起中摩友谊，完全谅解了她的不得已。到站姑娘下车时，突然拥抱我，还行了贴面礼，这道歉和告别的方式，让我至今难忘。

偶遇出租车上的感恩之声

还有一次，我从摩洛哥首都拉巴特出差回驻地阿齐拉，中途在马尔喀什下了车，准备转乘长途汽车。但刚下火车，便呼地拥上来一群出租车司机。也许见我是个外国人，他们特别殷勤，手中的提包、旅行箱都被"抢"走了。原先担心找车难，现在却变成了无所适从。

来到车站门口，身边围上了更多的司机。我警惕地问去长途汽车站的价格，司机们喊价"五十元""四十元"，我称以前没付这么多，他们见"宰"不了我，纷纷离开，行李也被送回跟前。剩下几位，有的讨价还价，有的试探我愿出的底价。突然，有一位司机提起了我的行李，坚定地说："跟我走吧。"不知怎么地，我竟不由自主地随他迈开了步子，直到上了出租车才回过神来，心想今天估计要挨"宰"了，就当甩"老外"派头当一回"冤大头"吧。

192

司机一边开车一边用法语与我聊天，当他得知我是中国医生时，马上竖起了大拇指连声说："中国人好！中国人勤奋、努力。"这位阿拉伯司机告诉我：他的妈妈由于烫伤住进了马尔喀什哈桑三世医院，在那儿得到了中国医生的精心治疗。中国医生工作耐心周到，医术高超。当时母亲的伤势十分严重，后来转到了梅克内斯烧伤中心，继续由中国医生治疗。现在他的母亲已完全康复。而当他知道我在摩洛哥的贫苦山区阿齐拉省医院工作时，更是感叹万分地说："阿齐拉生活相当艰苦，摩洛哥医生都不愿在那个穷山区工作，你们中国医生却能在那儿为摩洛哥人民服务，真是了不起！马尔喀什的中国医生好！梅克内斯的中国医生好！所有摩洛哥的中国医生非常非常好！我乐意为中国医生服务。"

　　他那真挚的话语，不仅使我消除了原先的顾虑，也让我的心中漾起了一阵阵暖意，虽然我们远离祖国和亲人，但我们播下的友谊种子已生根开花，我们处处都感受到了摩洛哥人民对中国医生的深情厚谊。我要下车了，看到我递过去的几张钞票，司机伸手只取了其中的一张，而我又坚持只收回一张，这是我心甘情愿的。"谢谢，再见！欢迎再到马尔喀什来！"友好的道别声送我走进了长途汽车站。我虽然没留下他的姓名，但我却难忘这位好心的摩洛哥司机。

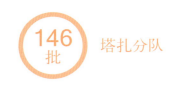

在塔扎叩问生命

蔡　瑾

第 146 批援摩洛哥中国医疗队塔扎分队妇产科
上海市浦东新区人民医院

生命，究竟意味着什么？这是萦绕在我从医岁月里，始终不断探寻的深刻命题。医学之路，本就是一场与生命的深度对话，每一次诊断、每一个治疗方案，都承载着沉甸甸的责任。而十四年前，当我跨越山海，投身于摩洛哥的援外医疗工作时，更是开启了对生命意义的全新认知，尤其是在塔扎省医院，在那个充满挑战与未知的地方，一场惊心动魄的抢救，给了我一个无比深刻的答案。

惊变突临：死神叩响生命之门

那是一个寒冷的冬日，我和往常一样在妇科急诊室里值班。当地时间的下午 4 点多，阳光透过窗户洒在检查台上，我正在给一位患者做 B 超检查，身旁的助手护士认真地帮我翻译着。突然，一阵急促的救护车鸣笛声打破了平静。

车上的医生迅速将一位面色苍白的产妇推进急诊室。我一眼望去，只见产妇处于昏迷状态，左手的补液管不再有液体滴落。这是一位足月妊娠的产妇，腹部形状异常，分成上下两段。我立刻拿起 B 超探头在她的下腹部探查，令人揪心的画面出现了——胎儿还在腹腔内，但是已经没有了胎心。检查后种种迹象表明，这是子宫破裂导致的失血性休克。救护车上的医生也补充说道，乡下医院在产妇宫口开全后加腹压助产，很可能是引发大出血的原因。

情况万分危急，我立即让助产士火速呼叫麻醉手术团队准备手术，并安排备血输血。幸运的是，当天上班的助产士和麻醉团队经验丰富，且对中国医生十分尊重，他们很快与我一起将产妇推进手术室，麻醉师哈森也第一时间赶到了手术室。

命悬一线：手术室里的生死角逐

刚进入手术室时，监护仪显示产妇的血压量不出，呼吸停止，心跳微弱。我让助产士赶紧呼叫重症监护室的值班医生，同时催促麻醉师立即对产妇进行气管插管和颈静脉穿刺输液。同时，安排助产士抽血送血库备血，让手术护士立即洗手上台。

麻醉师询问是否等待监护室医生，我果断拒绝："不能等，先不要给全麻药，我这边先手术，边手术边给药。"此时，时间就是生命，每一秒都无比珍贵，我口中不断喊着"vite! vite（快！快）！"气管插管、呼吸机、补液通道很快建立，心肺复苏的药物也已注入。

划开腹腔，血腹症的惨状立刻映入眼帘。我争分夺秒地吸出腹腔内积血积液约4000毫升，通过探查发现产妇的子宫体左侧斜向右侧子宫下段撕裂，右侧子宫动脉分支活动性出血，胎头还在子宫下段内，胎体却已落入腹腔，胎盘尚未剥离。我钳夹右侧子宫动静脉裂口，血终于止住了。紧接着，娩出胎儿，是个巨大儿。然而在剥离胎盘后，血库的血还未送到。

就在这时，重症监护室值班医生蕾拉赶到了。此时产妇能测出一点血压，心率100次/分，血氧饱和度90%。看着产妇的情况，我陷入了两难：如果切除子宫，出血至少还会有1000毫升，产妇恐怕难以承受；而缝合难度虽不大，但要寄希望于宫缩。最终，我决定缝合右侧子宫下段，结扎子宫动脉，直至左侧宫体，并让麻醉师使用缩宫素。我一边按摩子宫，一边进行宫体注射麦角。幸运的是，产妇的宫缩逐渐恢复了正常。

曙光微现：与死神的艰难博弈

血库终于送来了血，然而却是一袋200毫升的红细胞血悬液和一袋100毫升的血浆，而且产妇的血型 B 型 RH 阴型血，送来的却是 O 型 RH 阴性血，医院里已没有 B 型 RH 阴性血。情况紧急，只能先让产妇输注 O 型血。我负责吸净腹腔内积血和积液，蕾拉和麻醉师则快速加压输血输液。我告知还需要大量输血，蕾拉表示只能向菲斯医院申请，但 RH 阴性血十分困难。我心急如焚，催促她尽快联系。

一袋红细胞悬液和血浆输完后，我完成了关腹。此时产妇的脸色明显好转，经监测血压 80/50 毫米汞柱，心率 130 次 / 分，血氧饱和度 95%，仍处于全麻状态，需要依靠呼吸机维持呼吸，还需要大量输血和输血浆，而且要尽快。麻醉师和蕾拉安慰我，说我做得很好，现在病人情况稳定，可以送去监护室了。

17 点 30 分，产妇被送往监护室。途中，没有呼吸机和监护仪，只有护士拿着氧气袋捏气。到达监护室后，刚接上心电监护，产妇一移动血压就又测不出了，赶忙装上呼吸机，使用升压药，此时血压仅 30/15 毫米汞柱，产妇面色苍白，心率 154 次 / 分，意识逐渐苏醒，开始手脚乱动，出现烦躁。蕾拉赶来，加快补液速度，开启了一路镇静药的输液泵。

我心急如焚，血还没有着落，不敢离开。护士抽取两管血让家属去菲斯医院配血拿血和血浆。我回到办公室，找出两瓶平时储备的代血浆，让护士快速用上。半小时后，血压稍有回升，到了 70/30 毫米汞柱。我匆匆吃了点东西，因放心不下产妇，又回到监护室。代血浆很快输完，可产妇仍无尿液，血压时好时坏，有时甚至测不出。担心再次发生出血，我让护士再次使用宫缩剂。产妇四肢冰冷，我又让护工帮她盖上好几床毯子保暖。

手术结束已经 4 个小时，产妇的情况却再次恶化，血压和心率都测不出了。我心急如焚，准备进行心肺复苏，护士却告知我监护仪可能有问题。我无奈，只能用手搭在产妇的心前区，感觉到心率约 100 次 / 分，但搏动明显减弱，血压依旧测不出。我让护士将升压药滴速加倍，护士表示我已尽力，只能等输血。我打电话给蕾拉，得知菲斯那边的 RH 阴性血也很困难，送来的 O 型 RH 阴性血还需要 2 小时才能到医院。那一刻，我满心焦虑，担心产妇挺不过这一晚。

奇迹降临：生命的顽强逆袭

终于，在夜里 11 点，血来了！4 袋红细胞悬液，其中 2 袋是 O 型 RH 阴性血，

2 袋是 B 型，还有 4 袋血浆共 1200 毫升。我让护士赶紧将红细胞悬液和血浆输上，观察了半小时后，产妇的生命体征似乎稳定了些。

早晨 7 点，处理完妇科夜间送来的两个急诊手术后，我立刻又去看望那位产妇。血已全部输完，产妇的血压、心率、血氧饱和度、尿液趋于正常，脸色也红润了些。我叫来蕾拉，告知她还需要输血及血浆。9 点，血再次送来。我让护士快速输注，输完后检查血常规和出凝血时间。产妇生命体征终于平稳，我悬着的心也终于放下了。那一刻，我知道我们从死神手中夺回了产妇的生命。

第三天，这位产妇的气管插管可以拔除了。第四天，产妇苏醒了，她拉住我的手，亲吻了一下，指着天空说了句阿拉伯语。护士翻译说，她在感谢我。那一刻，我心中满是感动与欣慰。回到病房，那天参与抢救的麻醉师和助产士都在上班，都对我竖起大拇指，称赞我工作出色。麻醉师哈森感慨道："以往这样严重的病人都难以存活，那天要是你我有一人退缩，这病人肯定没救了。"

这次抢救，是我在摩洛哥医疗援助生涯中最难忘的经历。它让我深刻体会到医者如履薄冰、战战兢兢的心境，这是对生命的敬畏，也是我们作为医者的使命。在这片异国的土地上，我们用医术和爱心，守护着每一个宝贵的生命，也见证着生命的顽强与奇迹。

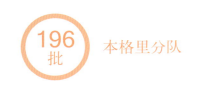

老朋友

刘雪萍

第 196 批援摩洛哥中国医疗队本格里分队妇产科
上海市普陀区利群医院

"Bonjour, vieil ami（你好，老朋友）。"

"Trop content, enfin contacté（太高兴了，终于联系上了）。"

当通过微信视频联系上彼此，阿西斯和我院骨科主任赵椰枫（第 152 批援摩洛哥中国医疗队的队员）激动得热泪盈眶。

而我，作为第 196 批援摩洛哥中国医疗队队员，能为延续这段跨国友谊付出努力，也感到幸运和自豪。

时间回到 2011 年，第 152 批援摩洛哥中国医疗队的队员成了本格里这座城市仅有的外国人，其中就有我院骨科主任赵椰枫。那时，但凡日常生活中缺点什么物资，都要驱车 1 小时到摩洛哥南部的马拉喀什地区采购，而且驻地还没有接通网络，与国内家人联系都需要支付昂贵的长途电话费。

好客的阿西斯一家给赵主任和队员们的生活带来了一抹亮色。阿西斯在本格里经营着一家小咖啡馆，经常邀请队员们去他们家做客，虽然他家并不富裕，但他还是用"古斯古斯""塔吉锅"等当地传统名菜热情招待队员们，请队员们品尝香醇意式咖啡、教队员们练习日常法语，或多或少减轻了队员们的思乡之情。

忙碌中、期盼中，两年时间过去了，赵主任和队员们圆满完成了任务返回国内。因为当时通信设备落后，他们与阿西斯断了联系，但对阿西斯的牵挂却如醇厚的摩洛哥咖啡所留下的余味，使人久久难以忘怀。在接下来的十年里，赵主任曾委托前几批援摩队员打听阿西斯的现状，但由于种种原因，未能取得联系。在我和厨师杨雪梅出发援摩前，赵主任找到了我们，托我们再次寻找阿西斯一家。

我们一下班就拿着赵主任给的照片和大概位置去寻找。

本格里虽然不大，但因为十多年了，照片里的人和环境都有了很大变化，我们只能拿着照片到处打听。半个多月里，走了十几条街，向无数人询问过。

功夫不负有心人。终于，我们在一位摩洛哥人口中打听到了阿西斯一家的消息。原来，阿西斯一家经营的咖啡馆在几年前关门了，现在全家人没有收入，只能靠卖地为生。我把这个消息告知赵主任，当他和老队员们得知阿西斯家庭生活现状后，便委托我们新队员向阿西斯一家捐款，赞助他购买智能手机，并教会他使用微信。阿西斯在学会使用微信的第一时间，就与老队员们进行视频通话，画面连接起来的那一刻，他们有如看到久别的亲人，激动之情溢于言表。

阿西斯依然像过去那么热情，邀请我们到他家做客，我们也准备了具有中国特色的礼物相送。虽然换了"新面孔"，但深厚的友谊依然被保留下来、不断发芽、生长出新的枝蔓，代代相传。

中国医疗队本格里分队的老朋友不只阿西斯，还有赛伊达和她的家庭。2022年赛伊达因 HPV 感染阳性，宫颈活检病理显示"CIN II级"，被卡萨布兰卡的私人诊所医生告知为妇科癌症，她不相信这个结果，放弃在私人诊所就医而求助援摩洛哥中国医疗队。队伍里专科医生认真分析了她的病理报告，认为目前只是癌前病变，为她进行了一场小手术，术后第二天便让她回家休养。一周后复查时，医生告知她情况良好，并无大碍。至此，赛伊达一家提着的心终于落地。

2023 年 11 月，我作为妇科医生再次为赛伊达进行定期的常规妇科术后随访，检查结果显示一切正常，赛伊达紧紧地拥抱着我，不停说着"Merci beaucoup（谢谢）！"

国之交在于民相亲，民相亲在于心相通。时差、距离、语言，这些都无法阻碍中摩两国的友谊升华、文化互通。在我们身边发生的许多"神奇的故事"，诉说着两国人民之间接续的友谊和援助者们尽心尽责的接续守护。作为援摩队员，我们深知自己是中摩友谊历久弥坚的使者，不仅肩负着医疗服务的任务，更有责任传递"无私奉献、大爱无疆"的精神。

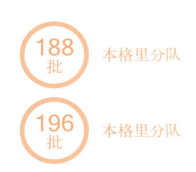

民间盛开的友谊之花

刘　峰

第 188 批、第 196 批援摩洛哥中国医疗队本格里分队妇产科
上海市普陀区妇婴保健院

　　中国援外医疗队在摩洛哥的工作，既是医疗援助的体现，也是中摩两国民众友谊的桥梁。医疗队队员们在日常生活中，通过与当地民众的真诚交往，书写了一个个感人至深的故事，这些故事不仅展示了两国人民的深厚情谊，也生动诠释了民间外交的独特意义。

与少年阿明的深厚情谊：从医疗援助到心灵相通

　　2024 年 3 月 19 日，正值摩洛哥斋月期间，援摩医疗队秉持着对当地宗教传统的尊重，怀揣着对民众的深切关怀，开启了一次特别的走访。这一次，队员们前往少年阿明的家中，为他们送上节日的慰问。而这温暖的一幕，缘起于一次球场上的邂逅。

　　阿明是一名 18 岁的高三学生。白天，他在校园里汲取知识；夜晚，便在面包店挥洒汗水。每日忙碌结束后，他总爱到球场，在那片绿茵之上放松身心。他生性热情又充满好奇，初次见面，便主动与我攀谈起来，透露着想要跟我学习英语的心愿。他兴致勃勃地向我介绍摩洛哥的风俗，讲述自己在学习上的拼搏，眼中闪烁着对知识的渴望，仅仅一次交流，我们便迅速拉近了距离，还添加了 WhatsApp 好友，友谊的种子悄然种下。

　　自那之后，我为阿明检查视力，又为他患有高血压的母亲提供药物支持。这些小小的举动，如同涓涓细流，不断滋养着我们的友谊。为了表达感谢，他们一家邀请医疗队去他家做客一同吃开斋饭。在伊斯兰文化里，于斋饭意味着中国人的年夜饭，我们有幸融入这一传统，收获了满溢的温暖。

当医疗队队员踏入他的家门，屋内已弥漫着开斋饭的诱人香气。阿明的母亲和姐姐带着质朴的笑容，将精心烹制的菜肴一一摆上桌。传统的古斯古斯，颗粒饱满，混合着羊肉与蔬菜的醇厚香味；酥脆的油炸糕点，色泽金黄，点缀着香甜的蜂蜜，散发着甜蜜气息。这些美食，每一道都承载着摩洛哥家庭对节日的珍视，以及对贵客的热忱。

围坐于餐桌旁，阿明的眼睛里闪烁着兴奋的光芒，率先打开了话匣子。他自豪地谈起自己在学校的优异成绩，话语中满是对知识的执着追求。紧接着，他又兴致勃勃地介绍家乡如火如荼开展的教育扫盲活动，描绘着家乡人民对提升文化素养的热切渴望。而他母亲在清真寺学习阿拉伯语的经历，更是为队员们揭开了当地文化教育的独特一角。她讲述着在清真寺里，与姐妹们一同诵读经典、探讨教义的点滴，眼中流露出对知识的敬畏与热爱。队员们听得入神，时而提问，时而点头，在交流中对摩洛哥文化有了更深层次的理解。在这温馨的氛围里，美食传递着情谊，话语加深着了解。大家一边品尝着美味佳肴，一边分享着生活中的趣事。队员们也讲述了中国的节日习俗，从春节的阖家团圆到中秋的赏月吃饼，引得他们一家阵阵好奇与赞叹。

后来，得知阿明生日将至。医疗队决定为他庆生，大家精心制作了生日蛋糕，还准备了一本英阿字典，希望能助力他追求学业的梦想。生日那天，看到我们带着礼物出现，他眼中满是惊喜与感动。这个简单却温馨的庆祝，深深触动了他的内心。在之后的日子里，阿明开始学习中文，还通过 WhatsApp 给我发来一条中文信息："你是我的朋友。"这句质朴的话语，承载着两国人民之间深厚的情谊，也让我们真切地看到了跨文化交流所绽放出的美好光芒。

球场上的故事：文化交流的天然场所

援摩医疗队的队员们在业余时光里，会到足球和篮球场上搭建起与当地民众沟通的情感桥梁，让跨文化交流在这里演绎出动人篇章。

每当训练的哨声响起，我总会走进那片充满活力的球场。当地孩子们的目光瞬间被吸引，他们欢呼着，雀跃着，像一群欢快的小鸟，迅速将我团团围住。"中国有什么好玩的地方？""你们的科技很厉害，是怎么做到的？""中国人平时都吃些什么？"一连串充满好奇的问题，如灵动的音符，从他们口中跳跃而出。这些问题，源自他们对遥远东方国度的无限遐想，饱含着对中国的浓厚兴趣。

医疗队队员们凭借着流利的英语与法语，化身知识的传播者。耐心地解答着孩子们的每一个疑问，从雄伟壮丽的长城，到繁华现代的上海陆家嘴，再到热气腾腾的饺子、香气四溢的火锅，将中国的风土人情、科技成就、生活百态娓娓道来。同时，还拿出手机，向孩子们展示精心拍摄的中国照片与短视频。照片中，故宫的气势磅礴，引得孩子们惊叹连连；短视频里，高铁风驰电掣般穿梭在大地之上，让孩子们的眼睛里闪烁着好奇与向往的光芒，欢呼声此起彼伏。

在这一来一往的交流中，孩子们记住了中国医生，更在心中勾勒出一个立体而鲜活的中国形象。他们对中国的发展与文化的兴趣愈发浓厚，眼神中满是探索的渴望。这种在日常生活场景中的频繁交往，让中摩人民的友谊在不经意间生根发芽，愈发真实、自然，宛如潺潺溪流，润泽着彼此的心灵。

民间外交的启示：友谊的种子在日常中萌芽

中国医疗队在摩洛哥的援助历程，生动诠释了民间外交的独特价值。从为少年阿明检查视力、赠送字典，到球场上与孩子们的亲密互动，再到共享开斋饭的温馨时刻，医疗队队员们用真诚与行动，传递着中国人民的善意与友好。这些日常故事，见证了中摩两国人民传统友谊的深厚根基。

民间外交与高层外交不同，它更直接地融入普通民众的生活。中国医疗队的经历表明，医疗援助不只是技术的输出，更是民心相通的重要纽带。通过医疗帮扶、教育交流和文化互动，中国与摩洛哥人民之间建立起了坚固的联系。这一联系不仅为当地民众带来了切实的帮助，也为未来中摩关系的持续发展筑牢了根基。

在"一带一路"倡议稳步推进以及援外医疗六十周年的时代背景下，这些鲜活的故事正是两国人民合作共赢的生动缩影。对每一位医疗队队员而言，他们不仅是救死扶伤的白衣天使，更是中摩友谊的见证者与传播者。正如阿明学会的那句"你是我的朋友"，这份跨越国界的友谊，必将在岁月长河中茁壮成长，绽放出绚丽的花朵。

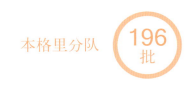

从医患到朋友

左 亮

第196批援摩洛哥中国医疗队本格里分队普外科
上海市普陀区人民医院

在跨越万里的援摩医疗工作中，我们攻坚克难，全力以赴，有挑战，有收获，每一个温暖和感人的瞬间都在激励着我们前进……

医者仁心，解除摩洛哥患者的病痛

忙碌的上午门诊终于告一段落，我简单地用完了午餐，正准备稍作休息时，门诊手机铃声突然响起。我立刻接起电话，里面传出护士紧张的声音："医生，有位患者手部受伤，情况比较紧急，您能否来门诊一下？"

我匆匆赶回门诊，看到穆罕默德（化名）满脸痛苦和憔悴，右手掌红肿得像个馒头。他一见到我就急忙用左手托起右手掌，焦急地叙述了事情的经过。原来，两天前他处理家中的仙人掌时不慎被刺伤，当时以为只是小问题，简单处理了一下就没再关注。没想到这两天，手掌越来越红肿，疼痛也越来越剧烈，还能感觉到某个地方有异物感，怀疑刺还残留在里边，已经严重影响到了他的睡眠。

我仔细观察了他的手掌，红肿的范围相当广泛，触痛明显。为准确诊断，我建议穆罕默德进行超声检查，以便更清楚地了解情况。当我帮忙联系超声科时，得知检查医生已经下班了（周五下午因为宗教原因他们休息），最早下周一才能安排检查。

这时，穆罕默德的儿子带着一个仙人掌过来，他告诉我就是这个仙人掌刺伤了他父亲，当时他除去了留在外面的大约一半的刺。这个仙人掌刺有6—8厘米长度，硬度也比较强。掌间隙的感染因为张力的原因很容易造成坏死，严重时甚至会截肢！所以，必须马上安排取出异物、减压引流！

我向患者说明病情并获手术同意后，立即联系手术室，却被告知外科专职护士已下班且不接诊急诊。我再次强调情况紧急，最终护士同意开放手术间，但要求我自行承担巡回及洗手护士的工作。

术前准备完毕后，我先于肿胀起始明显处切开，排除脓血，并未发现异物，于是从肿胀另一端切口做"对口"引流。切开掌心处后脓血张力性喷出，我仔细寻找，终于在掌屈肌下方找到异物并顺利取出！术后我建议患者应用抗生素治疗并注射了破伤风针！患者病情得到有效治疗，一再表示感谢！

在这里的医院，这类情况屡见不鲜。患者的焦虑痛苦与我作为医生的责任感交织，然而生活习惯与制度的不同让我常常束手无策。但我深信，通过我们积极的工作态度和以患者为中心的医疗理念，能逐步改善这一现状。我们的医疗援助不仅是技术与资源的支持，更是心灵的慰藉与希望的传递。愿这份跨越国界的爱心与努力，为摩洛哥人民带去健康与希望。

因地制宜，竭尽所能造福当地患者

我发现当地肛瘘患者较多。因为当地医院手术前的相关检查比较缺乏，没有肛门镜、软质金属探条及切割所需皮筋等，所以对于判断肛瘘内口位置有一定困难。

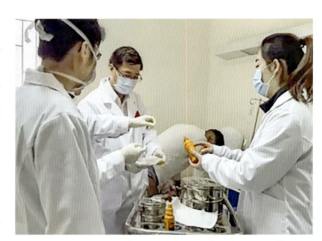

为解决这种"巧妇难为无米之炊"的情况，我和援摩医疗队的队员们不断钻研业务，就地取材，利用手术手套边缘制作皮筋，骨科骨针制作探条，用探条与指检结合确定瘘管走向，用丝线与自制皮筋结合通过瘘管

图18　与护士一起给复杂高位肛瘘手术病人换药

等方法，成功实施多例瘘管部分切除＋挂线术手术，获得当地患者的一致好评。

我们通过创新治疗技术与手段，联系实际、巧干妙用适宜技术解决当地多发病，为摩洛哥民众带去健康福音。

温暖感人，中摩好友情谊深厚

来摩转眼已经一年多，这一年来我在本格里哈姆纳省立医院外科开展工作，工作内容以外科门诊、急诊和手术为主要内容，参与各种医疗援助、保障任务、义诊等。病种涉及外科各亚专科疾病，胃肠、胆道、甲乳、血管、腹壁疝、体表肿块，及各种感染性疾病等。

努力工作使我深得摩洛哥患者与同事的信任，因为工作上认真、可靠，手术室外科专职护士拉吉普多次和我说，我是他见过的最好的中国医生之一。在这一年中，我结交了不少当地的朋友，有次一位摩洛哥朋友邀请我去他家做客，那时还是夏天，白天的气温高达 44 摄氏度。这位朋友的家里没有空调，也没有电风扇。他向我们介绍，在摩洛哥大部分家庭都和他家一样。自来水也是稀缺资源，需要小心翼翼地"滴"着用，在手术室用水经常也是"滴"的流量。尽管如此，他们乐观向上、勤劳勇敢的精神让我深受感动，这种精神让我更加珍惜现在的生活和工作，也激励我不断努力、不断进步。

医学不仅是一门科学，更是一门艺术。它要求我们不仅要关注疾病本身，更要关注患者的身心健康和社会背景。在未来的工作中，我将更加注重与患者及其家属的沟通与交流，努力为他们提供更加人性化、个性化的医疗服务。只有当我们真正站在患者的角度思考问题时，才能赢得他们的信任和尊重，也才能真正为中摩友谊作出贡献，更好地实现医疗队的价值和使命。

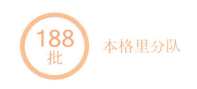

在摩洛哥托举新生命

曹正珺

第 188 批援摩洛哥中国医疗队本格里分队妇产科
上海市普陀区人民医院

在异国他乡，每一个平凡的日子都可能蕴藏着不凡的意义。那个初夏的日子，对我而言，正是这样一个充满挑战与温情的回忆。我作为援摩洛哥医疗队的一员，刚迎来了难得的休班时光。然而，清晨的宁静却被一通突如其来的医院电话打破，电话那头，翻译罗健的声音中带着一丝紧迫，传达了副院长迫切的请求——他们急需中国医师的专业协助，以应对一位情况极为特殊的孕妇，为她进行剖宫产手术。

没有丝毫的迟疑，我迅速整理好行装，驱车直奔医院的产科门诊。

随着医院大门缓缓开启，一股紧张而有序的气息扑面而来。在产科门诊内，我们见到了那位亟待救援的孕妇。通过细致的病史询问，我们了解到这是一位剖宫产术后仅 5 个月便再次妊娠的孕妇，其身体状况极为复杂。诊断结果显示，她面临着瘢痕子宫、过期妊娠以及妊娠合并肥胖的严峻挑战，每一项都预示着手术将伴随极高的风险。进一步的超声检查更是让我们心头一紧，胎儿的体积远超常规，存在巨大儿的可能性，这无疑为手术增添了更多的不确定性和难度。

面对如此棘手的病例，摩洛哥当地的医师表现出了高度的谨慎与深深的担忧，他们经过慎重考虑后，建议将患者安全转往医疗条件更为完备的上级医院接受治疗。然而，这位孕妇出于对母爱的本能坚持和对孩子生命的深切渴望，表达了强烈的意愿，希望我们能够为她进行手术。在这样的情境之下，我们的介入不仅承载着对一个脆弱生命的紧急拯救重任，更是中国医师高超的专业技能与崇高的职业操守的生动体现。

时间紧迫，在翻译罗健的鼎力协助下，我们与孕妇及其家属展开了深入的交流，详尽阐释了手术的风险与必要性，最终赢得了他们的充分理解与明确同意。各项术前检查后，我们及时制定了手术方案及详尽的风险应对预案。在此过程中，分队长给予了我们坚定不移的支持与精准的指导，确保手术团队以最佳状态迎接即将到来的挑战。

在手术进程中，尽管事先已进行了周密的准备，但实际情况的复杂程度仍然远远超出了预期。盆腔广泛粘连、子宫收缩乏力等突发状况接踵而至，对手术团队的技术与心理素质提出了严峻考验。然而，这些难题被逐一克服，手术成功完成，母婴平安。

术后，仅隔数日，产妇身体状况显著好转，顺利出院，为这次紧张而充满挑战的救治画上了圆满的句号。

几天后，医院再次向我们发出了邀请。原来是医院的副院长因工作调动即将前往另一所医院任职，医院特意为他举办了一场欢送会。他诚挚地希望我们能够出席，以便在离别之际向我们表达他深深的谢意。欢送会上，副院长的话语温暖而真挚。他感谢我们在休息时间仍然愿意伸出援手，为紧急患者进行手术；感谢全体医疗队队员在他任职期间给予的支持与帮助；更感谢我们用精湛的医术为摩洛哥人民带来健康与希望。他的话语中充满了对中国医师的敬意与感激，也寄托了对中摩友谊长存的美好愿望。

在这个充满挑战与机遇的时代，真正的友谊显得尤为珍贵。我们带着全中国人民的友谊种子，在这片遥远的土地上不断播种、灌溉、培养。只要心中有爱、有责任、有信念，友谊之花定能在摩洛哥这片热土上生生不息、绚烂绽放！

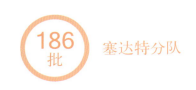
危难之处显身手，
同舟共济一家人

马 珏

第186批援摩洛哥中国医疗队塞达特分队妇产科
中国福利会国际和平妇幼保健院

2020年2月22日下午5点，妇产科值班已忙碌了一个白天，身体就像泄了气的皮球一样松软下来，准备返回食堂开始晚餐，补充能量继续奋战。突然，"Urgence! Venir（急诊！快来）！"随着助产士的紧急呼叫，值班的我第一时间赶到产房，了解到这是个顺产后出血的病人，虽然摩洛哥助产士已经给予了相应的止血治疗，但是效果不佳。一看到产妇身下那大摊的血块，根据在国妇婴工作多年的经验，我立刻予以加强宫缩治疗，但常规的处理并未奏效，此时产后出血量达到1000毫升。我当机立断，决定入手术室全面检查，必要时手术止血。

一接到警报，来自复旦大学附属耳鼻喉科医院的麻醉科李杰医师晚饭吃了一半，饭碗一推急忙赶到了抢救现场。李杰医师技术过硬，一到现场，立马进行生命体征的监测与维护，当麻醉护士抽血失败时，他从容不迫，驾轻就熟地选择穿刺颈静脉，成功抽取了第一套血送检。

在助产士的协助下，我迅速检查了产道，排除了胎盘残留和产道撕裂等病因，确认了产后大出血的原因——子宫及宫颈的收缩乏力。可是针对性的处理效果不佳。突然，"哗"地一下，又有一阵大约300毫升的鲜红色血液喷涌而出。整个子宫松得就像个布囊袋，瘫软着，血就好像水龙头大开一样流着！说实话，看到这状况，我当时心里是很焦急的，因为在上海，在国妇婴，这种情况下我会立即给予宫腔水囊填塞压迫止血，整个操作只要5—10分钟就起效了。而现在却是在摩洛哥，连较好的宫缩剂都没有！怎么办？出血已经1500毫升了，当下只有一条路可走：手术止血——子宫缝合捆绑，无效则行子宫切除控制出血！

虽然决策很快，可一想到切除产后子宫，我心里还是有些忐忑的，因为在上海我从来没有做过产科的子宫切除，它比妇科的子宫血供更加丰富，更紧急，手术损伤风险也大。可是血哗哗不停在流的产妇，根本没有让我有迟疑的时间。在强有力的麻醉支持下，我迅速进腹，捆扎子宫，同时让台下护士和李杰医师帮忙呼叫支援。

医疗队里来自复旦大学附属妇产科医院的杜雪寒医师一接到警报就迅速赶来支援，二话不说马上洗手上台，这无论在技术上还是精神上都给了我莫大的支持。尽管做了各种努力，可是手术台上的病人的出血仍在继续，已经接近2000毫升了，不能再等，立刻切子宫！

这边手术迅速开展。与此同时，复旦大学附属肿瘤医院外科的廉朋主任接到呼叫，了解情况后，深知我们产科手术室器械匮乏、条件简陋的困难情况，立即去外科急诊手术室借了全套的手术器械，只为了让手术能够快速而有效地进行。身为队长的复旦大学附属中山医院外科许雪峰主任得知消息后，也主动跑来关心手术情况，并且宽慰我："放心大胆做手术抢救病人，我和廉教授在旁辅助合作，随时待命上台！"他还带来了翻译田宇东，在台下与摩洛哥护士确保对接沟通畅通，让我能安心且专心于手术。大家的支持给我吃了一颗定心丸，在全力做手术的同时，也充分感受到了来自团队的温暖和力量。

考验接踵而至——医院血库没有备血！医院B型血只备有一袋早已输完，现在血报告出来，血色素只有5.6克！产妇家属虽然已去卡萨买血，可一来一回要两个多小时。医院里只有O型血，怎么办，输不输？这对我们麻醉师李杰是一个极大的挑战和考验！我们知道给B型血病人输O型血，这只是教科书上的理论。在医疗条件简陋而艰苦的摩洛哥，溶血反应有风险，但是大出血的患者不能获得及时输血的风险尤甚！李杰医生当机立断，果敢而坚定，"特事特办，输！"说实话，在场所有人都为他捏一把汗，也为产妇祈祷，希望大家一起共渡难关……

终于，手术在大家的保驾护航下顺利结束了，产妇出血止住了！产妇生命体征稳定，也没有出现输血反应。我们成功了！

这时，我突然感到胃内一阵抽搐。这才想起，连带抢救，我已整整10个小时滴水未进！是体内的肾上腺素一直支撑着我，待手术结束，患者转危为安，我也从紧张的情绪中松弛下来时，这股强烈的饥饿感如龙卷风般席卷而来。

补充完整病史记录，下好医嘱，安顿好产妇后，我回到食堂，没想到更大的慰

209

藉和惊喜扑面而来。我们的厨师罗会山师傅，已经为我准备了可口的夜宵——热气腾腾的面条和精心煎制的荷包蛋，而复旦大学附属华山医院的骨科张超医生还特意送了我一个红苹果，以此表达对我的这个患者平安的祝福！

面对大家的关怀、帮助和支持，我只有两个字，就是"感动"，秉承医院的创办人宋庆龄先生全心全意为妇女儿童服务的宗旨，我深刻体会到了这种精神的力量。在摩洛哥，在异国他乡，我们是一个"Equipe Chinoise（中国团队）"。

时隔多年，每每回想起当时抢救过程中的一幕幕，我仍难掩激动的心情。我们是同舟共济、相亲相爱的一家人，我们携手并进，一同历经风雨；我们相互合作，不断突破自己，危难之处大显身手，不辱援摩使命！

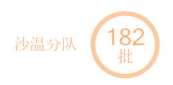

我们爱中文

周金婕

第 182 批援摩洛哥中国医疗队沙温分队重症医学科
上海市第二人民医院（原黄浦区中心医院）

来到沙温的第三个月，尽管我们在行前已经接受了长达大半年的法语加强培训，然而在这里的生活、工作中，语言仍然是我们面临的最大的挑战。当地人主要说阿拉伯语，摩洛哥当地的医护人员为了帮助我们理解，不厌其烦地把病患的主诉翻译成法语。但由于我们的法语水平有限，常常仅能捕捉到宛如歌唱般流淌的法语长句中几个反复出现的关键词。沟通往往需要配合丰富的脸部表情和肢体动作。这种沟通方式让我们备受打击，也略感焦虑。

我们分外思念远在天边的法语老师们，但是困难摆在眼前，不能退缩。队友们开始抓紧工作中的每一次机会主动和摩洛哥医护人员交流，下班后也主动找有空的摩洛哥医护人员聊天，以加强听说能力。这时我们发现，其实摩洛哥医护人员也有自己的"小心思"——他们想学中文。从小面包车上粘贴的汉字，我们早已感受到摩洛哥人对中文的热爱。

于是，一个互利共赢的想法诞生了：我们想学法语，他们想学汉语，大家一拍即合，那就找个地方正式开班学习吧!

院方领导闻讯非常支持，特别安排了一间宽敞舒适的会议室供我们学习使用。

大家兴致勃勃围坐在一起，首先由摩洛哥医护人员教我们自我介绍和日常交流，一开始队友们都还有些腼腆，渐渐地，发音越来越大声，表情越来越自然。

然后由我们教摩洛哥医护人员拼音和常用短语。由于我们已经有一定英、法语的基础，上手相对比较容易，而中文对摩洛哥医护人员来讲完全是零基础，他们学得非常认真，做好笔记，一遍遍尝试发音，队友们也耐心地帮他们纠正读音，共同

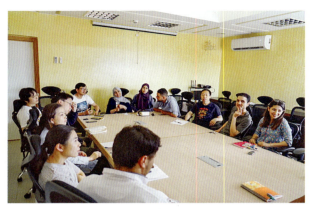

图 19　参与率超高的语言互学课堂

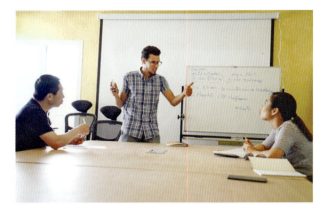

图 20　语言互学课堂

进步。

　　不知不觉间，两个小时很快过去了。队友们本以为课程即将结束，没想到摩洛哥医护人员主动要求教我们一些最基础、最常用的阿拉伯语。太有心了！

　　一直到饭点，大家才依依不舍地告别，并约好了下次学习的时间。在这个小小的教室里，汉语、法语、阿拉伯语，这三种美丽的语言，宛如一首歌，交织在这里，回响在我们耳畔；更似一座桥，把我们每个人的心联结在了一起。

　　感谢这段经历，让我们在异国他乡找到了学习的乐趣和友谊的温暖。感谢摩洛哥医护人员的无私帮助和热情教学，让我们在语言的海洋中畅游，共同书写着这段难忘的故事。

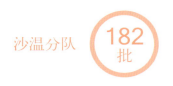

那些令人感动的瞬间

沈东杰

第 182 批援摩洛哥中国医疗队沙温分队普外科
上海交通大学医学院附属瑞金医院卢湾分院

　　2019 年 2 月 22 日，我随中国援摩医疗队来到摩洛哥沙温地区，开展为期两年的援外工作。除了圆满完成援外任务，医疗队还有一项重要的身份：中国驻摩洛哥大使馆领保联络员单位，承担着保护派遣国及其国民的权利和利益的职责。沙温是摩洛哥 5A 级景区，是游客来摩洛哥必去打卡的景点，伴随着免签，中国游客来摩洛哥旅游人数激增，游客患病、外伤、水土不服等频繁发生。医疗队承担着中国游客和侨民在摩洛哥的医疗服务和健康咨询，只要他们找到我们中国医疗队，我们一定尽全力帮助他们，使国人在摩洛哥的健康有了保障，感受到祖国的关怀无处不在，展现了中华民族互帮互助、团结一心的良好形象。其间发生的很多感人故事，至今还历历在目。

故事一：煤气无情人有情

　　2019 年 4 月初的一个清晨，我接到急诊的一个电话，大概意思是来了 4 个中国学生，要我们中国医生过去帮忙。我叫上几个队员急忙冲向急诊，原来是 4 位在英国留学的女大学生，结伴来摩洛哥玩，住在镇上的旅馆内，其中一位起床出现头晕后摔倒，下巴磕破了，血流不止，旅馆老板和其他几个学生一起把她送了过来，做了紧急的清创缝合处理，我追问了病史，女大学生早上起床后出现头晕，其他几个学生也都有不同程度的头晕，好像闻到了煤气味，我们几个医生顿时都明白了，

213

原来是吸入了煤气导致的头晕，我们冷汗直冒，还好没有把门窗关死，否则后果不堪设想。处理完伤口，我们让医院给几位学生吸了会儿氧气，直到头晕明显好转，我们厨师还为她们准备了粥和包子，这是她们来到摩洛哥吃到的"最丰盛美食"。最后，我们关照了伤口的注意事项，才让她们回去。4个大学生非常感激，庆幸在这里遇到了中国医生，还发了朋友圈表达感激。

故事二：200公里连夜转诊

记得2019年8月的一天，一位中国导游用轮椅推着一位中年阿姨来到我们队里寻求帮助，原来是这位阿姨在爬山时不慎摔倒，右腿骨折，不能走路，当时离我们医疗队比较近，于是导游就送到了我们这里，拍了X片，确诊是骨折，需要手术，但阿姨只相信中国医生，不肯让摩洛哥医生手术，但我们队里没有骨科医生，一下子就犯难了。我们想到了离我们200公里外的塔扎队有骨科医生，于是征求阿姨意见，阿姨立马同意，于是我们跟塔扎的骨科医生汇报了这个情况，对方二话不说，爽快地答应了接诊，于是让旅行社紧急联系了可以平躺的车辆，连夜把病人送去塔扎医疗队，开了4个多小时的车，凌晨1点终于到了塔扎医疗队，骨科王医生一直未睡，王医生问了病史，看了病人X片，判断可以暂不手术，先行石膏固定，病人非常感激，庆幸选择了中国医生，庆幸相信了中国医疗队，病人回国后，为了表示感谢，还给我们送了锦旗。

故事三：中国医生人到病除

12月的沙温已经进入雨季，缺乏阳光的普照，骤降的气温让人有些不适应，尤其是夜晚，更是寒风瑟瑟刺骨。一个雨夜，凌晨一点多，一阵急促的电话铃声响起，"urgent，urgent（紧急、紧急）……"还没等我从睡梦中完全清醒，电话那头已经是"嘟嘟嘟"的挂断声。来不及思索，披上厚棉服就直冲到了急诊。急诊室里密密麻麻挤满了人，原来是一名中国游客在睡梦中突感浑身乏力且直冒冷汗，家属和导游不知所措，第一时间就想到了这里，因为这里有中国医生，就是那么简单的理由。躺在病床上的她虚弱不堪，但当看到我们走进诊室的时候，我能感觉到她眼中闪现的那一丝希望的光芒。我们问起了发病的情况、发作的时间、发病可能的诱因，包括既往史都一一询问，并快速联系摩洛哥急诊医生给她吸氧，监测心率、血氧，检测血压、血糖，检查心电图……当看到生命体征和各项检查结果都正常时，我们医务人员、患者本人、患者家属、导游悬着的心都通通放了下来。"没事就好……可能旅途太疲劳，可能是水土不服……回国后好好检查下……"一番解释、叮嘱后，原本焦虑紧张的患者也大大舒了一口气，心慌症状也明显改善。吸氧、补液、观察了一整夜后，患者已能步行回酒店，又开启了之后的旅程。

有时治愈，常常帮助，总是安慰，这就是我们医生的作用。而远在海外援助的中国医生，更能给身处异国的中国患者带去心灵上的那一抹宽心，那是一份亲人的感觉，是一份温暖的体贴。

其实像这样的故事，还有很多很多。从 2019 年 2 月到摩洛哥沙温地区工作以来，我们医疗队已经陆续接诊帮助中国游客 100 余人次，中国务工者 30 余人次。只要他们找到我们中国医疗队，我们一定给他们提供免费诊治、医疗咨询、药物治疗。这里也很感谢摩洛哥的医护人员，因为只要拿出中国护照，所有的诊疗费、检查费一律全免。这就是我们三十八年来所有在摩洛哥沙温穆罕默德五世医院工作的医生留下的宝贵财富——摩洛哥人民的爱戴、中摩两国深深的友谊吧！

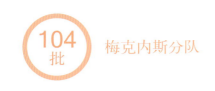

梅克内斯的新生

朱允菊

第 104 批援摩洛哥中国医疗队梅克内斯分队妇产科
上海交通大学医学院附属瑞金医院

　　二十年前，我作为一名妇产科医生，带着肩上沉甸甸的使命，远赴摩洛哥，抵达了这座具有悠久历史的城市——梅克内斯。在这座被誉为"摩洛哥的凡尔赛"的古城里，我深刻感受到这个国家的文化厚重与人民的淳朴。然而，目睹了当地医疗资源的匮乏与众多家庭无法获得基本医疗服务的现状，我更感到自己任务的艰巨。梅克内斯虽然不如马拉喀什般热闹，但因其古老的皇家建筑群而别具一格。 城市中那辉煌的麦地那古城墙、宏伟的巴布曼苏尔门以及穆莱·伊斯梅尔皇宫，将我带入一个似乎远离现代化的时空。那些古老的石砖和雕刻精美的拱门，仿佛都在诉说着一个古老文明的辉煌。 然而在这些历史遗迹之外，我却发现，许多家庭难以获得基础医疗的支持，这里的孕产妇在生育过程中面临着重大的风险与挑战。

　　妇产科是一项对设备和药物要求极高的科目，而在梅克内斯医疗资源却极其有限。产科病房不仅缺少基本的产科仪器，甚至连像产钳、胎心监测仪（CTG）、胎头吸引器等设备也十分稀缺。一次急诊中，一位高龄产妇被送来医院，她有严重的妊娠高血压，我们评估后认为必须立刻进行剖宫产。但手术室的供氧设备不稳定，且麻醉药剂量不足，甚至连输液泵也只有一台能正常运转。我们只能手动控制输液速度，为她注射少量麻醉药物，同时分配有限的氧气，全程密切监控她和胎儿的生命体征。手术室中，我和同事在昏暗的灯光下小心翼翼地操作，这场手术考验着我们所有人的耐心与技能。庆幸的是，手术成功完成，当新生儿第一声啼哭响起时，我忍不住和同事相视一笑，那一刻的喜悦让我铭记至今。

　　摩洛哥的语言以摩洛哥阿拉伯语和柏柏尔语为主，尽管在官方和医疗行业中法语和英语也被使用，但许多梅克内斯的患者只能用阿拉伯方言表达他们的需求。刚开始援助时，我与患者的沟通障碍导致误解频发，有些妇女无法准确地描述自己的不适症状，甚至难以准确回答产前问诊中的关键问题。幸好，我的摩洛哥同事们总是会热情地帮忙，将每位产妇的话细致地翻译成法语，让我能够精准理解患者的需求。

有一次，在助产过程中，一位母亲在经历了一段困难的生产后，哽咽地对我说："Allah ybarek fik。"我当时并不理解这句摩洛哥方言的含义，经过当地同事的解释，我才明白这句话意为"愿真主赐福于你"。那一瞬间，我深深体会到语言背后那份浓厚的情感。我意识到，作为医生，医者仁心的力量常常超越了语言的障碍，传递给患者的关怀是真正的桥梁，帮助我们跨越了文化的鸿沟。

在援助的过程中，我也有幸体验到摩洛哥当地丰富的文化和节庆。摩洛哥的"麦拉维节"是一年一度纪念先知穆罕默德诞辰的节日，当地居民会穿上传统服饰，街道和市集被装饰得五彩缤纷。一次，我被一位刚分娩的母亲和她的家人邀请参加他们的节庆聚会。那天晚上，他们准备了丰盛的摩洛哥佳肴：塔吉锅里炖煮的羊肉和蔬菜香气扑鼻，配上酸甜的柠檬和橄榄，令人垂涎。还有一种叫"巴斯蒂亚"的酥皮馅饼，层层酥皮中裹着甜咸交织的鸽肉、杏仁和肉桂，既香脆又带有丰富的香料气息，让我至今难忘。

宴席间，主人将一杯杯热腾腾的摩洛哥薄荷茶递给我，甜香的薄荷在口中萦绕，让人精神焕发。听着主人讲述他们对生活和信仰的敬畏，我深切地感受到摩洛哥人对生活的热情与虔诚。作为医生，虽身在异国，但那份对生命的敬重是如此相似，这种跨越文化的共鸣让我倍感温暖。

回国后的一段时间，我的生活逐渐恢复了平静，但援摩的经历却在我的记忆中挥之不去。偶尔的深夜，还会接到从摩洛哥打来的电话，接通以后，电话那头传来一种既陌生又熟悉的声音。那是我熟悉的摩洛哥阿拉伯语，伴随着些许颤抖或轻柔的问候，让人立刻想起那片土地上那些熟悉的面孔。

那些在梅克内斯的岁月不仅仅是一段援助的旅程，更是我对医者仁心的再一次认知与升华。这里的医疗环境远比国内艰苦，但也正是这种艰苦条件让我体会到医生职业的真谛。每当在缺少器械和药物的情况下完成一场手术，帮助一位母亲顺利分娩时，那份自豪和感动就油然而生。这种满足感也让我更加坚信，医学不只是技术，更是一份沉甸甸的责任与无私的奉献。

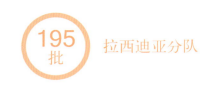

术后的掌声

顾彦洁

第 195 批援摩洛哥中国医疗队拉西迪亚分队妇产科
上海市长宁区妇幼保健院

"Dr Gu，C'est ma famille，svp，faites une cesarienne，j'ai plus confiance dans les medecins chinois（顾医生，这是我的家人，请您帮她手术，我更信任中国医生）。"

"Comme vous le savez，C'est placenta praevia central. C'est très risqué. Je ferai de mon mieux pour assurer la sécurité de la mère et du fœtus（您知道，这是中央型前置胎盘，风险非常大。但是我一定尽力保障母婴安全）。"

在回答她的时候，2023 年 2 月习近平总书记给第 19 批援中非中国医疗队队员的回信中的话回响在我心中——你们"既是救死扶伤的白衣天使，也是传递情谊的友好使者"。

经历了一年的援摩工作，我更加清晰地认识到，要以扎实的临床能力、责任心来赢得当地人民的友谊。

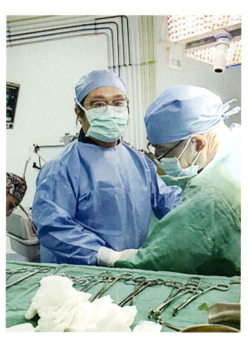

图 21　与护士一起完成术前准备

手术前的准备

为了保障这类高危孕妇的母婴安全，我花了 30 分钟做了一系列的准备工作：与麻醉医生沟通，提前准备术中可能用到的药物；与器械护士一起准备手术器械，从一堆缝线中找出没有过保质期的；并预备了产钳和导尿管（替代止血扎带）。

218

手术中的惊险时刻

中央型前置胎盘的产妇，由于胎盘堵住了胎儿出生的道路，且胎盘血流丰富，一旦出血将非常汹涌，一般需避开胎盘娩出胎儿。但打开腹腔后发现，如同我术前超声的诊断一样，整个子宫前壁下段均覆盖胎盘组织，要娩出胎儿，必然需要打开胎盘；一旦打开，出血汹涌将如同水管放水一般。此时，我抬头跟助手说："我们的动作一定要快，请配合我。"摩方助手回答："是，是，是。"但当我打开宫腔、胎盘、放入产钳让他固定时，发现他居然手滑，改变了产钳方向，把胎儿由头位转为了横位。

那一刻，时间仿佛静止了一秒。看着他惊恐的眼神，看着胎盘哗哗地出血，我的行动已经超过了思考——取出产钳，单手探入宫腔，内倒转重新复位胎位，按压宫底使胎头下降暂时压迫止血，重新放置产钳，娩出胎儿、胎盘。这一系列的动作在1分钟内完成，但这1分钟后我已经一身冷汗。剪断脐带，清理新生儿呼吸道，听到洪亮的哭声，我才放心将他交给助产士。

手术后的掌声

尽管在拉西迪亚落后的山区经常缺少药品和器械，但我们能够找到相应的替代品：没有昂贵的欣母沛和卡贝，就用Oxytocina配合米索前列醇少量多次地给药促进子宫收缩。没有宫腔填塞的纱布和球囊，就用B-lynch和CHO缝合来帮助胎盘剥离面止血。在缝合止血的过程中，由于电压的不稳定，手术室内两次短暂断电。或许是在看到之前手术过程中的凶险以及中国医生的冷静和果断，原本习惯于叽叽喳喳的那群观摩的实习医护也安静有序地出入手术室，帮助沟通，恢复电力。

手术结束后，我听到了手术室里响起了掌声，助手跟我说："Bon travail, Dr Gu, Vous vous comportez comme un professeur aujourd'hui（干得好，顾医生，您今天的表现好像一个教授）。"我微笑着回答他："Avec vous, cette opération est bien（和你们一起，这台手术才能这么棒）。"

回国后的感悟

短期回国的一个月里，方院长教导我说："一定要记得你在那里工作，就是代表中国医生的形象，要好好干！"我想，援摩医疗工作受到各级领导的充分重视，而我能在当地母婴安全阵地展现中国医生的风采，不辜负党和组织的嘱托，继承前辈的传统，收获当地人民的信任和友谊，这真好！

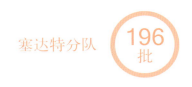

跨越一万公里的锦旗

高堪达

第 196 批援摩洛哥中国医疗队塞达特分队骨科
复旦大学附属华山医院

尊敬的援摩洛哥中国医疗队姜允琦队长、高堪达医生：

你们好！

我是一名在摩洛哥的中国华人厨师。写这封信时，我满怀感激之情，想要感谢你们在我生病期间给予的支持和关心。

9 月 26 日，我在工作中不小心扎破了手，起初我以为几天就会好，但随后的肿痛让我感到不安。面对语言障碍和医疗环境的陌生，我倍感恐惧。正当我绝望之际，通过朋友的介绍，我联系到了您们。姜队长，您及时了解我的病情，并表示一定会尽全力帮助我，让我感到了一丝温暖和希望。

感谢高医生在您外出时，及时接手我的治疗。高医生耐心细致地分析了我的病情，并立即为我安排了手术。手术的过程虽然漫长，但高主任精湛的医术和专注的态度让我心安。手术后，您更是每天通过视频关注我的恢复情况，给予我无微不至的关怀。

在这段艰难的恢复期，正是因为有你们的支持和帮助，我的手指得以愈合，避免了截肢的风险，减轻了我和家人的焦虑。你们的无私奉献和大爱无疆让我深受感动。

感谢你们为我们华人群体的健康保驾护航。祝愿你们在今后的工作中一切顺利，也希望有更多的华人能够得到你们的帮助。

衷心的感谢！

此致

敬礼

李先生（化名）

2024 年 10 月 20 日

　　第 196 批援摩洛哥中国医疗队塞达特分队近日收到一面锦旗，随附一封感谢信，在这面"漂洋过海"12000 多公里的锦旗上写着"至善至美，尽职尽责"八个大字，感谢信篇幅虽然不长，但语言质朴，字里行间饱含着一位患者对医生的感恩和敬意。

　　故事要从 2024 年 10 月说起。卡萨布兰卡一家餐厅的主厨李先生在清洗螃蟹时不慎被夹伤左手食指。起初，他并未在意，简单处理后便继续工作。然而 3 天后，他的手指开始明显红肿，疼痛难忍。在当地诊所简单处理后，李先生的病情不仅没有好转，反而向左前臂蔓延，夜间疼痛加剧，还伴有低烧。

　　心急如焚的他来到卡萨布兰卡一家私立医院，医生的话让他如坠冰窟：感染严重，需要立即住院治疗且费用高昂，更糟糕的是，可能保不住手指。这对于一位靠双手谋生的厨师来说，无疑是晴天霹雳。就在绝望之际，李先生通过当地华人朋友联系上了中国援摩医疗总队的翻译毛茜老师。毛老师立即将情况转告给第 196 批援摩洛哥中国医疗队队长、复旦大学附属中山医院骨科医生姜允琦。姜队长随即联系了队内来自复旦大学附属华山医院骨科的高堪达医生。

　　高医生详细了解病情后，立即决定为李先生诊治。经过仔细检查，李先生被确诊为左手示指感染（化脓性腱鞘炎可能）。为防止感染进一步恶化，高医生当天加班为李先生进行了清创手术。在局部麻醉下，高医生彻底清除了脓腔和感染灶，松解屈指肌腱，并延期进行创面关闭。

　　手术成功是第一步，术后护理同样充满挑战。李先生需要每天换药，但往返于卡萨布兰卡和塞达特之间的时间和经济成本让他难以承受。为此，高医生多方联系，找到了一位摩洛哥整形外科医生，并详细了解卡萨布兰卡的医疗情况，为李先生开具了所需的医用耗材和药品处方。在接下来的日子里，高医生通过远程指导，帮助李先生在当地诊所完成换药，并指导、鼓励他加强手指屈曲—伸直功能锻炼。

222

近一个月后，李先生手指感染得到控制，伤口完全愈合，手指的主动和被动功能也得到极大改善。

看着重新恢复灵活的手指，李先生激动不已。他特意请国内的朋友制作了一面锦旗，并附上感谢信，亲自送到塞达特医疗队。"谢谢高医生保住了我的手指，这对一名厨师来说太重要了！"李先生握着高医生的手，声音哽咽。

这面跨越12000多公里的锦旗上，"至善至美，尽职尽责"八个大字熠熠生辉。高医生看着锦旗，内心充满感动。他深知，这不仅是对他个人的认可，更是对中国援摩医疗队全体医护人员的肯定。

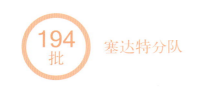

在摩洛哥遭遇地震

张建海

第 194 批援摩洛哥中国医疗队塞达特分队麻醉科
上海市第一人民医院

2023 年 9 月 8 日深夜，摩洛哥马拉喀什大区遭遇了一场 7.0 级的强烈地震，这场突如其来的灾难牵动着无数人的心。尽管时间已过去一年多，但那晚的惊心动魄仍历历在目。我们塞达特分队的队员们都能清晰地感受到那种震撼。回忆起那一刻，依旧让人心有余悸。当时，队员们几乎都未入眠。我正坐在电脑前整理资料，突然感觉到桌子在撞击墙壁。起初我以为是桌子不稳，但震动的频率越来越快，我意识到不对劲，立刻起身，发现整个房间都在摇晃，伴随着令人不安的吱嘎声。"地震！"这个念头在我脑海中一闪而过。得益于出发前的应急培训，我立刻冲出房间，大声呼喊："队员们，地震了，快下楼！"我的声音在三个楼层间回荡，大家在短短一分钟内都聚集到了楼前的院子里，彼此诉说着刚才的惊魂一刻。不久，我们看到摩洛哥的同事、患者和家属也都聚集在医院停车场，紧张而担忧。

队员们的手机搜索显示，国内媒体已经报道了摩洛哥地震的消息。我立刻向总队长报告了情况，并报了平安。同时，我们也得知地震震源距离马拉喀什 82 公里，而距我们塞达特分队所在地大约 250 公里远。

半小时后，确认安全无虞，队员们陆续回到宿舍。我第一时间联系了塞达特卫生厅的哈迪尔·穆罕默德先生，询问他当地的情况。第二天早晨，通过新闻报道，我们得知这次灾难造成了近 3000 人死亡，超过 5000 人受伤，其中大部分是重伤。面对这样的伤亡数字，队员们在工作群中纷纷表示愿意为灾区人民尽一份力。当天，我主动联系了当地医院和卫生厅，表达了我们医疗队参与救援工作的强烈愿望。

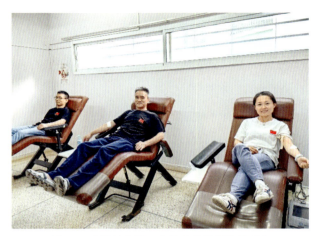

图22 塞达特分队3名队员为地震伤员献血

作为医务人员，我们深知伤员救治过程中需要大量血制品。考虑到平时工作中血制品的短缺，我们决定在当地献血，以实际行动支持灾民救治。2023年9月11日，我、大厨严以鸿、妇产科医生周珑等人来到了哈桑二世医院的输血科，完成了献血。输血科的同事们对我们进行了病史询问和血压测量，以确保我们符合献血标准。值得一提的是，摩洛哥的献血量为450毫升，远超过国内的200毫升。特别是周珑医生，尽管体重刚刚达标，摩方同事都劝她放弃，但她坚持

并成功完成了献血，她说来到摩洛哥时间不长，但是这里的人民真诚友善，作为医疗队的一分子，非常期待能为他们提供更多的帮助。大厨老严同志，我们队里的老大哥，也是一名资深党员，他的行为一直激励着我们每一个人。不管是出发之前的承诺，还是在摩洛哥两年的点点滴滴，都践行着一名老党员、一个老大哥的榜样作用，为我们分队提供了坚强的后勤保障。

地震之后，队员们都表达了对摩洛哥人民深厚友谊的珍视。在他们面临危难之际，我们理所当然要伸出援手，尽我们所能去帮助他们。同时，在援摩工作即将结束之际，我们也希望能为当地人民献出自己的一份爱心。所以，我们几位队员对于献血的决定非常支持，毫不犹豫地卷起衣袖。这在异国他乡，在援外任务期间，在摩方百姓不幸受灾的情况下，对我们每个人来说意义重大，这不仅象征着中摩两国人民之间血脉相连的深厚情谊，也是我们对此次灾情的坚定支持。彼时彼刻，我们每一个队员都衷心希望受灾民众能早日渡过难关，早日重建美好家园。

一次特别的捐赠

周　珑

第 194 批援摩洛哥中国医疗队塞达特分队妇产科
上海市第一人民医院

　　自从 2021 年 11 月踏上了摩洛哥的土地，两年援外任务期间我们就被马路上、巷子里、黄土地上或赤脚、或穿拖鞋，尽情奔跑，活力四射踢足球的孩子们深深地吸引、震撼。走在路上，随时都可以停下，欣赏一场精彩的足球赛，如果足球滚到了某个行人脚下，有可能又会获得惊喜，随时给我们来一组酷炫的颠球动作。这些孩子的活力、热情，让人感动，可是他们脚下的皮球破旧不堪，很多甚至已经无法充气，还有一些孩子只能用

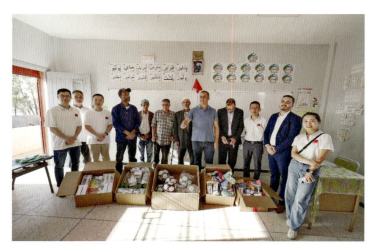

图 23　阿巴萨小学捐赠现场，医疗队队员们与当地
教育局局长和学校员工合影

儿童玩具一样的薄皮气球，但仍然踢得兴致盎然。我们的队长张建海将这一切看在眼里，记在心里，很想帮助这些孩子们，终于在 2023 年即将结束援摩任务之际，通过哈桑二世医院的同事穆罕默德，联系到了当地的阿巴萨小学，于 2023 年 9 月 26 日由他个人出资向这所小学捐赠了各种文具和体育用品。

　　当我们第一次进到这所小学的时候，完全惊呆了。这所位于马路边的小学，外观甚至像一座废弃的工厂，简陋的围墙里只有三间平房，走近之后听到里面孩子清脆而又响亮的读书声，才感受到这确实是所学校。

　　捐赠当天，塞达特教育局长法里德·本拉马赫先生、校长阿苏里先生早早地在门口迎接我们，学校的老师，以及一些学生家长也来了学校。还记得当天大家热情

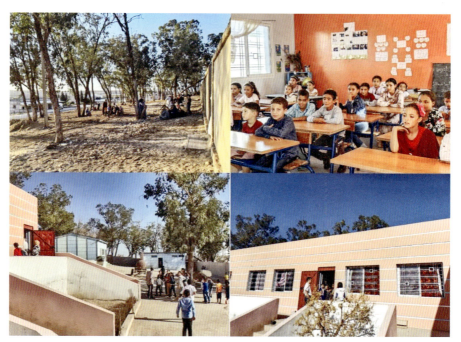

图24　阿巴萨小学校园环境和学生上课的景象

与我们握手拥抱的场景，可爱的孩子们则或好奇地或害羞地看着我们，心中充满爱意。

　　一切就绪后便开始了捐赠仪式。捐赠仪式由摩方麻醉护士穆罕默德先生主持。他首先简单介绍了本次活动的意义，并一一介绍了出席活动的人员。接着，局长和校长先生对这次捐赠活动表达了由衷的感谢之情，从孩子们和周围老师的眼神中都可以看出，大家都非常开心、充满了感激。最后，张建海队长表达了发起本次活动的缘由，着重强调了孩子是国家的未来、是国家的希望，希望可以通过自身有限的力量，帮助到更多的孩子，为加深中摩友谊贡献自己的绵薄之力。

　　捐赠仪式结束后，为了提高孩子们的卫生保健知识，我们还特意安排了卫生健康科普知识讲座，包括《心肺复苏（CRP）》《七步洗手法》和《创伤止血和包扎》，课堂气氛活跃，孩子们发言踊跃。因为在医疗工作中了解到很多当地孩子会得流感、腹泻等传染病，所以我向孩子们讲授了如何正确地洗手，告诉孩子们洗手的重要性，孩子们活泼可爱，争先上台演练洗手步骤。最后，张建海队长向孩子们介绍了《创伤止血和包扎》，因为当地孩子经常光脚或穿拖鞋在沙土地和马路上奔跑、踢球，受伤流血几乎不可避免，讲到如何包扎处理伤口，孩子们听得津津有味，并积极举手提问。整场科普讲座气氛都非常活跃，从孩子们眼中看到了对科学知识的渴望。

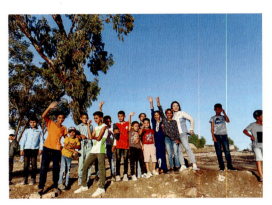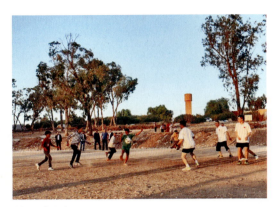

图 25　别开生面的足球比赛

随后，在学校外面的沙土足球场上，我们的男队员们还和摩洛哥小朋友们进行了一场别开生面的足球比赛。比赛中，这些老男孩和小男孩们一起奔跑、流汗，积极拼抢，孩子们绕场一周雀跃欢呼，呐喊助威，气氛热烈。

当天直到夕阳西下，这场特殊的捐赠终于画上了圆满的句号。在夕阳下，孩子们拥有了新的足球，尽情挥洒他们的开心，这里每一滴汗水，都是晶莹剔透的；每一步奔跑，都是全力以赴的；每一刻出脚，都是激情四射的；每一轮防守，都是尽职尽责的。摩洛哥足球实力雄厚，上一届世界杯就取得了四强的佳绩，大家开玩笑说有朝一日说不定有那么一位摩洛哥足球明星回忆起童年时代和中国医生们的那场特殊的足球比赛。我们也真心希望这份爱心可以流传，在孩子们心中种下希望的种子，为中摩友谊添砖加瓦。

小邻居

刘红炜

第 127 批援摩洛哥中国医疗队总队长
上海市卫生健康委员会（原上海市卫生局）

2004 年，有幸随代表团到摩洛哥作短暂慰问。

6 月，室外气温很高，烈日炙烤着拉巴特城区的街道，但坐在室内仍感觉阵阵凉意。

这天正在总队部沙龙开会，倦意悄然袭来。忽然，伴随流水似的琴声，传来一阵银铃般的童声合唱！我一激灵，睡意全无，伸长脖子仔细聆听，歌声稚嫩，但齐整悠扬，不紧不慢，有如天籁，打破了周围的宁静……

歌声从何而来呢？当时不清楚，却始终念念不忘。事后有同行的同事问我：你听到了么？好美，真的好美！

不料三年后我重返摩洛哥，禁不住再度回想起当年被美丽童声合唱魂牵梦萦的情景。于是在队部小区周围仔细搜寻，想寻到当年的歌声所在。果然，发现在队部对门的街道上，有一家幼儿园，两扇铁门开面不大，白天紧闭，门扉嵌有黄绿色的卡通图案，童趣盎然。

开始观察起这家幼儿园来。这里一天有两个时段最热闹，一是早上，二是下午，家长们簇拥在门口接送孩子，情景和在国内的幼儿园差不多。

就此萌发了一个愿望，想进入这家幼儿园看个究竟，探究三年前从这里传出的美妙歌声。和孩子们在一起，最能感受到世界的和谐安宁，激发出对于和平的渴望。

数月后，终于有机会走进了这家幼儿园。

那天正逢当地开斋节，忽听幼儿园内传出嘹亮的号角声和热烈的手鼓声，激昂的旋律伴随欢乐的声浪阵阵袭来。我和几位同事再也坐不住了，纷纷向幼儿园跑去。大门半掩着，里面站着一位贤淑文静的女教师，得知我们想参与孩子们的活动，欣然打开大门，热情欢迎。

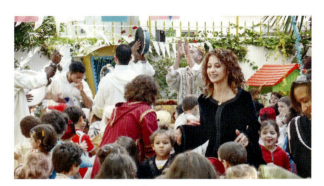

图26　幼儿园老师和孩子们

庭院挤满了孩子和教师，有的打响手鼓，有的吹起喇叭，演奏出独具风情的阿拉伯舞曲。女教师们穿着色彩艳丽的吉拉巴，面带美丽的笑容，随舞曲扭动起曼妙的身躯。

孩子们就更加五彩缤纷了，个个身着具有鲜明民族风格的服装。男孩头上戴着绛红色阿拉伯小平顶毡帽，像小绅士；女孩们的服装更加多姿多彩，个个像大西洋、地中海阳光映照下的花朵。这里的孩子生性可爱，兼有欧洲和亚洲人的外表特征，乌黑浓密的头发和深邃的黑眼睛，鼻梁高高凸起，眼窝上一排又长又密的睫毛，让人爱怜有加。尤其，他们传承了摩洛哥民族载歌载舞的天性，模仿着老师的舞姿，肆意挥洒，婀娜多姿。

舞蹈歌声汇成欢乐的海洋，我们已不知不觉融化其中。

从此和这家幼儿园的老师们熟悉了，成了彼此的好邻居，凡有活动，常会主动邀请我们。

半年后的某个清晨，我们被震耳的音乐声唤醒。门外乐曲声一浪高过一浪。下楼循声望去，好家伙！路边已排起整齐的椅子，搭起色彩斑斓的背景牌，锦旗招展，人声欢腾。一打听，原来今天是孩子们的毕业典礼，一场盛大仪式即将在这里举行。

老师们向我们发出盛情邀请，希望我们也能加入联欢中。

家长们已从四面八方聚拢到这条狭长的街道。老师发给我们每人一张红心状的胸牌，仔细为我们佩戴在胸前，并安排我们在贵宾席的前排就座。

上午10点，联欢会开始。

一位机敏幽默的男主持人邀请家长和孩子做游戏，要求家长们学说绕口令，算是暖场。欢呼声过后，幼儿园大门徐徐开启，仪式大幕正式拉开。一群穿着各国民族服装的孩子们鱼贯而出，他们手拉着手，在老师引导下闪亮登场。孩子们今天的服装实在太丰富多彩了！涵盖众多民族：有非洲的、欧洲的、美洲的、亚洲的，哇——还有中国的！一组男孩戴着罗宋帽，挑着扁担；女孩则穿大红色连衣裙，手持中国折扇，满目全是一色的中国红。

场内突然响起熟悉的中国乐曲，是悠扬悦耳的古筝！孩子们在中国乐曲中翩然起舞。这时翻译得意地告诉我，这是由她提供的。前几日老师突然摁响队部门铃，说要借中国的音乐碟片。翻译二话没说找出了一张，原来就为今天能在这儿派上用处。

也许是老师事先就有了授意，孩子们发现座席中有中国人，便纷纷挥动扇子向我们表示友好，向我们热烈致意。

街巷被欢声笑语掩盖。每队孩子的出场，都会爆发出雷鸣般的欢呼。我再一次被这里的氛围深深感染。置身孩子中间，心灵得以净化，无意间冲散了远离祖国而生出的淡淡乡愁……

看着孩子们，有时也会引来我一丝无以言表的伤感。

记得一次，一名医疗队女队员来总队部，正赶上清晨幼儿园送孩子的时间。幼儿园大门洞开。我对她说：看见没，对面是一家幼儿园呢！她好奇地睁大了眼睛，带着渴望问：我可以进去看看吗？当然可以呀！我肯定地回答。结果，她是哭泣着跑回队部的，回到我身边时还泪流不止。原来面对孩子们天真无邪的小脸，一股母性的温暖在胸中涌动，特别是在老师的引导下，孩子们将小嘴凑在她的面颊上，留下一串天真亲热的吻。激动之下，泪水就这样再也止不住地从眼里流了下来……

记得她对我说过，她的儿子和眼前的孩子一般大，由于爱人也不在国内，为执行援外任务，只好将孩子寄养在了邻居家。望着眼前的孩子，怎能不让她想起自己远在祖国的、同样渴望母爱的孩子呢？

这样的情况，在医疗队还有很多啊。

多少年过去了，忘不了曾经伴随在我们身边的小邻居。它深藏在人生记忆中，有时，脑海还会经常浮现出幼儿园那扇嵌有黄绿图案、洋溢童趣、充满无限生机的大铁门，想着大门内的孩子们，想着他们带给我的无穷欢乐。

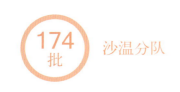

一张难忘的自拍合影

翁 超

第 174 批援摩洛哥中国医疗队沙温分队外科
上海市杨浦区市东医院

那天早上我照例去查房，当查房到一位年轻的男病人床边时，我检查了他的伤口，看到曾经开裂的创面已基本上愈合，告诉他应该很快就可以出院了。正当我要离开时，这位摩洛哥小伙子拉住了我，拿出他的手机，开心地示意要和我一起拍照留念，我点头同意，并且也拿出了自己的手机，我们拍下了那张难忘和珍贵的自拍合影。

为什么说这张自拍合影难忘和珍贵呢？因为这位摩洛哥小伙子是一位胸腹贯穿刀刺伤的患者。在沙温这样条件艰苦的医院里，在中摩医务人员的共同努力下能够挺过手术关、术后感染关、胸腔积液关，营养不良、伤口感染愈合不良关，经过 2 个月治疗终于可以出院了，实属不易。

事情要从 2 个月前的一天说起。那是星期二的晚上 11 点，我接到了急诊室的呼叫电话，说有一个刀刺伤的病人。我一路小跑来到急诊室，只见病人 20 多岁的样子，平躺在床上，情况还算稳定，呼吸略微急促，在其左侧胸部大概第 8、9 肋的位置有一个刀伤伤口，长约 3 厘米，只见一团红色的组织突出于伤口外。

胸片显示左侧气胸，压缩 50% 左右，少量胸腔积液，上腹部局部有压痛。经全科医生介绍，按照病人所说刀的长短，刀刺方向可能会刺入腹部，所以我建议急诊 CT 检查。一个小时左右 CT 检查结果出来了，提示胃部有一个伤口，所以病人明确为胸腹贯穿刀刺伤，需要急诊手术。

由于我们所在的摩洛哥医院没有胸外科医生，而且病人是胸腹贯穿刀伤，病情比较复杂，所以我和摩方的重症负责医生取得了联系，告知他具体病情以及这个病人术后需要进入重症监护室，请重症监护室作好准备。时间紧迫而且手术比较复杂，所以我请我们医疗队的黄朝辉医生帮我一起手术，术前我们对病人手术中可能出现的情况作了详细的预判，制定了手术方案。

凌晨 2 点左右手术开始。全麻气管插管后，我们打开腹腔，证实外突的红色组织是大网膜的一部分，处理后我们回纳了外突的大网膜，进一步探查发现患者的左侧膈肌上有个 4 厘米左右的伤口，同时胃大弯侧前壁处也有一个 3 厘米左右的创口，患者是饱腹情况下被刺伤的，所以腹腔内被胃内容物污染得相当厉害。我们首先关闭了胸腔皮肤上的刀口，然后再缝合了胃部破口，并用大量的生理盐水冲洗了整个腹腔，并再次检查腹腔内无其他异常，最后是膈肌伤口的闭合，由于腹腔内胃液污染严重，腹腔里的液体进入了胸腔，我们吸干净胸腔的污染液体，异常艰难地一点一点地把膈肌的伤口全部关闭。经过艰难的努力，终于在凌晨 5 点成功地完成了手术。术后病人被送到重症监护室并放置了胸管和水封瓶。

进入重症监护室后的第五天，病人病情发生了变化，血常规白细胞升高明显，提示有感染情况，病人呼吸变得急促起来。检查后发现刀口上段出现红肿并有脓性渗出，我给予及时的引流和清创。复查 CT 提示双侧胸腔有积液，伤侧为中度积液，对侧为轻度积液，肝脏右叶下端考虑有脓性积液。摩方重症负责医生提出：病人病情复杂有变化，可能需要二次手术，但本院的重症监护室由于摩方医务人员配备不足不能正常运转需要关闭，建议转拉巴特上级医院。

经院长同意后，病人被转去了拉巴特的上级医院，最终转院失败又被转了回来。面对这样的结果大家都感到非常无奈，而且重症监护室关闭了，病人只能转入普通病房了。虽然如此，我们依旧没有放弃，决定继续尽力开展救治。我们请摩方外科医生以及放射科主任一起读片讨论，经反复 CT 值测定她认为：所谓肝脏右叶脓性积液其实是包膜下少量出血。这样病人暂时排除了需要二次手术的可能性。胸腔积液请我们医疗队呼吸科王永斌医生诊断穿刺，化验结果为渗出液，未检出脓性细胞，考虑是创伤后的反应性渗出液。当为病人做穿刺时，病人看到我一起帮忙搬床、摆体位，他感激地对我竖起了大拇指。通过一系列的相应治疗和营养支持，经过近 2 个月时间，病人逐步好转起来了。虽然病人消瘦了不少，但精神状态非常好，近期我每次查完房他都要对着我竖大拇指。

这位摩洛哥小伙子终于康复出院了，我的心里也充满了喜悦和成就感。在摩洛哥的这两年援助医疗经历，让我们体验到了在异国做医生的不同感觉，也体会到了当地非洲人民朴素的感情。相信这份友谊和这段难忘的援摩工作经历一定会铭刻在我的记忆中伴随我一生。

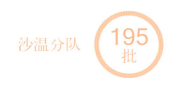

"血浓于水"的斋月

夏振华

第 195 批援摩洛哥中国医疗队沙温分队普外科
上海市杨浦区市东医院

自 2022 年底到摩洛哥沙温省穆罕默德五世医院工作，至今已经 4 个月有余。经过磨合，目前生活、工作逐渐适应，甚至可以说是得心应手了，工作之余我们也在和摩洛哥的同事、病人交朋友，了解他们的文化习俗，努力融入当地的生活。

3 月底迎来了一年一度的斋月，这是伊斯兰教的重大节日，今年的斋月自 2023 年 3 月 23 日开始到 4 月 21 日结束。在这段时间内，全球穆斯林们都要遵守自日出至日落不饮不食不抽烟等习惯。摩洛哥民众绝大多数信仰伊斯兰教，作为虔诚的穆斯林，他们都严格遵守这些传统习俗。

而在每天日落之后，当清真寺宣礼塔唱起颂歌，大家会准备好丰盛的餐饮，和家人团聚在一起，开始享受美食。除此之外，斋月期间，摩方民众还会举办众多形式多样、内容精彩的文体活动，大家一起载歌载舞，欢度佳节。

穆罕默德五世医院不远处就是沙温省文体中心。作为省内最大的体育场馆，在斋月期间，每天晚上彩旗飞舞，锣鼓喧天，举办各种欢庆活动。当地居民的热情好客、精湛的舞蹈音乐、纯粹的体育精神，都在这里展现得淋漓尽致，更让每一位到访者都能深切地感受到这份浪漫与热情。文体中心广场周边有气垫床、蹦床、碰碰车、轮滑、自行车等很多游艺设施，很多孩子在家长的陪同下一起游玩。广场中央搭建起了大型舞台，每天都有歌曲、舞蹈、朗诵等各种演出。而在广场一隅的综合体育馆里，每天都有多场足球比赛。摩洛哥人狂热地喜爱足球，每天体育场内的 5 人制足球赛，球迷们在场边呐喊口号，敲打战鼓，甚至还有燃放烟花等，为自己的球队加油助威，这个声音，隔着几条街都能听到。

4 月中旬的一天，正当队员们在文体中心观看表演的时候，看到了一群医院同事在那里做志愿者，走近一看，原来是沙温省血库在组织民众自愿献血，奉献爱心。

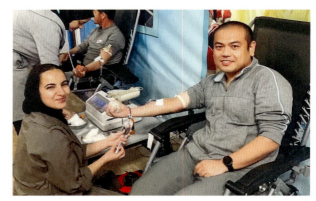

图 27　斋月活动中献血

医院的很多医护工作人员都在那里帮忙，急诊全科医生艾伊门见到我们很热情地上前打招呼，给我们介绍他们在这里做志愿者的情况，艾伊门在做献血前的常规体检，手术室护士贾米拉在做既往史的记录，伊内丝在采血，阿纳斯在做献血后注意事项的宣教……还问我们有没有兴趣在摩洛哥献出一份爱心。

作为外科医生的我，常年工作在临床第一线，时常要抢救危重病人，深知血源在临床医疗中的重要性。很多病人在手术中、手术后，如果能及时输到血，那就有极大可能从死神手中抢回一个鲜活的生命。所以在国内的时候，我也会自发跑到血站去献血。在摩洛哥斋月里碰到这样的活动，我当然也就毫不犹豫地撸起袖子，献出自己的血液。希望自己小小的爱心能帮助到需要帮助的人们，也希望中摩两国人民的友谊能在彼此的交融中源远流长。

明天，你好

陈　弘

第 146 批援摩洛哥中国医疗队塔扎分队麻醉科
上海市浦东新区人民医院

在摩洛哥的塔扎，有一群来自中国的"白衣天使"，他们不仅用医术治愈病痛，更用爱心点亮希望。他们是第 146 批中国援摩医疗队的队员们，远离家乡，跨越千山万水，来到这片陌生的土地，用行动诠释着"医者仁心"的真谛。他们的故事，充满了感动与温暖，也让我们看到了爱的力量如何跨越国界，照亮无数人的未来。

从自卑到自信的蜕变

5 岁的小穆曾经因先天左手佝偻而陷入深深的自卑。他的左手一直呈握拳状，无法像其他孩子一样自如地伸展。随着年龄的增长，小穆逐渐意识到自己与别人的不同，甚至成为同伴们取笑的对象。渐渐地，他变得不爱说话，不愿出门，甚至拒绝去学校。对于一个孩子来说，这样的心理负担无疑是沉重的。

小穆的家人曾试图寻找康复治疗的机会，但在塔扎这样的小城市，康复治疗几乎是一种奢望。即便有，高昂的费用也让这个普通家庭望而却步。于是，他们把希望寄托在了新轮换的中国医疗队身上。然而，当小穆的家人向医疗队的翻译小魏询问是否有康复医生时，得到的答案却是否定的。

小魏，这位曾经的推拿科医师，虽然现在担任翻译工作，但他心中依然保留着医者的责任感。他犹豫了一下，决定亲自为小穆治疗。他知道，这将是一个漫长而艰辛的过程，没有任何仪器辅助，只能依靠双手进行牵拉和矫正。然而，小魏没有退缩。

在接下来的一年里，无论酷暑还是严冬，小魏几乎每天都会为小穆治疗，一点一点地帮助小穆恢复左手的活动能力。日复一日，月复一月，小穆的左手终于能够自如地张开了。虽然肌张力还没有完全恢复，但小穆的脸上重新绽放出了笑容，自信也随之而来，笑声再次充满了这个普通的摩洛哥家庭。

小魏用他的坚持和爱心，为小穆打开了一片新的未来。如今，小穆已经能够和其他孩子一样玩耍，甚至计划在今年下半年入学前班。小魏的付出，不仅改变了小穆的生活，也展现了医者仁心的伟大。

用坚持守护"光明"未来

在塔扎的医院里，曾有一位小女孩因眼部严重受伤而蜷缩在长廊的椅子上，瑟瑟发抖。她的左眼紧闭，长长的睫毛上挂着泪珠，脸色因失血而显得煞白，父亲在一旁焦急地阻止她用脏手去触碰受伤的眼睛。

面对摩洛哥全科医生的自信诊断，当天值班的中国医疗队援摩眼科医生吴惠国并没有轻易相信。他仔细查看了小女孩的伤势，坚持要求进行眼部拍片检查。尽管摩洛哥医生一再表示异物已经清除，吴惠国依然坚持自己的判断。果不其然，拍片结果显示，小女孩的眼部仍有残留的金属碎片。

"必须马上手术，否则明天她的眼球就保不住了。"吴惠国斩钉截铁地说。尽管摩洛哥的医护人员对深夜手术感到不满，但他依然坚持立即手术。在他的精湛医术下，手术顺利完成，小女孩的眼睛得以保住，守住了她的"光明"未来。"躲在黑暗里手术的中国医生"吴惠国，被患者亲切地称为"光明使者"。

点亮山间孩童的希望之光

在摩洛哥的荒滩戈壁间，有一所只有一间教室的山间小学。这里的孩子们生活条件极为艰苦，但他们依然怀揣着对知识的渴望。中国医疗队的队员们曾多次来到这里，为孩子们带去文具、书本、足球等礼物。

记得第一次来到这所小学时，孩子们像打量外星人一样看着这些来自东方的陌生人，脸上写满了吃惊与好奇。然而，随着时间的推移，孩子们逐渐熟悉了这些"中国医生"，他们的脸上开始绽放出笑容。

医疗队的队员们不仅为孩子们带去了物质上的帮助，更用行动传递了爱与希望。队员们在黑板上画下中国地图，告诉孩子们中国在哪里，鼓励他们好好学习，未来有机会去中国看看。这些孩子们或许现在还不太了解中国，但若干年后，他们一定会记得，曾经有一群黑头发、黄皮肤的"中国医生"来到过他们的教室，为他们带来了温暖与关怀。

对于中国医疗队的队员们来说，最让他们牵挂的莫过于远在祖国的孩子。每当与家人视频时，看到孩子跳着新学的舞蹈，队员们的心中充满了愧疚与思念。但他们知道，在地球这一端的摩洛哥，有更多这样的孩子需要他们的帮助。

正如一位队员所说："我不要看着孩子成长，我要伴着孩子成长。"正是这份无私的爱与奉献，让无数摩洛哥的孩子拥有了更加光明的未来。无论是小穆的左手，还是小女孩的眼睛，抑或是山间小学的学童们，他们的未来都因中国医疗队的到来而变得更加美好。

明天，你好。这是中国医疗队对摩洛哥孩子们的祝福，也是他们对未来的期许。无论他们身在何处，这份爱的传递永远不会停止。

（瞿乃婴　整理）

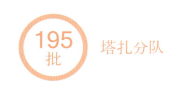

一切付出都值得

于阅尽

第 195 批援摩洛哥中国医疗队塔扎分队五官科

上海市第七人民医院

    自 1975 年起,上海开始承担援助摩洛哥医疗任务,一批又一批的援外医疗队队员跨洲越洋,成为救死扶伤的白衣天使、中非情谊的友好使者。在 2022 年,第 195 批中国援摩洛哥医疗队飞往大洋彼岸开展为期两年的医疗援助工作,医疗队塔扎医疗分队队长、九三学社社员、上海市第七人民医院耳鼻喉科副主任医师于阅尽便是其中一员。

    于阅尽所在的塔扎医疗分队被安排前往塔扎依本努·巴加省立中心医院工作。该分队共计 12 名队员,由上海市第七人民医院派出涉及外科、妇产科等科室的 10 名医生,还有 1 名厨师和 1 名翻译。塔扎地处摩洛哥中北部山区,地广人稀,环境艰苦。这里时而停水、停电,风沙很大,缺少绿叶菜和水产,相距首都拉巴特 300 多公里。这并非于阅尽与摩洛哥的首次相见,四年前,她曾作为一名普通游客来到摩洛哥旅行,色彩绚丽的城市风貌给她留下了深刻印象。不承想四年后的一天,于阅尽能以一名援外医生的身份再次来到这里,为当地人民医治疾病,传递健康。此次援摩,她的家人都很支持,"我父亲觉得'这是人生不可多得的一次经历,很光荣'"。

    作为分队队长,于阅尽的压力不小,"我要应对队里发生的各种事情,大到和当地卫生厅、受援医院之间的医疗事务沟通,小到医疗队驻地卫生、买菜买水,都要一一作好安排。首先我自己要摆好心态,其次要照顾好队员,大家一起把工作做好,把生活过好,平平安安回家"。

    医疗安全是医疗分队工作的重中之重。由于当地医院设备、器械老旧,队员们起初很不适应。"刚开始工作时，有一次我接诊了一名严重腮腺外伤患者，需清创缝合，但急诊室没有无菌纱布，没有持针钳，仅有的一把血管钳没有消毒且不好使，这样的手术存在很大的感染风险，我不能做。通过与急诊室仔细沟通，急诊护士去中央手术室取来了消毒纱布，我从医疗队的备用器械里拿出平时消毒好的持针钳、小血管钳、镊子进行清创缝合。手术'零感染'顺利完成，患者恢复良好。现在，我的医药箱里随时准备着两套消毒好的清创缝合包，这已经成了我的日常习惯。"在于阅尽看来，医疗安全是前提，也是她的原则。"我觉得能改变的就去改变，不能改变的就去适应、去完善。"

此外，援摩医疗队还会定期向当地医院捐赠医疗器械和设备。日前，塔扎医疗分队已经向驻地医院捐赠了不同种类的医疗器械、耗材及设备。有些设备不仅填补了当地医院的空白，还改善了医疗救治能力。在她的记忆里，对刚开展工作时的一个病例印象深刻，一个小孩吞食了硬币，由于受援医院没有相关设备，急诊医生把他转诊到了100多公里外的大医院去处理，并且需要预约。最后小孩往返2次，痛苦了8天后才安排了手术。后来，因为我们中国医疗队向受援医院捐赠了一套食道镜设备，自此，当地患者遇到类似情况不用再反复转院，当天禁食水6小时就可以安排食道异物取出术。在物资捐赠后的2周时间内，她已经为两名急诊患儿取出了食道异物，家长们非常感激中国医生。

相较于中国国内拥有完善的医疗体系和团队资源，在摩洛哥，医疗队的医生们大多数情况下要依靠个人力量去解决问题。"尤其是产科医生面临很大的压力，他们工作量大，器械用不顺手，语言交流不顺利，监护条件有限，如果孕妇产后出血，没有及时发现就很危险。"为此，医疗团队们制定了应急预案，队员们互相补台，外科医生、麻醉科医生、翻译员随时待命；如遇到重大抢救事件，第一时间通知重症麻醉医生和相关科室负责人，积极与摩方急救团队紧密合作。经过5个月的时间，塔扎医疗分队队员逐渐适应了当地的工作环境和工作节奏。"我们需要更好地团队协作。我有时会和当地医生一起做手术。起初，我还担心语言问题，不好沟通，但一旦上了手术台，我们的一个手势、一个眼神，彼此就知道要做什么了，我们互相配合很默契。"

塔扎分队的受援医院是一家公立医院，医治的一般是普通百姓，有些经济条件有限，大部分病人疼了很多天，实在无法忍受疼痛才会选择到医院就诊。因此，队员们经常遇到病情十分危重的病人。于阅尽就遇到了一些从医以来只在教科书上见

241

过的病例，鼻窦炎并发了颅内感染，头痛发热，恶心呕吐；肿瘤转移，面部癌结节溃烂皮肤缺如，呼吸困难……作为医生，尽力去救治，但有时也只有安慰。最让她感动的是，当地病人对医生发自内心的感谢。"我给病人做完手术，送病人出院，或在急诊帮病人治疗完，他们都会真诚地感谢我，虽然语言不通，但从他们的肢体语言我读到了感谢。他们有些激动地和我握手，有些热泪盈眶，有些和我拥抱亲我的脸颊。那一瞬间，让我感到一切付出都是值得的，也是对我最好的肯定。"

工作之余，于阅尽还喜欢记录援摩的点点滴滴，做成短视频发到朋友圈，让更多的人知道、了解中国援摩医疗队。"现在通信发达了，我们可以自己做一些自媒体宣传。另外，相比早些年援摩医生的孤独难耐，如今队员们能随时和家人视频通话，缓解思乡之情。"

中国医生在摩洛哥当地早已成为一张金名片，得到当地百姓的高度认可与信任。塔扎医疗分队数次和当地医生一起赴山区乡村义诊。于阅尽看到，山路很崎岖，但当地村民得知有中国医生来义诊，一大早就从四面八方赶着毛驴前来等候，"那一刻，我们更加坚定了救死扶伤、大爱无疆的初心"。

（范宇斌　整理）

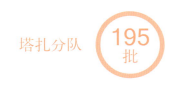

布吉马的十五年

李丽华

第 195 批援摩洛哥中国医疗队塔扎分队内分泌科
上海市第七人民医院

自 1975 年 9 月起，中国援摩洛哥医疗队便来到北非这片土地。塔扎分队所在的偏远山区医疗资源匮乏，于 1981 年 3 月开始有中国医疗队入驻，中国医护人员进入当地仅有的一家公立医院，不仅要应对繁重的诊疗工作，还需适应艰苦的生活环境。而在这片土地上，一位摩洛哥友人——布吉马先生，用十五载春秋默默守护着中国医疗队，成为中摩友谊的鲜活注脚。

缘起：中医架起信任之桥

2009 年，布吉马先生因肩疾前往塔扎依本努·巴加医院就诊，恰逢上海市第七人民医院针灸科姚群英医生坐诊。几经针灸治疗，他的病痛显著缓解。更令他惊叹的是，卧床多年的母亲在医疗队的精心调理下竟能重新站立。这份跨越国界的医术与仁心与神奇的中医疗效，都让布吉马先生佩服不已，他主动邀请医疗队队员到家中作客，通过和队员们频繁交流互动，逐渐了解和爱上中医及中国朋友们，自此便主动前往医疗队提供力所能及的一切帮助，也和医疗队队员们结下了深厚的友谊。这根银针不仅串联起病患的情谊，更让这位摩洛哥汉子与中国医疗队结下不解之缘。

坚守：十五载风雨同舟

2022年12月8日，上海市第七人民医院第三批援摩洛哥医疗队（第195批中国援摩医疗队）于凌晨抵达塔扎驻地，次日清晨第一声门铃响起，我们亲爱的老朋友布吉马先生便带着摩洛哥特色糕点来到驻地欢迎我们的到来，随即亲切地和大家介绍起驻地及周边交通及生活设施情况（如菜场、五金店、超市、电信公司等），热心地加入驻地的打扫和修葺，此后更是叫上摩洛哥好友们帮助我们卸下整整两卡车的生活及医疗物资，连口水都来不及喝的他就带上垃圾匆匆离去。每次看到我们在整理菜地，他二话不说立马从家里运来农家肥料，告知大家只要有需要随时都可以去他家取。细心周到的帮助和关心让刚到摩洛哥的我们感受到当地人民的友好和热情，良好的氛围帮助我们很快适应了这个陌生的环境，得以安心地投身医疗援助工作，开启了医疗队有声有色的异国他乡生活，愉快地度过了在塔扎的第一个春节。

很快我们迎来了塔扎的春天，一贯鲜有植被、贫瘠广袤的塔扎山坡渐渐泛绿，正在拔节的麦苗儿，像绿色的地毯铺在坡地上，一片春意盎然。热情的布吉马先生为了让大家更深入地了解塔扎，不仅陪同医疗队户外踏青，介绍风土人情，更是邀请大家前往家中品尝摩洛哥特色传统美食古斯古斯及塔吉锅。一道像样的古斯古斯及塔吉锅的准备需要相当长的时间，即便是摩洛哥人通常也只有在周五下午休息天才会吃这些菜肴。在布吉马先生家中，我们还发现了很多中国元素的装饰，比如前任医疗队队员手写的书法字画、体现中国传统工艺的精美瓷器及茶具、具有美好寓意的手工中国结、憨态可掬的熊猫毛绒玩具等，还有布吉马先生及家人与以往中国医疗队队员的珍贵合影，这一切都让我们感受到布吉马先生及其家人对中国文化及中国医疗队的热爱与尊重。

交融：文化互鉴暖人心

布吉马先生一家待我们如贵宾一般，为了表示感谢，医疗队也邀请他及阿齐兹老师（另一位经常帮助塔扎医疗队的法语老师）来驻地品尝中国佳肴，向他描述中国上海近几年的变化，讲述国人出国旅游时对摩洛哥这一北非国度的钟爱。正是如此敞开心扉的畅聊，更进一步拉近了布吉马先生与医疗队队员们的距离。平时，布吉马先生时不时给我们送来家中新鲜采摘的蔬菜和水果，主动询问可能遇到的生活问题，更是贴心提醒开斋节需储备食物。在中国的传统节日端午节前，大家刚包好粽子就想到了我们的老朋友布吉马先生一家，为其送上热乎新鲜的粽子。这不仅是双方对各自传统美食的一次体验，更是跨文化交流的重要契机。每次聚餐后，我们医疗队都会和布吉马先生及家人合影留念。这一刻，喜悦的笑容洋溢在每个人的脸上，记录下了与摩洛哥友人欢聚的难忘时刻。

传承：友谊之花常开不败

令人欣喜的是，布吉马先生的周围邻居看到中国医疗队的到来，纷纷前来咨询问诊，我们也热情地看诊，对于当时能处理的伤口和疾病及时处理，无法即刻处理的问题转预约门诊及手术室，并返回驻地取回可用的药物赠送，帮助他们获得必要的医疗干预，将医疗服务带给那些轻易不敢看病无法获得医疗资源的人们。这赢得了塔扎民众的欢呼感谢，情不自禁地就要和队员们行贴面礼，表达他们对中国医疗队的高度认可和赞赏。这一次次特殊的聚餐体验让我们再次感受到摩洛哥人民的热情好客和友善，也为我们能确实改善他们的病痛感到欣慰。

2023 年末，布吉马先生得知塔扎医疗队将返回中国上海休假一个月，主动提出帮忙照料医疗队的菜地和鲜花事宜，甚至夜宿客厅守护驻地安全。2024 年 11 月底，我们完成了为期两年的援助任务，准备收拾行囊。这一次，我们真的要离开塔扎了，在和老朋友布吉马先生即将分别时，队员们不禁湿润了眼眶，布吉马先生更是流下热泪，这份真挚的情意如绿芽剥茧般埋在大家心底最深处滋润生长着。

十五年，八批医疗队，一位摩洛哥友人。在塔扎的山丘上，布吉马先生用最质朴的方式诠释了"民心相通"的真谛：没有宏大的叙事，只有平日间温情的一举一动，这份跨越山海的情谊，正如摩洛哥沙漠中的绿洲，永远滋养着中摩友谊之树。

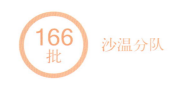

在沙温感受"她"力量

余木兰

第 166 批援摩洛哥中国医疗队沙温分队妇产科
上海市宝山区罗店医院

作为妇产科医生和两个孩子的妈妈，我经历过，也见证过太多"妈妈"在分娩时的害怕、痛苦。其实无论是谁，无论是哪一种分娩方式，过程都不好受，医务人员对这种痛苦只能尽力，但不能代替。但是毅然决然的，不同的国度，仍有许许多多的女性，依然选择历经痛苦，迎接新生命，彰显出了坚韧的"她"力量。

在摩洛哥沙温，这里的妇女多产、密产，生育让她们看上去要比实际年龄苍老 10 岁，而她们的生育理由，是因为喜欢孩子、接受真主的赐予。在这里，孕妇受到尊重，查房时亲切称呼她们为"femme（孕妇）"，而不称为"malade（病人）"。到沙温一周，接触孕妇数十名，其中有几位高危孕妇不怕风险多次怀孕，我实在是找不到合适的词汇来形容她们，只能用"勇敢"二字来表达我对她们的尊重。让我印象深刻的有这么几位孕妇：

第一位孕妇，39 岁，已经是第 10 次怀孕，前 9 次均为自然分娩，这次怀的是一对双胞胎，第一胎儿为横位，别无选择是剖宫产。整个孕期，她的产检只限于孕 8 月时的一次 B 超。来院时已经规则宫缩，宫口开 1 指，护士做好抽血（只有血常规）、导尿两个简单的术前准备后护工把她送至手术室行剖宫产。与中国孕妇侧卧位麻醉不一样的是，她只能忍受着阵痛，坐于手术台上，由麻醉护士腰麻。手术过程顺利，但术后第三天凌晨 2 点，她出现端坐呼吸、不能平卧，听诊双肺底可及细湿啰音，心率 120 次 / 分，经内科会诊后初步诊断左心衰，予抗心衰处理后缓解。她感激地拉着我的手，从她的物品包里拿出牛奶要送给我们，被婉拒后她对我们摆摆手，示意我们回去休息。

第二位孕妇，35岁，第5次怀孕，足先露，入院时宫口开4—5厘米，双足于宫颈外口可触及，入院血常规显示血红蛋白59克/升，联系急救医生，其指示：如血库有备血，可立即手术，如无备血，转院（具备输血条件的最近医院，车程1.5小时）。关键时刻，谢天谢地血库回复有备血。我们当机立断，立即手术，结果一切顺利，产妇在产房手术室外的复苏室（其实就是一个走廊过道）观察2小时后，脸色竟然比产前红润。

第三位孕妇，36岁，第5次怀孕，前4次均为剖宫产，来院时宫口已开3厘米。尽管这次是第五次剖宫产，但孕妇倒是很平静，没有丝毫的惊恐。倒是我们觉得有些忐忑，但还是被我们顺利拿下。第五次剖宫产的病人，一周内我们就遇上了2例，摩洛哥朋友笑称我们一来就"踩雷"了。

此外，第三次、第四次剖宫产更多见，有的孕妇血压高达180/120毫米汞柱还坚持生产……

尽管宗教信仰和风俗的不同，但从她们身上，我看到了摩洛哥妇女的勇敢、勤劳、坚强。虽然女性的力量绝不仅限于生育，女性力量也不能被定义、被量化，但痛苦的分娩过程却彰显出女性独特的"她"力量。作为医务人员，面对不同国度，同样的伟大女性，我们能做的是尽己所能，在她们分娩的时候能给她们帮助，我很庆幸有机会见证她们的勇敢，也很庆幸有能力帮助她们减少分娩的痛苦。致敬每位女性，致敬每一位勇敢的孕妇！

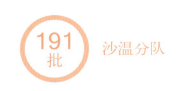

镜头下，百位摩洛哥人祝福中国年

徐永慧

第 191 批援摩洛哥中国医疗队沙温分队心内科
上海市宝山区罗店医院

虽然，从摩洛哥回国已经有两年多的时光，但回想起那令我魂牵梦绕的"北非花园"，翻看当年拍摄的视频，我依旧格外动情。尤其看到那一百位摩洛哥人为援摩医疗队成员录制的祝福视频。

当时，我来到摩洛哥已经一年有余。我一直在思考："用怎样的方式记录下这段特殊经历中的快乐、忧愁？"正值新年，正忙着录制队员新年祝福视频的我突发奇想："不如用视频记录下我生活与工作中可爱善良的沙温人吧！"

于是，妇产科的助产士法伊扎克·侯——一个时髦的、戴贝雷帽的小姐成为我第一位拍摄对象。法伊扎克非常耐心地学着中文发音，终于，在镜头下说出了新年祝福。"首战"告捷，为我后续拍摄增添了一份信心。

在当地医院，我在空闲时物色拍摄对象。让我感到意外的是，当我向当地人民提出拍摄请求时，他们都欣然应允。尤其让我感动的是，我为修理工奥图曼拍摄后，他主动牵线搭桥，号召熟人积极配合。

短短半小时里，所有路过这条走廊的医生、护士、护工、保安、修理工、咖啡店店员、装修老板都耐心地学起了"新年好"的中文发音，被我统统"装进"了镜头。

在内科查房时，那些平时不苟言笑、拒绝拍照的柏柏尔患者和家属在我一遍又一遍的"苛刻"要求下，完美出镜。在门诊、ICU、妇产科拍摄时，当地护士自告奋勇地配合入镜，让我拍到了不少珍贵的影像。

仅仅两日，当地医院医生对摄像机不再陌生，甚至主动提出："Echo（我的英文名字），帮我们拍视频吧！"就这样，我信心爆棚，在拍摄当地医院院长时，我成功约到了摩洛哥卫生厅厅长出镜。他为中国援摩医疗队队员送上真挚祝福，那一刻，同样被我"装进"了摄像机。

在摩洛哥，我趁着一周两次赶集买菜之际，与当地菜农和小店店员结下了友谊。查房时，我向当地医生和患者询问一些词语的阿拉伯语"说法"。在买菜时，小贩们也耐心地教我各种蔬菜和价格的说法。我是个"好学的学生"，他们也是"尽职的老师"。都说教学相长，那个新年，我积累了不少阿拉伯语单词，他们也学会了中文"你好""谢谢""再见""新年好"等问候语。

手中的摄像机无形中架起了一座桥梁，记录下摩洛哥集市中的每张笑脸，记录下医院的点点滴滴，也记录下我这段"白衣大使充当文化大使"的难忘岁月。

大功告成。我端坐在电脑前，反复修改新年贺年视频，又加上喜庆的片头和片尾。一帧帧，一秒秒，凝聚了我的思念、祝福，也是摩洛哥友人对中国新年的美好祝福和对中国人民的深厚情谊。

视频刚发到社交平台上，就获得了1.3万次的点击。我惊喜地发现，中国驻摩洛哥大使李昌林也点了赞，很多朋友陆续点赞、接龙，说"sainasayida（新年好）"。

摩洛哥当地医院相关人员看到后，将视频发上了社交平台。评论里，他感谢援摩医疗队的贡献，并祝队员们新年快乐。那几天，摩洛哥朋友私信像雪花一样飘来，他们迫切地想分享这段视频，分享中国新年带给他们的喜悦和力量。

这份独特的视频是中摩友谊的生动体现，也成为国人"看见"摩洛哥的一个窗口。

如今，我已回国，但那记录中摩共度中国新年，承载着一百位摩洛哥人的视频还会长存。我无数次地观看着，被感动着、激励着。

（冷嘉　整理）

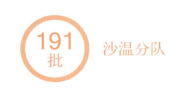

跨越万里 "针"心相连

邓荣荣

第 191 批援摩洛哥中国医疗队沙温分队针灸科
宝山区张庙街道泗塘社区卫生服务中心

在遥远的北非，摩洛哥的里夫山脉温柔地怀抱着一座小镇。沙温，这座被无垠蓝天与澄澈日光眷顾的梦幻之地，每一寸空气都弥漫着悠然与神秘。房屋被涂抹成深浅不一的蓝，似从童话中流淌而出，与澄澈的天空相映成趣。蜿蜒的街道如蓝色绸带，随意地在小镇中穿梭，转角处，可能就会邂逅绽放的花朵，馥郁芬芳，为这片蓝色世界添上一抹灵动的色彩。居民们友善的笑容，如同暖阳，驱散了初来乍到的陌生感。

2021 年 2 月至 2022 年 11 月，一段珍贵且难忘的时光，我有幸作为第 192 批中国援摩洛哥医疗队的一员，跨越万水千山，踏上这片神秘而迷人的土地。怀揣着传播祖国中医药文化的使命，我满心期待，又略带忐忑，渴望将中医的智慧与温暖，融入这蓝色小镇的每一处角落，为当地居民开启一扇通往别样健康体验的大门。

初到沙温，那独特的自然风光与淳朴民风，瞬间将我征服。然而，深入工作后，我才发现这里的医疗资源犹如沙漠中的清泉般稀缺。但这份现状，并未让我却步，反而如同一把火，点燃了我内心深处的使命感。我暗暗发誓，一定要用手中的小小银针，为这片土地上的人们，驱散病痛的阴霾，带来健康的曙光。

沙温的中医针灸科，早在 1983 年便已成立。几十年来，它以传统的中医经络辨证为基石，将针灸、火罐、梅花针、埋针、耳针等古老的治疗方法传承发扬。在历届前辈的不懈努力下，其显著的治疗效果，在当地居民、游客以及华人团体中口口相传，赢得了良好的口碑。站在前辈们的肩膀上，我决心继续让中医药的光芒在这里闪耀得更加夺目。尽管当时面临着特殊的环境压力，困难重重，但我始终坚守初心，紧密配合摩方医院及总队部的工作要求，与摩方护士默契协作，一步一个脚印地积极推进针灸诊疗服务。

记得那是一个阳光明媚的日子，一位警察满脸愁容地走进诊所。他右侧大腿外侧毫无缘由地出现局限性皮肤灼痛感，皮肤表面却不见任何异常，也没有外伤史。当地医生对此束手无策，无奈之下，推荐他到中国医疗队寻求中医针灸的帮助。我耐心地询问他的症状，凭借扎实的专业知识，采用最基础的围刺方法，并配合一定的针刺手法。一次又一次的治疗，如同在黑暗中点亮一盏盏希望之灯。4次治疗后，那顽固的皮肤灼痛感竟奇迹般地消失了。半年后的一天，我在广场上偶然碰到正在执勤的他。他一眼便认出了我，眼中满是感激，嘴里不停地说着："Merci, Merci（谢谢，谢谢）。"那一刻，阳光洒在我们身上，我心中满是温暖与自豪。

中医针灸的神奇疗效，不仅在当地居民中广受赞誉，在华人群体里更是声名远扬。远在丹吉尔的华裔卢姐，多年来一直被颈椎病、腰椎病和偏头痛等各种疼痛折磨得苦不堪言。她尝试了无数止痛药，却都收效甚微。偶然间，她从朋友那里得知沙温有中国医疗队，队里还有中医针灸医生，这个消息如同一束光，照亮了她黑暗的世界。她激动地联系到我们，可由于工作原因，只能在周末前来治疗。对于我们医疗队而言，只要能为患者缓解病痛，何时何地开展治疗都不是问题，更何况是远在异国他乡的同胞。我们毫不犹豫地为她的健康保驾护航。那个周末，在两天一晚的时间里，我根据她不同部位、不同症状，精心施针3次，每一针，都饱含着我对她的关切与希望。治疗后，卢姐的疼痛症状明显缓解。之后，我还通过远程指导，为她安排了2次康复训练，督促她坚持锻炼。渐渐地，她的疼痛没有反复，身心健康都得到了极大的提升。经过这次治疗，卢姐对祖国传统医学的神奇力量深信不疑，她的笑容，也成了我在异国他乡最美的收获。

除了日常繁忙的诊疗工作，我还积极投身于摩洛哥当地卫生部门组织的进贫困山区义诊活动。那些山区，经济条件极度落后，生活环境艰苦，医疗资源更是匮乏。每次踏上义诊之路，我都会精心准备好毫针、拔罐器具、耳针、外用药膏、膏药等。山路崎岖，却阻挡不了我前行的脚步。每一次为居民们诊疗，都是一次心灵的触动。

有一次，我遇到一位妇女。她因长期在寒冷潮湿的环境下劳作，双膝关节冷痛，双足冰冷，行走都变得极为困难。病痛如同恶魔，多年来一直纠缠着她。当她带着一丝期待来到义诊现场时，摩洛哥医生建议她试试来自东方的神秘医术——中医。我仔细地为她问诊、中医辨证，初步判断她的关节疼痛是由风寒湿痹导致。我为她拔火罐祛寒湿，看着罐印一点点浮现，仿佛看到了病痛在一点点消散。随后，我为她贴敷上膏药，并耐心地告知她如何泡脚、如何热敷关节。最后，我还赠送了几盒膏药，让她能定期外用药。这位母亲眼中满是感动的泪花，她紧紧握住我的手，用不太流利的法语说："Merci，Merci（谢谢，谢谢）。"那一刻，山区的风轻轻拂过，我感受到了自己使命的重量，也更加坚定了传播中医的决心。

在摩洛哥的日子，如同一幅绚丽多彩的画卷，深深地印刻在我的生命中。中医药文化，这颗中华民族的璀璨明珠，在这里跨越了语言与文化的重重障碍，成了连接中摩两国人民心灵的坚固桥梁。每当看到患者因中医而重获健康，那脸上绽放的笑容，如同春日盛开的花朵；每当看到当地居民因中医而对中国文化产生浓厚的兴趣与喜爱，我内心的欣慰与自豪便如潮水般涌来。

在荷赛马省"骨"劲

程根祥

第 83 批援摩洛哥中国医疗队荷赛马分队骨科
第 153 批援摩洛哥中国医疗队拉西迪亚分队骨科
上海市第五人民医院

2000 年 10 月，上海市第五人民医院派出了第一批援助摩洛哥医疗队，我和耳鼻喉科的欧阳医生一起远赴摩洛哥，在荷赛马省立医院工作两年，二十多年过去了，有些事情依然历历在目，终生难忘。

记得刚到省立医院上班的第一天，摩方的工作人员就表现出了他们的热情好客，争相问好、拥抱，不厌其烦地介绍医院的情况。在以后的工作中，他们非常配合中国医生的工作，尤其是哈那非院长、哈桑医务总监总是在我们有困难的时候立刻出现。

虽如此，仍有些患者，尤其是来自法国、西班牙、意大利等国的外籍病员，一般都到私人诊所就医，他们对省立医院的诊疗水平表示怀疑。要解决"不信任"的问题，必须凭借自己的实力来证明中国医生的水平。

在一次荷赛马省发生的重大车祸中，6 名伤员送来医院，急需手术，均为平民，皆四肢多发性骨折，其中二例胫腓骨骨折，粉碎并错位，整复固定非常困难，还有一例髌骨粉碎性骨折。当时，摩方相关医务人员仔细分析伤情后都认为：这些病人日后"必残"无疑。

术中，我利用自带的中国钢板螺钉和有记忆功能的中国特有的聚髌器等内固定材料，做了骨折切开复位内固定；特有的聚髌器可使髌骨粉碎性骨折患处获得满意的复位及固定。术后复片显示均固定牢靠，复位良好，避免了畸形和残疾，为伤员今后康复创造了良好条件，尤其是应用髌骨骨折的聚髌器固定，这是摩方以前从未见过的，因为内行很清楚，髌骨粉碎性骨折无法整复，需切除，如处理不好，日后

253

必残，丧失劳动力；6名伤员中还有一位65岁的当地农民，X片显示股骨颈粉碎骨折，下肢明显缩短畸形，已不能行走，必须施行半髋置换（人工股骨头置换）。当时没有这材料，院长联系西班牙修道院的修女，最终得到了她们的帮助，提供了匹配的人工股骨头。我给老人施行了人工股骨头置换术。一周后老人即可扶拐行走出院。这也是该院开院以来首例人工髋关节置换术。

车祸手术短期内即宣告成功完成，哈那非院长非常满意，赞叹中国医生吃苦耐劳和连续作战的精神："在有才能的专科医生里，只有中国医生具有不计报酬和不怕辛劳的美德，这是西方专科医生所做不到的。"摩方骨科医生事后也发声赞扬："中国医生真诚，不辞辛劳，不计报酬，而且手术漂亮，如此高水平的手术质量，病人会完全康复的。"中国人用自己的方式证明了中国医生的高水平。

就在我即将回国的前两个月，因胆囊炎、胆石症发作，不得不进行手术。摩方知道后，随即安排手术，并请最好的麻醉师和护士协同手术。手术非常顺利。事后我得知，手术时，许多摩洛哥朋友一直等候在手术室外，手术一结束，几个人用担架把我抬到当作病房的宿舍。次日，医院的医生、护士，相识的、不相识的都买了水果、点心来到驻地宿舍探望我，甚至我诊治过的患者和家属听到消息后也赶来慰问。我深受感动。不久，哈那非院长又陪同卫生厅厅长等12人来到驻地探视，厅长嘱咐我要好好休息，并对我在摩洛哥期间所做的工作表示感谢。虽然远离祖国、远离亲人，但看到他们像亲人一样嘘寒问暖，我竟也被感动得流下了热泪。

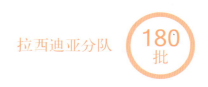

让寒夜升温

张丽岩

第 180 批援摩洛哥中国医疗队拉西迪亚分队妇产科
上海市闵行区中心医院

虽然已经是 3 月了，虽然沙漠近在咫尺，但拉西迪亚的夜晚依旧寒冷……这里的医疗条件很简陋，病房里没有空调，我已经记不清这是我在这里值班的第几个夜晚了，但这种忙碌的节奏对我来说是如此熟悉，每个夜晚，都是我全力以赴的一夜。

一名患者，中央性前置胎盘，产前出血，需要紧急手术。术前准备、术中止血、输血、补液、加强宫缩……好在当班的助产士、麻醉护士、器械护士和 ICU 医生配合默契。我们之间没有过多的言语，每个人都专注于自己的工作，抢救有条不紊地进行，手术顺利结束。患者留在手术室观察，胎儿胎盘娩出后子宫收缩良好，出血不多。我看了看监护仪上的血压、心率、氧饱和度，一切尚算平稳，悬着的心暂时放下了。繁忙过后不是休息，而是做好收尾工作，我静下心来完善我的手术记录。

10 分钟后，当我再次检查病人时，发现她不停地颤抖。ICU 医生排除了输血过敏反应，那么是冷的关系吗？病人瘦弱的身体衬托出她浓密的卷发，那卷发贴在她黝黑的皮肤上，黝黑的皮肤下，两只凹陷的眼睛透露着无助的神情。术后留观，冰冷寂静的手术室里没有家属的陪伴，毛毯无法掩盖她的瘦弱，她在不停颤抖。这一幕让人心疼，尤其是她注视我的眼神，没有任何一个医生会默默走开。单薄的毛毯无法减轻患者的寒颤。我停下手中的记录，走过去。兰水和血完全沁透了她身下的一次性垫子，躺在这样冰凉的垫子上，怎么能不冷呢？何况此时又是凌晨，简陋的医疗环境下室内没有空调。手术室护士不知道失血的手术病患要注意保暖，也不知道该怎样给躺在床上的患者更换垫子，她们只知道冷了要加被子。我让护士找来干净的一次性垫子，教她们一起换下湿透的垫子，并把患者身上的毛毯包裹在她身下。随后我又去查看输血的袋子，发现给输血袋升温的水也是凉的，根本起不到作用，于是我立即让她们更换温水。经过这些处理，患者感觉好多了。

半小时后，当我再次来到手术室时，她已经安静地睡着了。我发现手术室里多了一个像吹风机一样奇怪的东西，一个很粗的管子藏在患者盖着的毛毯里。护士告诉我那是用来取暖的机器。原来，手术室ICU的医生看到我不停地找东西给患者保暖，他就到ICU里面把一个取暖机拿过来了。我看看那根粗管子，又看看熟睡的患者，心里很暖，很欣慰。手术室里不是只有寂静和冰冷，还有许多和我一样跳动的滚烫的心。当我再次检查时，感觉她的身体已经没有那么冰凉了，我轻轻抚摸她的头和肩膀，她缓缓睁开眼，那双眼睛已不再无助，仿佛眼神里也充满了暖意。她感激地看着我，用阿拉伯语不停地说着"谢谢"。我对她微笑，安慰她好好睡。

我并不懂太多阿拉伯语，但我听得懂那句"谢谢"，因为在拉西迪亚的一年多里，我听了很多相同的发音，看到了许多相同的眼神。虽然我们肤色不同，语言不同，但我们的身体里同样流淌着鲜红滚烫的血液。爱无国界，我很感谢他们成为我的病患，感谢他们愿意相信我，更感谢与我并肩作战的摩洛哥同事们。有时候，做事并不必究其意义，只要有那点光亮和回响，哪怕一点点，就感觉一切都值得！

也正是这些光亮和回响，让这寒夜升温。

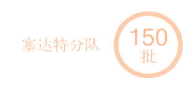

塞达特，夜未眠

徐 波

第 150 批援摩洛哥中国医疗队塞达特分队妇产科
复旦大学附属妇产科医院

经过近 20 个小时的跋涉，我们一行 20 余人终于到达了摩洛哥的首都拉巴特。虽然在国内已经对这个城市有一些了解，但来到这里才第一次真正感到了"北非花园"的美，这里绿树成荫，鲜花遍开，没有想象中的荒凉。在拉巴特停留一天后，我们 3 支分队的成员就各自奔赴驻地。我们的驻地离拉巴特较近，车程只有 2 个多小时。一到达塞达特，就感受到了当地人的热情好客，见到我们中国医生都会用"Bonjour（您好）"打招呼，在国内学的法语一来到这里就明显感到不够用，深深体会到书到用时方恨少。

初步安顿之后，我们 3 个妇产科医生就开始值班。刚开始有老队员轮流带我们值一次班，一上班才知道，这里真的很忙，我们 3 个医生 24 小时值班总共开了 16 台剖宫产，还不包括流产、产钳、刮宫和臀位助产等。10 月 31 日老队员离开之后，我们就要开始自己值班了。简单收拾好寝室，还没有来得及倒时差，我就第一个轮到了周日值班。早上 9 点去病房查房，由于语言不通，交流就用法语、英语，甚至手势比画。

上午还不算非常忙碌，只做了三次清宫和一个剖宫产手术，还算顺利。到下午晚上就有些难撑了，因为周末外地医院都休息，我们这里是摩洛哥的妇儿中心，所以病人就都转到我们这里。下午 3 点多来了一个产妇，宫口已经开全，先露高，前面全是产瘤，但是会阴水肿像碗口大小，好像马上就要撑破似的。问了才知道，是在外面诊所生了好长时间没生出来，才转过来的。看样子也只能剖宫产终止妊娠，就嘱咐护士尽量快点，等待将近 1 小时之后终于准备好。

手术结束后，还没有来得及喘口气，立刻来了一堆产妇。护士突然拉着我往产房走，手拍拍头，拍拍屁股，又踢踢腿，我也不明白什么意思，叽里咕噜说了一通后，终于明白了，这个产妇是足先露，比画的意思是先露不是头，也不是臀，而是脚。我一查果然如此，胎儿的一只脚已经在阴道里了，就嘱咐她们立即准备手术。看好这个产妇，护士又把我拉到另一个产妇身边，连比画带法语沟通，原来这个产妇结婚九年未孕，很珍视这个孩子，现在已经出现宫缩。产妇用阿拉伯语说想剖宫产，护士翻译给我，考虑到产妇的意愿我同意剖宫产。做好两台手术，我正准备休息一下，又被护士带到新来的产妇这里，费力沟通后得知她曾经3次剖宫产，现在也已经出现宫缩，看来又多了一台手术。

晚上下着雨，天气寒冷，我决定待在护士值班室，不回寝室。谁知刚坐下，又被一个护士叫去，有一位产妇合并哮喘，经我查看她的状态尚可，也在吃治疗哮喘的药物，但药的说明全是阿拉伯语，我看不懂。检查发现宫口已经开了3公分，然而这里的产妇是没有产前检查的，孕妇哮喘发作，情况紧急需要赶紧终止妊娠，为了安全起见，我决定剖宫产终止妊娠，就告诉护士决定给她手术。在大家齐心协力下，手术顺利进行，争分夺秒的抢救终于使母子平安。看着新出生的宝宝粉扑扑的小脸，我们每个人虽然语言不通但是喜悦尽收眼底。

做好一台手术后终于可以喘口气了，我回到护士休息室，结果突然来了一位摩洛哥麻醉医生，他冲着我说，这个哮喘病人打麻醉困难，因为在摩洛哥产妇是全身麻醉的，但全身麻醉危险大，建议让她自己生。我告诉他这位产妇哮喘控制得不是很好，如果她自己生的话也有危险，但他还是执意不肯给打麻醉，问我："Are you sure（你确定吗）？"我知道在这里医生权威很高，所以斩钉截铁地告诉他，如果不肯给打麻醉，就让她立即转到卡萨布兰卡的医院，并负起风险责任。随后我抽身出去开始另一台手术。

等这4台手术结束后，护士又着急叫我到那个哮喘的产妇床前，她宫口已经开全，快要生了。我发现产妇有呼吸困难的表现，一查宫口开全，但先露高浮，前面全是产瘤，也看不到羊水情况，是枕后位。我想她自己生肯定不行，立即通知护士马上手术。这次护士的效率很高，经15分钟准备后就可以手术了。

我到手术室一看，刚才那个和我有争议的麻醉师在打腰麻，据我所知这里打麻醉的基本上都是护士，但护士是不会打腰麻的。我洗好手之后，向他道了谢就开始手术，结果羊水Ⅲ度，几乎全是胎粪，脐带绕颈两周很紧，是个正枕后位，根本生不出来。他问我，你是从上海来的？我告诉他，是。没想到他紧接着就说，上海的医生"Très bien（非常好）！"

手术顺利结束了，我听到产妇用很蹩脚的汉语对我说"谢谢"。抬头东方已见鱼肚白，心中充满了欣慰。

经历了摩洛哥的不眠之夜，我在忙碌之后真正感觉到了充实！

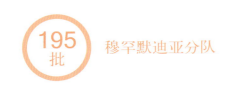

特殊节日里的互助之光

沈含冰

第 195 批援摩洛哥中国医疗队穆罕默迪亚分队针灸科
上海中医药大学附属龙华医院

作为援摩医疗队的一员，我有幸亲身感受到了摩洛哥人民那种令人难以忘怀的热情和友善。在这个美丽的北非国家，每一次与当地人的相遇都成为一次珍贵的体验。然而，其中最难忘的一次"遇见"发生在 2023 年古尔邦节的当天。

2023 年 6 月 30 日，古尔邦节。这一天，对于摩洛哥人来说如同中国的春节一般，是万家团聚、欢乐共享的时刻。晨光洒落在空旷的高速公路上，我们分队一行驾车穿行在这片辽阔的北非旷野上，节日的宁静似乎弥漫在四周。然而，就在那一刻，车身忽然一颤，接着是一声闷响，低沉而有力，如同一记沉重的鼓槌击碎了清晨的平静。伴随着一阵刺耳的摩擦声，右前轮胎猛然爆裂，车身在路上颤动、缓缓停下，就像一叶小舟在辽阔无垠的海面上失去方向，终被迫搁浅在了这片陌生的土地。

突如其来的变故让我们愣在原地。四周无人，只有远处起伏的荒野和空旷的公路。这种节日的寂静原本让人欣然，然而此刻，它却显得格外冷清。就在我们对一切都心生无力时，一辆摩洛哥的汽车在路边缓缓停下，两位年长的摩洛哥人不约而至。他们面带温暖的微笑，目光中充满真挚的关切。即使语言不通，他们的目光与手势已跨越了语言的隔阂。简单的动作间，双手传递出的温暖将我们从不安中拉出。

随着车窗缓缓摇下，阳光透过窗棂洒在我们的脸上，犹如温暖的触摸，驱散了心中的忐忑。两位摩洛哥长者默默拿出工具，娴熟地弯下腰更换破损的轮胎。阳光照在他们花白的鬓角上，映出岁月的沧桑，却丝毫没有遮掩他们眼中真诚的善意。

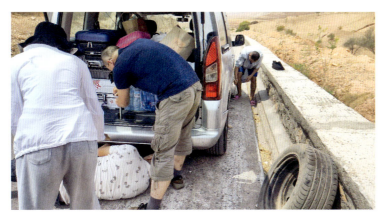

图 28　车抛锚后，路过的热心摩洛哥人帮我换轮胎

一位长者专注地操作着工具，另一位则微笑着与我们交谈，想要了解我们是谁、从哪里来。我们用蹩脚的法语、摩洛哥阿拉伯语回应着他们的问候，彼此虽然语言不通，却像是很久未见的老朋友般自然和谐。那一刻，异国他乡的陌生感逐渐消散，取而代之的是一份真挚的温情。

就在我们忙于更换轮胎的同时，阳光洒在周围的沙丘上，金色的光辉让这一幕显得愈加温暖。摩洛哥的天空是那么蔚蓝，如同大海般辽阔，而我们的心也因这份友谊而变得愈加宽广。整个过程非常顺利，很快我们的车胎就被更换好了。当我们试图表达感谢并询问是否要报酬时，他们只是微笑着摇头，仿佛不愿打破这份不期而遇的善意。这一瞬间，我们既感到意外又深受触动。他们的行为不仅仅是一种援助，更是他们淳朴善良本性的自然流露。

"我们也曾经历过困难，所以帮助你们是我们应该做的。"一位长者用简单的法语说道，语气中满是温柔。这句朴素的话语像春风一般，温暖着我们每一个人的心房。我们相互握手，眼中闪烁着感激的泪光。这种无私的关怀让我们意识到，真正的友谊和人性之美并不需要华丽的言辞来装饰，而是源自心灵深处的那份共鸣与理解。

在摩洛哥，我为老人推拿

胡炳麟

第 171 批援摩洛哥中国医疗队穆罕默迪亚分队推拿科
上海中医药大学附属岳阳中西医结合医院

　　摩洛哥人对老人特别尊敬和礼让。我们穆罕默迪亚针灸中心门诊时人来人往，很多老人是由家里小辈陪着坐车过来，风雨无阻，非常准时。候诊区人多，老人治疗时，家属会默默地候在诊室外的马路上，一等就是一两个小时。护士和病友对老人非常客气，会主动帮老人把法语翻译成阿拉伯语，还帮老人脱衣服、拿东西。摩洛哥是个虔诚的穆斯林国家，天天礼拜诵经，教化道德、陶冶情操，崇拜安拉和孝敬父母是穆斯林生活中两大重要的事。

　　在摩洛哥我接诊并用推拿手法治疗了很多老人，他们一点也看不出已八九十高龄，与周边人话语不多，非常淡漠坦然。目前年龄最大的患者是位裹着头巾的柏柏尔人，因双膝不能伸屈半年由两位晚辈抱到治疗床上，虽然头发花白，但问诊后才发现老人居然已经98岁了，身体状况良好，就像国内80岁健康老人，检查后诊断为骨关节炎，针灸后予以推拿手法治疗，每周治疗3次，第一次后复诊，膝关节活动度就增加了10度，陪同家属用法语说老人感觉很好，我非常开心。

　　诊所的护士在我们中心工作了三十多年，通过两三任推拿医生的沟通，知道用"Manipulation"这个单词来描述中医推拿复位手法。她常向亲近的患者介绍中医推拿非常好，一般人得不到推拿的机会，然后表情夸张地夸奖我，让我给她的"阿蜜"针灸后加做一下手法复位，顺便推拿几分钟。有一天，她慎重

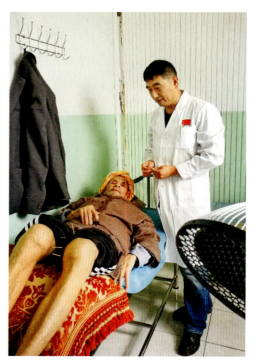

图29　2018年1月25日穆罕默迪亚分队队长胡炳麟医生在摩洛哥为98岁柏柏尔老人做针灸治疗

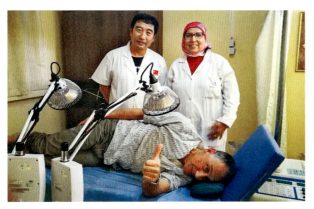

图30　2017年11月14日穆罕默迪亚分队队长胡炳麟医生在摩洛哥用中医针灸推拿为当地93岁老医生卡利利进行治疗

地向我介绍一位老先生，也是一位医生，想让我推拿。患者看上去约70岁，但疼痛症状蛮严重的，挂着拐杖弯着腰由佣人陪着。护士也明白，中医推拿非常好，但针灸中心门诊时段很忙，连针灸治疗床都不够用，每天只能预约几个病人做推拿系统治疗，大部分手法治疗是穿插在针灸治疗间隙，为了保证医疗安全只能选择一些年纪不大、身体状况好的、推拿治疗疗效比较显著的病人做一些简单的"Manipulation"。但听说是同行，我就对病人做了详细问诊和检查，病情不复杂，就是颈椎病和腰痛，属于发作期，推拿适应症，预后很好。虽然老人93岁了，但依然耳聪目明，看上去很健康。我就和他作了沟通，告知我的诊断是由于老先生长期低头从事手术工作引起的骨关节炎，肩和上臂疼痛症状是由颈椎病引起的。中国推拿医生是经过系统培训的专科医生，而且老先生身体基本情况良好，可以给予安全的正规推拿手法治疗。老先生欣然同意，第一次治疗后他当场感觉颈腰痛明显减轻，非常满意，预约每周两次针灸推拿，3次治疗后，老先生已经精神抖擞，不用挂拐，手臂也能上举了。来这里治疗的病人大都认识他，尊称他卡利利先生，每次过来大家都和他打招呼为他让路，原来他是穆罕默迪亚活着的最老的外科医生，最后一次治疗是由旅居英国的小女儿陪同着，并特地前来道谢。

不久前，有位长期在我们这里扎针治疗带状疱疹的老先生突发落枕，护士又让我帮忙去给他做"Manipulation"，一边述说病情一边还双手搓动，模仿我平时手法复位动作。患者很痛苦，脖子一点都不能动，一问，晕了，居然86岁高龄，不过在中国怎么看不过六七十岁模样。我只能让护士给他解释，年龄太大，"Manipulation"不敢做，推拿手法不单只有"Manipulation"，针灸配合推拿点穴放松肌肉、拉伸效果也不错，治疗结束后老先生颈椎疼痛减轻点了，也能点头转脖子了，不过我有点忐忑不安，患者年龄那么大，不能做复位手法，推拿也不敢太用力，只能靠内力，对疗效一点信心也没有，我让他第二天再来复诊。第二天门诊开始后，老先生已由家里孩子陪同过来了，见到我，又是"好了"又是"谢谢"，落枕基本好了，我又继续给他针灸治疗带状疱疹。

敬老爱老助老一直是我们中华民族的传统美德，有"卧冰求鲤""亲尝汤药"之类二十四孝故事。援外让我有机会见到了不同的世界。

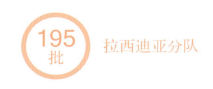

千里情谊一线牵

许明岚

第 195 批援摩洛哥中国医疗队拉西迪亚分队麻醉科
上海市光华中西医结合医院

当我第一次踏上摩洛哥这片土地时，心中充满了期待与忐忑。土黄的建筑、熙攘的人群、空气中弥漫的香料气息都让我感受到了一种陌生而又新鲜的文化冲击。仿佛置身于一个完全不同的世界，我感到一丝紧张。

然而，当我与当地的医护人员见面时，所有的不安和紧张瞬间被驱散了。

眼前的他们，脸上洋溢着热情的笑容，眼神中流露出友好的光芒。虽然语言障碍让我们的第一次交流不那么顺畅，但简单的手势和微笑之后，一种暖暖的真诚在彼此的心中慢慢散开。

亚瑟尔是一名手术室麻醉护士，也是我在摩洛哥认识的第一个朋友。由于经常一起搭台合作，我们很快就熟悉了彼此。

亚瑟尔的老家在美丽的马拉喀什，那是一座充满历史与文化的城市。那里有他的童年回忆，是他心灵深处永恒的牵挂。然而，他却选择在拉西迪亚工作，因为在这里工作很有意义。亚瑟尔告诉我，期望有朝一日能带着自己的成就回到马拉喀什，与家人分享，回馈他们的支持与爱。

工作中，我和亚瑟尔经常一起讨论中摩双方的麻醉技术和理念的异同。亚瑟尔对深静脉穿刺非常感兴趣，经常让我画解剖位置图给他看，我便用有限的词汇量一步步跟他解释如何定位、如何把握方向和深度以及穿刺过程中的注意点和小技巧。

在全麻实施过程中，我注意到摩洛哥的一些做法和中国的完全不同。比如在中国，手术结束停用所有的麻醉药物后，会立即开大氧流量，通过机械通气的方式将肺里的麻醉气体充分交换出来，直至病人苏醒，这一过程确保了病人在麻醉后能够尽快恢复意识。而在亚瑟尔的认知里，手术结束停用麻醉药物后，直接断开呼吸回路，让病人依靠自主呼吸来清空肺里的麻醉气体，这样的做法在他看来同样有效，体现了对身体自然机制的一种信任。

这种差异让我感到惊讶，也引发了我对两国不同医疗实践的思考。

亚瑟尔常戏称我的是"Chinese-style（中国风）"，而他的方法则是"French-way（法式）"。他用这种幽默的方式来表达对我们不同文化和医疗理念的理解和尊重。每当他谈及这些话题，脸上总是带着笑容，仿佛在说："我们的方式虽然不同，但都是为了病人安康。"

闲暇时光里，我和摩方医护人员还相互交流文化，这也让我们的关系更加紧密。

努海拉是当地护士学院的学生，在我们援助的医院实习。她不仅对自己的专业知识充满热情，对中国文化也表现出浓厚的兴趣。

你们都喜欢吃什么样的食物？如何烹饪？每次问到这些问题，她的眼睛总是闪闪发光。我也总是乐此不疲地向她讲述中国的传统、习俗以及一些有趣的故事。

努海拉也常常让我们品尝她亲手制作的摩洛哥美食，介绍当地的风俗，带我们参加她朋友的婚礼，让我们感受到这个国家的热情与温暖。而我们则邀请她尝试一些中国的传统小吃，分享我们的节日庆典和习俗。

离别回国时，我和我的朋友们互相赠送小礼物，留下了联系方式，约定有机会再见。那一刻，我深深地感受到，文化差异并没有成为我们之间的障碍，共同的目标让我们彼此更加珍惜这段跨越国界的友谊。因为在摩洛哥，在这个洒满阳光的美丽国度，中国援摩医疗队队员与当地医护携手并肩，写出了一页页最美丽的画卷。

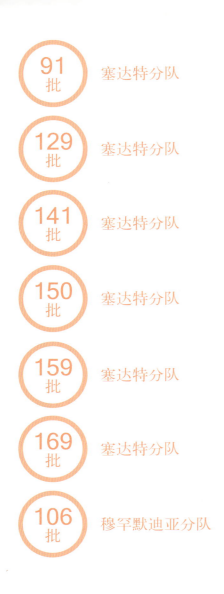

91 批　塞达特分队

129 批　塞达特分队

141 批　塞达特分队

150 批　塞达特分队

159 批　塞达特分队

169 批　塞达特分队

106 批　穆罕默迪亚分队

万里"银针情"

马良翰

第 91 批、　第 129 批、　第 141 批、　第 150 批、　第 159 批、
第 169 批援摩洛哥中国医疗队塞达特分队针灸科
第 106 批援摩洛哥中国医疗队穆罕默迪亚分队针灸科
上海市东方医院

2001 年，我第一次踏上摩洛哥的土地，带着银针开启了我在异国他乡的医疗生涯。谁也没有想到，这一待便是十四年。十四年间，我 7 次援摩，将摩洛哥视为自己的第二故乡。小小的银针，征服了当地百姓，也成就了我职业生涯中的别样辉煌。

2000 年刚过，我还是上海港医院的一名普通医生。年届不惑的我心中萌生了一个小小的梦想——趁着还年轻，要做点有意义、有价值的事。于是，我报名参加了援摩医疗队，来到了摩洛哥塞达特省。当时的我对摩洛哥几乎一无所知，但心中那份对医学的热爱和对未知的探索，驱使我义无反顾地踏上了这片陌生的土地。

初到摩洛哥，我发现中国医生在当地享有极高的声誉，尤其是妇产科、骨科和外科，几乎撑起了当地医疗的半边天。许多上一辈的摩洛哥人都会自豪地说："我是中国医生接生的！"这份感恩之情深深打动了我，也让我暗下决心：要用自己擅长的针灸，为摩洛哥的百姓带来更多的健康与希望。

在摩洛哥，针灸的神奇魅力很快就传开了。一根银针、几个穴位，便能为当地百姓缓解多年的腰腿病痛。许多人慕名而来，只为感受这神奇的东方医术。诊室里常常挤满了前来求医的病人，一根银针不仅治愈了他们的疾病，也拉近了中摩两国人民的心。

记得有一天，摩洛哥当地宪兵队的一名上校医疗官找到我，请求我与他一同出诊，我欣然答应。到摩洛哥首都拉巴特才知道，此行的医治对象是摩洛哥国防部长，他因腰椎间盘突出症卧病在床，行动不便。经过详细的问诊，我为他制定了以针灸配合推拿的治疗方案。经过几次治疗，部长的不适症状得到明显缓解，病情显著好转，能够自主活动了。中国传统医学"针到病除"的魅力，让他啧啧称赞。

"没想到，中医还能治面瘫！"还记得那是一名我国渔业水产公司在摩洛哥渔船的船长，急性面神经麻痹症使其一侧面瘫，口、眼、脸都不能自主活动。经过我两周的针灸治疗，他的面容基本恢复正常，这令他感到十分惊奇。小小的银针，在治疗疾病的同时，还履行着为中摩两国友谊添砖加瓦的使命，这让我感到无比的自豪。

两年的援摩任务很快就结束了，回到上海的我却始终牵挂着摩洛哥，北非的记忆时常浮现在脑海中，仿佛有一种无形的力量在召唤我。2004年、2007年，我相继报名参加中国援摩医疗队。在多年的援摩工作中，我深深地体会到当地民众对中国医生的感激与敬仰，这让我作出了一个重要的决定——将余下的职业生涯全部奉献给摩洛哥。于是，这一待又是整整十年。

无论是山区的偏远小镇，还是沙漠边缘的医疗点，十四年间，我早已把摩洛哥当作自己的半个故乡。每当新一批的援摩队员到达后，我总是习惯性地"尽地主之谊"，协助他们收拾好房间，请后勤人员修理有故障的电器、网络，陪大家去超市、集市购买生活所需物资。

一些援摩队员刚到时，由于人生地不熟，又远离家乡和亲人，难免出现一些情绪上的波动，对此我总能感同身受。为了缓解大家的思乡之情，我经常会提议前往周边的旅游景点打卡，或邀请队员们一起去当地餐厅聚餐，帮助大家缓解压力，这样才能更快、更好地投入当地的医疗工作。多年的援摩经历，也让我练就了好手艺，每当大家想念家乡时，我就会买些队员们爱吃的蔬菜、鱼、肉等食材，用一顿家乡菜抚慰大家的思乡情。

　　干燥的气候、艰苦的条件，十四年来我经历了无数的困难和挑战，但从未有过退缩的念头。在摩洛哥的日子里，我不仅是一名医生，更是一名文化的传播者。我用针灸这一古老的东方医术，向摩洛哥人民展示了中华文化的博大精深。通过我的治疗和讲述，许多摩洛哥民众对中国产生了浓厚的兴趣，甚至有人开始学习中文，希望有朝一日能去中国看看。能够用一根根银针增进中摩两国人民的友谊，这让我感到十分荣幸。

　　我将永远铭记在摩洛哥的每一天、每一刻、每一位病人、每一份感动。

（瞿乃婴　整理）

小药房

蔡蓓珺

第 144 批援摩洛哥中国医疗队拉西迪亚分队妇产科
上海市长宁区妇幼保健院

还得说说拉西迪亚医疗队的小药房。那可是我们省吃俭用，从牙缝里省下来的家当。

除了生活补助，每年国家都会给予医疗队队员医疗上的补助，每人每年大概一万元。这笔钱基本用来购买我们医生自己生病的各类常用药品，或者辅助医疗材料的配备，也可以采购自己业务开展需要添置的医疗器械。而事实上，这笔钱中只有一小部分被用作我们自己使用的药品，大部分被派了别的用场。

我们所在的拉西迪亚省立医院，虽说是方圆百公里之内最大的医院，但缺医少药的现象却无处不在。因为没钱更换，老掉牙的手术器械仍在苟延残喘地发挥着余热。一台手术下来，持针器夹不住针，剪刀剪不断线的情况屡屡发生。要是运气不好遇上大抢救，那急得一边救人一边想要杀人的心都有。工欲善其事，必先利其器。所以老一批医疗队队员在交接的时候，就传给我们一批他们用经费采购的药品和器械，而这些东西都用在了救助摩洛哥病人上。

摩洛哥的贫富差距悬殊，政府鼓励生育，生孩子免费医疗，但其他的医疗费用，尤其是药品，品种少且价格昂贵，与法国、西班牙的药品价格相比，毫不逊色，让大部分人难以承受。我们所在的地区是贫困人口密集的区域，那些连饭都吃不上的妇女，省吃俭用从几十公里之外的地方提前一天赶到省医院，舍不得住旅店，再冷的天，也就在医院门口的马路牙子上睡一晚，第二天起来排队看医生。一个门诊号要花上相当于人民币一百多元，挂完号之后，她们往往身无分文。

所以，我们的这些经费，大多用在更换手术器械和购买治疗妇科疾病的常用药上，然后放进我们队里的小药房。五官科的张医生是我们的药品会计，她管理得很细，进出账目、领用记录、药品器械的效期排布，条条分明。

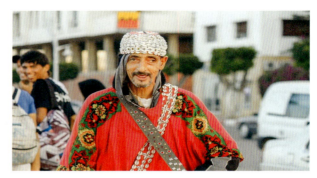

图31 柏柏尔街头艺人

这样一来，额度当然不够。我们3个妇产科医生"横行霸道"地到别科去"抢"，外科、泌尿科、眼科、心内科的额度，凡用不满的都被我们抢了过来。妇女的地位在队里是举足轻重的。

每次出诊，我们都需要提一个小包，里面装着今天门诊可能需要赠送给病人的药品。基本上每次看完门诊，这个小包就会空空如也，变得轻飘飘的。

我们妇科有些药品使用起来相当复杂，交代清楚用法用量可不是一件容易的事儿。一般会法语的患者，都受过良好的教育，家境优渥，经济条件好，根本无需我们赠药。而需要赠药的，大多是当地的土著。阿拉伯语是世界上最难的语言，据说最难的一个动词，它的变位有70多种。而本地的柏柏尔人说的柏柏尔语，更是一般摩洛哥人都不懂的语言。如果碰上需要赠药的，恰好又是柏柏尔人，那得配上一个当地的护士，先把我们说的法语翻译成阿拉伯语，而后那个护士还得去找一个懂柏柏尔语的护士，再把阿拉伯语翻译成柏柏尔语。哈哈，一间小小的诊室之内，我一个医生，加上两名翻译的护士，病人自己，还有陪同的家属，最少5个人。一句简单的交代，得翻译上好几遍，一屋子叽叽喳喳，好不热闹，半个小时下来，可能还看不了一个病人。

因此在摩洛哥，医患关系是相当融洽的。那些患者会一篮子一篮子送给我们他们最朴实圣洁的食物——椰枣，来表达他们的感激。据说这东西热量巨高，在沙漠里迷路，七个椰枣就足以让你活命。

予人玫瑰，手有余香。我常常想起那时候在摩洛哥给予患者的帮助。我觉得应该有一千个理由让医患关系变好，而没有一个理由可以让医患关系变坏。

大千世界无奇不有，小小门诊映射出生活百态，贪嗔痴慢疑，一生的修行，在门诊酣畅淋漓地展现。每一段岁月静好的人生，背后都有咬牙坚持的灵魂，一头治愈别人，一头治愈自己。繁星闪烁的长夜之下，不眠不休地紧张战斗，之后迎来光芒万丈的希冀清晨。

趣味生活

1975—
2025

趣味生活

趣味生活

跨越半个世纪的男士理发店

王　晖

第 196 批援摩洛哥中国医疗队塞达特分队普外科
上海市同济医院

1975 年至今，中国援摩医疗队在摩洛哥已经驻扎了整整五十年。第 196 批医疗队塞达特分队，正在摩洛哥卡萨塞达特大区的哈桑二世医院辛勤工作。塞达特，这座宁静的山区小镇，居民大多是虔诚的穆斯林。近年来，随着摩洛哥社会的世俗化和国家主导的文化开放政策，小镇的生活愈发轻松与开放。然而，对于初来乍到的医疗队成员来说，入乡随俗依旧是他们必须面对的课题。

在塞达特，男女理发店通常是严格分开的。如果男子误入女士理发沙龙，会被视为不礼貌的行为；而女士误入男理发店，则是这座小城一个动人的故事。

74 号理发店：中摩友谊的见证

小镇上的阿卜杜勒拉赫曼·斯基雷赫大街 74 号是博尔哈奈丁·奥斯曼先生的理发店——准确地说是男士理发店，因为这里通常只接待男性顾客理发。 小店的生意就如同这座小镇午后的咖啡馆，从不嘈杂、悠然、有序。理发室的门口永远停着学徒阿卜杜拉·内卡什的破摩托车，被炙热的阳光烤得分外刺眼，不过他们乐得如此，因为恰好可以做晾晒毛巾的衣架。

博尔哈奈丁先生的理发店不仅是小镇居民理发的场所，更是中摩友谊的见证。初次进入博尔哈奈丁先生的理发店是来到这座小镇的一个傍晚，小镇上中国人屈指可数，他却一点也不觉得惊讶，因为博尔哈奈丁先生和医疗队的结缘已经有十四个年头。他可以说一些法语，夹杂着简单的英语，可以为中国朋友提出建设性的意见。

法式服务的仪式感

即使是最简单的发型，每次都会被博尔哈奈丁先生法式服务的仪式感拉满。博尔哈奈丁先生会先呷一小口我为他带来的黑咖啡，穿好他白色的圆领长袖理发师上衣，头戴圆帽，胡子打理得一丝不苟，让我感受到高级发型总监版的服务。为顾客围好一次性的领圈和阿拉伯花纹的披风，随着电动理发器干净利落地在头顶游走，再换成明亮的剪刀如音符一般有节律地在耳畔、前额、颈后协奏一番，有时候让人舒服到昏昏欲睡，堪比夜班后的一次精神按摩，最后的高光时刻是他将剃刀喷洒酒精后点燃，完成"Méthode de désinfection traditionnelles（传统消毒法）"的仪式，再刮除残留的短发，整个流程才算彻底完成。

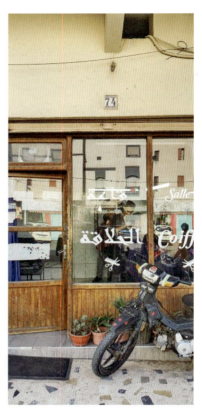

图 32　74 号理发店门面

中国医生的温暖形象

博尔哈奈丁先生对中国援摩医生有一种特殊的礼貌和关注，即使淹没在小镇开斋节拥挤的穆斯林人群里，他也能一眼辨认出这群闪着好奇眼神的中国医生。他告诉我当他还是一个小男孩，中国医疗队就来到了这座小镇，大家都知道哈桑二世医院有中国医生。幼年时因为耳疾，母亲带他来到哈桑二世医院就医的过程在四十年后已经模糊了，中国医生对病人和病人家庭的体贴却让他幼小的心灵觉得中国医生是困境中的温暖支撑，为病中的人们带来了慰藉与康复的希望。

74 号理发店的唯一女顾客

聊起店里唯一的女顾客，博尔哈奈丁回忆道，第一次在店里和中国医生结缘是十四年前的一个傍晚，一位中国女医生在同事的陪同下来到74号，因为天色渐晚，连续找到几家女士理发沙龙都因为语言不通，无法给这位女医生理发，男同事灵机一动想到这里，博尔哈奈丁先生有些为难，虽然店里暂时没有顾客，但是为女士理发倒是头一次，好在女医生要求不高，夏季的酷热实在难耐，只求帮助她理成短发就可以，于是博尔哈奈丁第一次为女士做起了理发师。说到这里他苦笑了一下，我猜想理发效果一定令他自己也不满意，但是他仍然保存着当时女医生为表感激留下的签名和小礼物——中国结，后来他的74号便成了中国医生时常光顾的沙龙。

中摩友谊的未来

中国朋友们告诉他，他在中国传统文化里的属相是牛，是勤勤恳恳工作的人；他的大儿子属兔，现在在大学读书，也想有机会来中国学习。有一次博尔哈奈丁先生跟我抱怨小儿子读书虽然努力，但是似乎总是差一点运气，考试和参加足球队测试都功亏一篑，我灵机一动送给他两颗橙子寓意"成功"，虽然只是个善意的玩笑，小儿子的成绩提高了，足球技术也精进了。博尔哈奈丁先生开心地请我也在他的纪念册上签下我的名字，他说他会继续保留着这些珍贵的记忆，因为还会有更多中国医生来到摩洛哥，来这座小镇，在塞达特他们会有一个共同的名字——哈桑二世。

博尔哈奈丁先生的74号理发店，不仅是塞达特小镇居民理发的场所，更是中摩友谊的缩影。五十年来，中国援摩医疗队在这片土地上播撒了友谊的种子，博尔哈奈丁先生和他的理发店见证了这一切。未来，随着更多中国医生的到来，这座小镇将继续书写中摩友谊的新篇章。

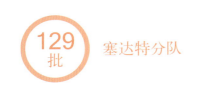

烹饪中华美食　传播中国文化

彭国忠

第 129 批援摩洛哥中国医疗队塞达特分队厨师
上海市公共卫生临床中心（原上海市传染病医院）

我，援摩洛哥中国医疗队中，一位特殊的"白衣战士"。2007 年，在上海市公共卫生临床中心领导的推荐、帮助下，我远赴摩洛哥，用铲刀菜刀坚守菜地灶台岗位，为援摩洛哥中国医疗队队员烹制中华美食，让远离家乡的他们享受家乡味道，感受祖国温暖，让摩洛哥人喜欢中国美食，喜欢中国文化，为推进中摩友谊作出贡献。

准备希望的种子

作为厨师，我非常清楚烹饪出中华美食需要：厨艺、调料、食材。厨艺，我有；调料，可带；食材，是个大问题。从接到通知开始，我就废寝忘食，为解决援摩洛哥期间的食材问题而忙碌。

我首先搜集大量关于摩洛哥的地理、气候、饮食文化的资料，寻找确定摩洛哥现有符合烹制中华美食需要的食材。但是，摩洛哥的气候和饮食习惯与我们中国差异非常大，市场上适合烹制中国美食的蔬菜很少，绿叶菜更少，常见的只有菠菜。

市场上没有，那只有"自己种"这一条路了。我使出"洪荒之力"，拿着搜索到的摩洛哥地质、气候等信息，跑遍周边农场、农技中心请教老菜农、农技师，确定适合在摩洛哥种植的蔬菜品种，最后确定"希望的种子"——小白菜、生菜、油麦菜等几个品种。

当我奔赴摩洛哥的时候，我更加坚定，不久的将来，只要精细管理，"希望的种子"一定能够成为高品质的蔬菜。

培育家乡的味道

当我踏上摩洛哥这片陌生的土地，顿时感受到了"热力四射"，各方通过各种渠道纷纷送来了"希望的种子"，但强烈的光照、持续的高温，也让我不禁有些为"希望的种子"未来的命运担心。

大家都感受到了我一路上对"希望的种子"的牵肠挂肚。来到驻地，首先帮我一起安顿这些宝贝。比较再三，最后选定了一块光照充足、土壤肥沃的种植蔬菜的理想之地。大家的热情和期待给了我压力，也给了我动力，让我更加坚定信念。

从到驻地的第一天开始，我始终精细安排每天的时间，用好休息时间，培育"希望的种子"；用好工作时间，烹饪家乡的味道。

早上，我总是第一个起床，在工作开始之前，去菜地里；下班后，我也总待在菜地里忙碌，翻土、播种、施肥、浇水、捉虫、除草、采收，每一个环节都亲力亲为，每一个环节都仔仔细细。

炎热干燥的气候，让我感受到了前所未有的压力，尤其是浇水更是成了重中之重。我坚信办法总是比困难多。我及时整理汇总问题，在单位领导帮助下，与国内灌溉企业和专家取得联系。在他们的指导下，我在当地采买工具材料，边学边做，用仅有的材料设计制作了简易的自动灌溉装置，解决了在摩洛哥种植蔬菜的灌溉难题。为在医疗队驻地，持续自主种植蔬菜，烹制家乡美味，打好了基础。

看着医疗队队员们品尝着我用自培蔬菜烹制的美食，洋溢着满意的笑容，我的内心无比激动。我知道，这些美食给了他们家的温暖。

加强中摩的友谊

随着时间的推移，我种植蔬菜、烹制美食的事迹在驻地附近传开了，很多当地人也很有兴趣，他们来驻地参观交流时，经常会向我咨询种植、烹饪方面的问题。

277

我意识到，美食是一种无国界的语言，它能够跨越文化和地域的界限，将人们的心灵紧紧相连。我开始抓住一切机会，邀请摩洛哥当地人品尝色香味俱佳的中国美食，将中国的美食文化介绍给他们。

在援摩期间，很多摩洛哥当地人和我们医疗队的"白衣战士"建立了深厚的友谊。同事们在当地救死扶伤，收获友谊；我——这位特殊的"白衣战士"，坚守信念，烹饪美食，为加强中摩的友谊作出自己的贡献。

不忘初心的收获

在援摩的两年里，我坚守信念，用自己的努力设计制作了灌溉设备，破解了在摩洛哥当地种植蔬菜的难题；用自己的厨艺博得了医疗队队员的赞誉，带给他们家的味道、家的温暖；用自己的能力赢得摩洛哥人的信任，推进了中摩深厚友谊的建立。

不忘初心，方得始终。我的坚守，我的努力，得到了大家的认可。我——医疗队里特殊的"白衣战士"，被评为"援摩先进个人"。捧着沉甸甸的荣誉证书，我心潮澎湃，我热泪盈眶。我深知，这份荣誉来之不易，它源自公卫中心领导的信任，它源自医疗队伙伴的支持，它源自所有人的帮助，它源自我坚守初心、信念的力量。荣誉应该属于整个医疗队，更应该属于为了中摩友谊而默默奉献的每一个人。

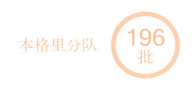

三餐四季谱写中摩友谊乐章

王丽丽

第 196 批援摩洛哥中国医疗队本格里分队护理
上海市普陀区中心医院

  摩洛哥，这片位于非洲大陆的神秘土地，宛如一位身着华丽长袍的阿拉伯女子，以其广袤无垠的沙漠、绚丽多彩的海滩和历史底蕴深厚的城市，散发着独特的魅力。在这里，我度过了难忘的医疗援助时光，四季更迭，仿佛化作灵动的音符，在我的生命中奏响了一曲动人的乐章。

春之乐章——希望与绽放

  "天街小雨润如酥，草色遥看近却无。"摩洛哥的春天，宛如一首清新淡雅的小诗，悄然拉开序幕。沉睡了一个冬季的万物，开始在暖阳的轻抚下苏醒，街头巷尾弥漫着生机勃勃的气息。街边的橘子树，绽放出洁白如雪的小花，宛如繁星点点，点缀在翠绿的枝叶间。市场上，摊主们精心摆放着各类新鲜蔬果，色彩斑斓，令人目不暇接。其中，牛油果以其独特的魅力备受青睐，它不仅是大自然馈赠的美味佳肴，更成了我在这异国春天里的一份别样陪伴。

  闲暇之余，我尝试着水培牛油果，这看似简单的种植过程，却如同一场充满仪式感的旅程，为我的摩洛哥生活增添了一抹宁静与愉悦。剥去牛油果核外那层褐色的硬壳，仿佛为它脱去一件厚重的铠甲，露出里面嫩绿的生命。将清洗干净的果核，用湿润的纸巾轻轻包裹，再装入保鲜袋中，置于温暖之处。每隔半月，便小心翼翼地取出，再次湿润纸巾，如同呵护着一个小小的梦想，期待着它的萌芽。终于，牛油果核微微裂开，露出一丝生机，那小小的裂口，仿佛是它对这个世界的好奇与渴望。小心翼翼地将它放入水培容器中，大头朝下，尖头朝上，让根部轻轻触碰水面。每日里，我都会转动瓶子的方向，生怕它因趋光性而长歪，又要注意根部避光，防止长出水苔。就这样，日复一日，我静静守候着这小小的生命，看着它慢慢生根、发芽，仿佛见证了一场生命的奇迹。

夏之乐章——热情与活力

"小荷才露尖尖角，早有蜻蜓立上头。"摩洛哥的夏天，恰似一幅热烈奔放的油画，阳光如金色的绸缎，毫不吝啬地洒向大地，炽热而灿烂。在这片充满热情的土地上，我结识了许多如夏日骄阳般炽热的摩洛哥朋友，他们用真诚与友善，温暖着我在异国他乡的每一个日子。

拉希德，这位我在手术室的良师益友，不仅在工作中给予我悉心指导，更在生活中带我领略摩洛哥的独特魅力。他教我制作摩洛哥国茶——薄荷茶，那是一种将绿茶与新鲜薄荷叶完美融合的饮品，茶香清新，薄荷的清凉在舌尖散开，驱散了夏日的燥热。制作薄荷茶的过程，也是一场充满仪式感的体验。先将水烧开，倒入放有绿茶的茶壶中，洗去茶叶的浮尘，再注入热水，放入洗净的薄荷叶，煮沸几分钟，让茶与薄荷的香气充分交融。最后，加入适量的方糖块，使其完全融化。拉希德说，倒茶时要将茶壶由低至高，高高举起，让茶水在空中划出一道优美的弧线，溅起层层泡沫，这不仅是对茶的尊重，更是对生活的热爱。

在拉希德的指导下，我还学会了制作摩洛哥的可丽饼。那是一种如薄云般的美食，轻盈而酥脆。准备面糊时，将鸡蛋、香草糖、白糖、面粉和牛奶按比例混合，搅拌均匀后过筛，使面糊更加细腻。在不粘平底锅上，舀一勺面糊，轻轻晃动锅身，让面糊均匀地铺满锅底，煎至两面金黄。当可丽饼出锅时，那诱人的香气弥漫在整个厨房，让人垂涎欲滴。我们一起品尝着亲手制作的美食，分享着彼此的故事与梦想，欢声笑语在房间里回荡。最后，拉希德送我一个喜庆的红色烧茶壶，那鲜艳的红色如同我们之间深厚的友谊，在这异国的夏日里绽放出绚丽的光彩。

秋之乐章——丰收与感恩

"停车坐爱枫林晚，霜叶红于二月花。"摩洛哥的秋天，宛如一首深情的颂歌，气候宜人，风景如画。大自然仿佛打翻了调色盘，将这片土地染成了金黄与橙红的海洋。无论是广袤的沙漠边缘，还是繁华的城市街头，抑或是宁静的乡村田野，都散发着丰收的喜悦与成熟的魅力。

在这个美好的季节里，摩洛哥的美食也如繁星般闪耀，吸引着来自世界各地的游客。烤羊肉、古斯古斯、塔吉锅……这些美食，犹如秋天的硕果，让人回味无穷。烤羊肉外焦里嫩，香气四溢；古斯古斯颗粒饱满，搭配着各种蔬菜与肉类，口感丰富；塔吉锅则以其独特的烹饪方式，将食材的原汁原味完美保留。每一道美食，都承载着摩洛哥人民的热情与智慧，让人在品尝中感受到这片土地的温度。

而在这个季节里，我与同事们的友谊也如同成熟的果实，愈发醇厚。我们一起在手术室里并肩作战，为了患者的健康而努力；一起在生活里分享喜怒哀乐，成了彼此生命中不可或缺的一部分。这份友谊，带着丰收的满足与感恩的情怀，成了我在摩洛哥援医生活中最珍贵的收获之一。

冬之乐章——宁静与暖意

"忽如一夜春风来，千树万树梨花开。"摩洛哥的冬天，宛如一幅静谧的水墨画，白雪皑皑，银装素裹。在这寒冷的季节里，人们总是渴望着一份温暖，一份甜蜜。而巴斯克生日蛋糕，便是这份温暖与甜蜜的化身。

制作巴斯克蛋糕的过程，如同一场与冬日的对话。首先，将奶油奶酪从冰箱取出，在常温下放软，然后搅拌至顺滑，仿佛为蛋糕奏响了序曲。接着，加入白砂糖，继续搅拌，直至糖完全融化，无一丝颗粒，如同冬日的阳光，温暖而细腻。将全蛋和蛋黄分三次加入，每一次搅拌都像是在与冬天的寒冷抗争，让蛋糕充满了生机。再加入淡奶油，搅匀后过筛玉米淀粉，确保蛋糕液的细腻。最后，将蛋糕液倒入铺了油纸的模具中，轻轻震几下，去除大气泡，仿佛在为蛋糕除去冬日的尘埃。放入预热至 220 摄氏度的烤箱中烤 35 分钟，蛋糕在高温中慢慢膨胀，散发出诱人的香气，如同冬日里的一团火，温暖了整个厨房。烤好后，取出晾凉，再放入冰箱冷藏 3 小时，让蛋糕在低温中慢慢沉淀，变得更加美味。脱模后的巴斯克蛋糕，外焦里嫩，香甜丝滑，每一口都充满了冬日的暖意与甜蜜。

在这摩洛哥的冬日里，品尝着自己亲手制作的巴斯克蛋糕，仿佛时间都静止了。窗外是银白的世界，屋内是温暖的甜蜜，这份宁静与美好，成了我在异国他乡最温暖的慰藉。它让我在这片陌生的土地上，感受到了家的味道，感受到了生活的美好。

摩洛哥的四季，如同一首优美的乐章，在我的生命中奏响。每一个季节，都有其独特的韵味与魅力；每一段经历，都如同音符般跳跃在我心间。在这四季的轮回中，我不仅领略了摩洛哥的风土人情，更收获了珍贵的友谊与成长。

我成了"形象代言人"

孙嘉尉

第 170 批援摩洛哥中国医疗队本格里分队外科
上海市普陀区利群医院

"老孙，我在电视里看到你了，挺酷哈……"

"嘉尉，你怎么上电视老戴个墨镜啊，怎么不露一下正脸……哈哈哈！"

我叫孙嘉尉，是上海市普陀区利群医院普外科的医生。我也没想到，第一次上电视，居然是在摩洛哥，这让我既紧张又兴奋。其实节目播出距离拍摄已经有一个月了，但看到同事们、家人们、朋友们发来的微信，又让我有了一些小小的激动。

2015 年 10 月，我和我院骨科医生吕南千以及来自区卫生计生系统兄弟单位的几位同仁，一同启程赴摩洛哥执行医疗援助任务，并由我担任队长。

有一天，我接到通知，《旅途的花样》剧组在摩洛哥拍摄，而且剧组邀请医疗队代表一起参与，共进晚餐。这可能是我援摩一年多以来收到的最意外的消息了。

从接到通知到拍摄只有一天时间，但我感觉好像过了好几年。从来没有上过电视，我一下子浑身紧张起来，脑子里一会儿想，上电视说点什么？一会儿又想，镜头对着我的时候手往哪里放？我还特意上网查了一下，详细了解了节目内容。得知《旅途的花样》在国内有着很高的收视率，我的使命感顿时油然而生。因为在电视节目这个平台上，会有更多人知道中国援摩医疗队，了解援摩医疗队，而我则是中国援摩医疗队的"形象代言人"！

5 月的摩洛哥骄阳似火，气温高达 40 摄氏度。在这骄阳似火的日子里，带着些许紧张和期盼，我和其他 3 位中国援摩医疗队的代表一起来到录制现场拍摄——马拉喀什郊外的一个农庄。马拉喀什是摩洛哥第三大城市，也是南部地区政治中心，是摩洛哥历史上最重要的古都之一，被誉为"摩洛哥南方明珠"，距离我所在的驻地本格里大约 1 个半小时的车程。

我们一行四人作为"神秘嘉宾"出场，和明星们"不期而遇"。第一次见到真人秀的拍摄现场，才知道没有剧本，只需跟着感觉走、聊聊天即可。但我还是不由自主地紧绷起来。

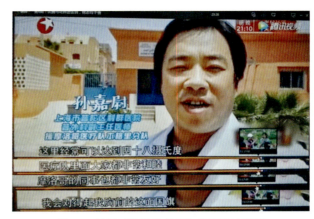

图 33　接受《旅途的花样》节目采访截图

当眼角的余光瞄到镜头对着我了，我更加紧张起来，之前设想的千万种姿势，一下子又不知该怎么做了，墨镜更是不敢摘，且让我挡一挡紧张的表情吧。

不过后来听国内的同事们说，电视上看我一点也不紧张，很放松，很自然，他们还以为我戴墨镜是为了摆酷呢！这让我有小小的窃喜，也许自己还有些表演天赋吧。

拍摄中，我们聊了中国医疗队在摩洛哥的历史，聊了医疗队在这里的工作情况、遇到的困难，聊了摩洛哥和中国医疗方面的差异。就比如，我和吕医生来自两个不同的专科，而在摩洛哥由于缺少医生，我们经常相互协作。而这里的外科门诊服务量每月约 400 人次，手术约 40 例。摩洛哥绿叶菜少，我们从国内带了种子自己种植。

接下来的环节让我有些出乎意料，虽然知道是来共进晚餐的，但没想到菜肴是现点让明星们现做。我们点了一道"地三鲜"，没想到烧得还真不错。尽管大家认识了不到几个小时，但在欢聚一堂举杯共饮时，真有"有朋自远方来，不亦乐乎"的幸福感。

悄悄告诉你们，其实好多镜头电视里没有播，改天我给大家好好透露一下"幕后"。

中国援摩医疗队是我国外交的一块金字招牌，中国医生用自己的专业技术和博爱之心为摩洛哥人民的健康作出了贡献，为中摩友谊付出了辛勤汗水。作为援摩医疗队队员，我自豪、我骄傲。我想这次我应该出色地做了这块金字招牌的"代言人"了吧！更无愧于我胸前的这面国旗。

在撒哈拉播种春天，遥寄思乡情

刘　峰

第 188 批、第 196 批援摩洛哥中国医疗队本格里分队妇产科
上海市普陀区妇婴保健院

当五星红旗在非洲大陆飘扬，援摩医疗队队员以手术刀为犁铧，在贫瘠的土地上耕耘希望；用听诊器作琴弦，在孤寂的岁月里谱写欢歌。我们用东方智慧演绎着别样的生命美学，将他乡岁月酿成诗意琼浆。

豆芽萌新绿　巧手种春光

摩洛哥终年少雨，水资源稀缺，蔬菜堪比明珠般珍贵。面对物资匮乏的挑战，杨大厨施展起了独门魔法：将绿豆在搪瓷盆里轻轻淘洗，再用温水浸泡一夜，次日清晨，蒸锅上覆盖的纱布上，已然呈现出一片青白色的"豆芽星图"。

此后每个清晨，杨大厨都会像照顾婴儿般细心地给豆子"洗澡"，举着手机记录胚芽每日的成长点滴：有些豆子萌出了两片胚芽，似白玉一般；胚芽上开始长出形似剪刀的小叶片，豆芽蜷缩的"颈项"在晨光中舒展开来……

当第一盘清炒豆芽端上餐桌，筷子轻触瓷盘的脆响中，我们仿佛听见江南春雨浸润戈壁的私语。那些翡翠般的嫩芽，就像穿越时空的信使，为我们捎来家乡的味道。

粽叶裹乡情　巧手缀端阳

端午佳节来临，糯米和粽叶也在异国他乡焕发出了新的生机。有经验的队员示范着独特的"三折封印法"，让翠绿的粽叶如同叶舟一般，承载着浓浓的乡愁启航。

有人将思念裹得太满，蒸锅里便绽开朵朵糯米花；有人把牵挂扎得太紧，粽叶就裂成月牙般的笑纹。

最难忘的是品尝粽子的时刻，大家彼此分享着家乡的粽子口味和节日记忆。这些粽子虽然其貌不扬，但味道却像极了家的温馨与甜蜜。原来粽叶裹住的，从来不只是糯米。

绳索牵心跳　潮汐钓星辰

首都拉巴特总队部驻地附近的河道边，当地人常在此钓螃蟹。黄昏时分，我们医疗队队员们也来此，开始一场别开生面的"钓蟹大赛"。

大家共同发明的"心跳垂钓法"要求收线的节奏必须与水波的频率保持一致。当螃蟹钳住诱饵的刹那，有人轻声提醒道："要像对待新生儿的脐带那样温柔。"不知不觉间，螃蟹被网兜轻轻捞起，耳边响起了一阵阵欢呼声。

月光下的庆功宴上，蒜蓉与辣椒在铁锅里欢快地跳跃着弗朗明戈舞步，蟹壳开裂的脆响与大家的欢声笑语交织在一起。这份大自然慷慨馈赠的狂欢，让队员们积攒已久的疲惫都化作了无尽的喜悦与满足。

所谓的诗意生活，不过是将监护仪上跳动的波纹读成美妙的乐谱，将刺鼻的消毒水调制成芬芳的时光香水，让每个巡房的清晨都长出飞翔的羽翼。在异国他乡的岁月里，我们用幽默化解着乡愁，以创造对抗着荒芜与寂寞。我们是在撒哈拉播种春天的人，不知不觉间，我们已在这片土地上长成了枝繁叶茂、会开花的树——根系深深地扎进赭色的土壤中，枝丫交织编织着生命的经纬，每一片新叶都书写着生命的传奇。

一盘上海青解乡愁

陆小明

第 152 批、第 170 批援摩洛哥中国医疗队本格里分队厨师
上海市普陀区人民医院

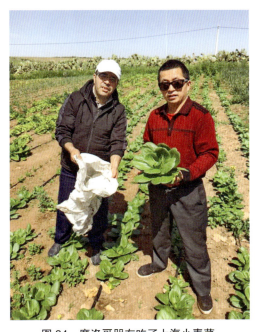

图 34　摩洛哥朋友吃了上海小青菜，
说味道很好，又来地里采摘

2015 年 10 月我第一次接受组织的安排踏上了去摩洛哥的援外工作，作为中国医疗队队员，尽管我只是一名厨师兼驾驶员，但是我本着为一线医务人员提供更好服务的宗旨努力工作。

摩洛哥的蔬菜品种很少，比如青菜和大白菜在中国随处可见，但摩洛哥却没有，因此我在做饭花样上下了不少功夫。

当我第二次参加援摩医疗队时，我总想着能把后勤厨卫工作做上一个台阶。前一次援摩的经验告诉我，做出一桌可口的饭餐，对于稳定队友情绪、维持医务人员的工作热情而言有着极其重要的作用。

这次来摩洛哥后，我留意了队员们的饮食喜好，队员们来自不同的医院，各自的饮食习惯不同，众口难调，我便在队里实行了分餐制，每人一份，这样就可以在口味上进行调整，尽管我们的工作变得繁琐一些，但能让大家吃上可口的饭菜也就不觉辛苦了。

来摩洛哥时间长了，有的队员在闲谈之中便流露出对家乡小青菜的思念。为了能使一线医务工作者更加安心工作，我决定在本格里当地种植上海小青菜。由于我们驻地没有任何宅边地可供耕种，于是我联系了第一次援摩期间结识的农场主哈吉，跟他提出了租借一小片土地的请求。没想到这位老朋友不但支持我的想法，而

287

且还爽快地无偿提供一块土地供我们自由耕种。

　　趁着休假回家，我和队长一起采购了一些蔬菜种子。回到摩洛哥后我带着分队长一起拜访了哈吉，哈吉亲自把我们带到了离驻地十五公里之外的农场，这是一片占地十余公顷的大农庄，哈吉雇用了3名当地人同他一起种植粮食和各种经济作物。友好大方的哈吉指着一块大约三亩见方、翻耕一新、灌溉设施一应俱全的土地，笑着对我们说："C'est pour vous（这是留给你们的）"，让我和队长颇为感动。

　　于是我取出上海小青菜的种子，照着网上下载的播种流程煞有介事地干了起来，没一会儿便腰酸背痛、汗流浃背。哈吉见了哈哈大笑，随即叫来他的3名雇工，交代了一番后跟我们说："种菜的事你们不用管了，过一段时间来看看，等菜长成了收回家就行了。"我直起身敲敲腰背，向他表示感谢。

　　之后，我们几乎隔三岔五就要去菜地看看，亲眼看着种子发芽、出苗、茁壮成长。今年的雨水多，摩洛哥朋友们照料得又细致，锄草、施肥，勤勉至极，而且按照我的要求，他们坚持没有给青菜喷洒农药。

　　大约5个星期以后，青菜已经长得相当茁壮了，可以逐次取食了。摩洛哥朋友从来没有种植过这种上海小青菜，菜株间隔距离较宽，显得比较稀疏，菜畦呈长纵队整齐排列，但每棵菜都长得十分壮硕，绿油油、稳扎扎地站在那里，像极了小朋友们排队做操的样子。分队长见了兴奋不已，俏皮地对着那一片绿色，对着那一列列一棵棵在摩洛哥本格里土地上长出来的上海小青菜高喊："前排两手侧平举，后排两手前平举，向右看——齐！"把我和队友们逗得前俯后仰。那种喜悦，是我援摩以来都没有见过的。

　　收了一部分青菜回去后，清洗、切配、烹炒自不必说，吃厌了牛羊肉的队友们争抢着来厨房帮忙，掰一掰鲜嫩嫩的菜叶，来听一听上海小青菜过油的"呲啦"声，来闻一闻上海小青菜从油锅里飘然而出的熟悉的清香味。烹炒好的上海小青菜端上桌子，被队友们一扫而光。分队长笑着说："别急，别急，有那一片绿色的菜地，管够！"

　　看着吃得干干净净的菜盘，看着一桌超负荷工作后依然不知疲倦的援摩医疗队队员，想着在摩洛哥的土地上长出来的上海小青菜，想着那一片绿，想着老朋友哈吉，想着新朋友农场雇工们，我痴痴地笑了……在那之后，我坚持不懈，放弃休息时间去农场开垦菜园，继而又种出了许多叶绿蔬菜（青菜、香菜、菠菜等）来改善援摩队友的伙食。

许多当地朋友非常感谢中国医疗队。中国援摩医疗队是我国外交的一块金字招牌，中国医生用自己的专业技术和博爱之心为摩洛哥人民的健康作出了突出贡献。作为援摩医疗队后勤保障中的一员，能为医务人员的生活质量保驾护航，我深感自豪和骄傲。

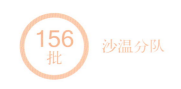

在沙温"开张"的老任理发铺

王 伟

第 156 批援摩洛哥中国医疗队沙温分队外科

上海市第二人民医院（原黄浦区中心医院）

　　踏上非洲大陆，转眼 3 个月时光匆匆流逝，我和医疗队队友们的头发逐渐变长，形象日渐向"犀利哥"靠拢。满大街的洋葱摩式短发，让我们这群上海医疗队队员对当地的理发室望而却步，每日对着镜子里愈发邋遢的造型，犯愁不已。

　　"锵！锵！锵！剃头啦！剃头啦！"原来是任建中老师的剃头铺开张了。"我拿剃头刀的剃龄比拿手术刀的刀龄还长！"老任热情地自我推销着。

　　"上！沪式'料理'肯定比摩式'料理'棒！"彭雪峰医生跃跃欲试。不一会儿，一个精神抖擞、英俊潇洒的老彭出现在我们面前。看着老彭的新造型，男队员们个个心动，没几天，郑队也去了，再没几天，金齐、张煜、我、杨立宏纷纷前去光顾，任老师的剃头铺日渐红火。

　　男队员们从此不再为找不到合适的理发场所而烦恼，那女队员们呢？麻醉科的周珩老师率先找到了老任。"Pas de problème（没问题）！"老任一口答应，"刷！刷！刷！"几刀下手，周老师对着镜子偷笑不已。刚来摩洛哥时，周老师曾在当地美发沙龙里打理过一次头发，教训惨痛，现经老任巧手修剪之后，重拾自信。正如那句老话所说，"自信的女人是最美的"。

　　日子一天天过去，有细心的队员问老任："老任，你自己的头发也不短了，咋办啊？"老任轻描淡写地吐了一句："等着瞧吧。"不过几日，队友们眼前一亮，一个焕然一新、短发精神的老任出现在大家面前。大家纷纷好奇地问老任是谁帮他理的发，老任哈哈一笑："自个儿对着镜子剪的呗。"原来他还有这手绝活，对着镜子自己理发，这简直就像做腹腔镜手术一样需要精准和技巧。

"我已剪短我的发，剪断了牵挂，在这里我们大家亲如一家。"在欢声笑语中，伴随着理发刀利落的起落声，援摩的日子一天天温馨地度过。

欢迎来到沙温！欢迎来到老任理发铺！这里不仅是一个理发的地方，更是我们援摩医疗队大家庭的温暖一角。

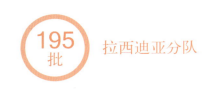

在他乡，别开生面迎新春

赵海波

第 195 批援摩洛哥中国医疗队拉西迪亚分队妇产科

上海市长宁区妇幼保健院

2023 年 1 月，中国最重要的传统节日——农历新年如约而至。这也是我们到摩洛哥拉西迪亚执行医疗援助工作后的第一个春节。虽然远离祖国和亲人，但我们医疗队队员组成了一个温暖的大家庭，用心筹备和组织了一系列别开生面的春节庆祝活动。这些活动不仅让我们在异国他乡感受到了浓浓的年味，也向摩洛哥的朋友们传递了中华文化的魅力，进一步增进了中摩两国人民的友谊。

除夕夜年夜饭：中摩齐聚庆佳节

1 月 21 日除夕夜，我们的驻地迎来了特殊的客人——摩洛哥当地卫生厅和医院的领导们。他们是我们邀请来共庆新年的朋友。作为本次年夜饭的"总厨"，徐佳寅大厨提前两天便开始忙碌。他精心挑选当地的有限食材，用最传统的手法为大家烹制了一桌带有浓郁中国风味的丰盛晚餐。其他队员也积极帮忙，不仅在厨房协助，还对驻地进行了彻底的清洁和布置，焕然一新的驻地充满了节日的喜庆气氛。

餐桌上，大家互相敬酒，共同庆祝兔年新春的到来。在一片欢声笑语中，队员们举杯祝福彼此新年快乐，更祈愿中摩两国人民的友谊长存。对于摩洛哥的客人们而言，这是一次独特的文化体验；对于我们中国援摩医疗队而言，这是一个温馨而难忘的夜晚。

正月初一：乒乓球比赛拉近距离

新年初一，队员们组织了一场精彩的乒乓球比赛，既是放松，也是庆祝方式之一。大家在比赛中既认真又投入，拼尽全力展现技艺。比赛分为男子组和女子组单打项目，五官科的朱谦医生年逾五旬，是年纪最大的队员，但她技艺精湛，以娴熟的球技轻松夺得女子组冠军。男子组的竞争更为激烈，比赛屡屡打至11分以上才分出胜负。经过数轮激战，翻译王晨旭夺得男子冠军，骨科的聂智兴和普外科的队长陈吉分别获得亚军和季军。乒乓球比赛不仅增进了队员之间的感情，也让我们在异国他乡的节日更添了一份浓厚的年味。

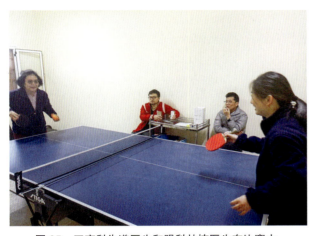

图 35　五官科朱谦医生和眼科林楠医生在比赛中，
最终朱谦医生获女子组冠军

正月初四：中摩音乐联谊会

正月初四，我们医疗队精心策划了一场别开生面的"迎新春中摩音乐联谊会"，邀请了拉西迪亚卫生厅及医院的30余名医护人员代表一同参与。联谊会在当地医院院长、医疗总监、经济总监等院领导的支持下盛大开启。摩方还特别邀请了一支民俗乐队现场助兴，为大家献上具有摩洛哥风情的传统音乐。活动过程中，我们备好了中国糕点和当地特色饮品，热情款待摩方朋友，大家相互交流，载歌载舞，欢声笑语不断。

联谊会期间，中摩两国的医务工作者彼此分享了工作经验和对生活的感悟，大家在轻松愉悦的氛围中度过了四个小时。活动结束时，大家在驻地前的中摩两国国旗下合影留念，这一刻成为我们友谊的象征，更为未来的合作和互助奠定了良好的基础。

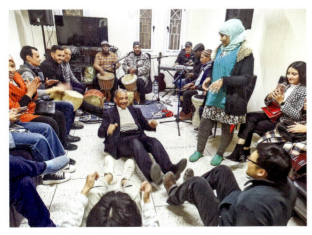

图 36　活动中大家沉浸于音乐，欢快互动

正月初五：羽毛球赛中摩互动，温情满满

　　正月初五，我们又策划了一场羽毛球比赛，设有男单、女单及混双项目，甚至邀请了驻地周边的摩洛哥邻居们一同参与。这不仅是一次比赛，更是一场融入当地社区的互动活动。比赛进行中，不少摩洛哥邻居在场边热烈观战，部分邻居还被邀请上场，与我们一起切磋球技，俨然一场"中摩友谊赛"！其中，普外科的汤德锋医生和我还教一名摩洛哥小女孩学打羽毛球，小女孩兴致勃勃，在耐心指导下很快掌握了基本技巧。活动不仅让大家放松了身心，更通过体育运动增进了与摩洛哥邻居们的情谊。

　　在摩洛哥的日子虽然忙碌且充实，但在这个特殊的节日里，我们不仅见证了中摩之间的文化交融，更成为两国友谊的传递者。

门前的三棵桑树

翁 超

第 174 批援摩洛哥中国医疗队沙温分队外科
上海市杨浦区市东医院

在我们援摩医疗队沙温分队驻地的窗外有着三棵著名的桑树,之所以被我称为"著名",是因为在来摩洛哥之前,我就从多批沙温援摩前辈口中听说了这三棵老桑树。最早的援摩前辈来到这里已有三十年,而桑树存在的年代还要更久远,在听他们诉说援摩经历时,三棵桑树所结的美味桑葚是必提的话题。不过由于我缺乏农村生活的经历,对桑葚了解不多,水果店偶尔买点尝尝鲜也觉得口味淡淡的好像没啥特别,所以心里也一直有个疑虑:这里的桑葚为什么被他们一直牵挂?

2017 年 2 月底,我作为沙温第 18 批中国援摩医疗队的一分子来到这里,进入驻地第一眼看到三棵老桑树就有一种似曾相识的亲切感。因为"久闻其名,如雷贯耳",我意识到在它们悠久的岁月里,有三十几年是陪伴着我们中国医疗队一起度过的,它们也是中摩友谊的见证者。虽然现在桑树光秃秃的,但我在心里期待着它们再次生机盎然的那一刻。

经过了初来乍到的困惑和适应期,我们开启了属于我们自己的援摩生涯。桑树也在不知不觉中发出了新芽,还记得那天早上当我来到阳台上看到树枝上的那一点点绿色时的小激动,赶紧到屋里拿出相机记录下这美好的一刻。这一抹小小的绿色也预示着我们摩洛哥新生活的良好开端。

就在看到树枝发芽后的第三天,我和队友站在阳台上聊天,他正在和我描述着童年时在崇明爬桑树吃桑葚的趣事,我突然发现就在小小的绿叶生长的同时,桑葚也已经悄悄地露出了身影,队友坦言即便他这样的资深人士也是第一次知道,桑葚和桑叶是几乎同时出现的。

不知不觉中，枯黄的枝头爬满了浅浅的嫩绿。我们也已经开始适应这里的生活，摩洛哥保安站在桑树下呼叫中国医生去急诊室或者手术室的场景也成为常态。

每当看到枝头的绿色发生一些变化，我都忍不住拿起相机或者手机把它记录下来，就像当年看着自己的孩子成长一样。

有时它们也成了我在阳台拍摄天空或者远处风景时构图的一部分。这里晚餐时分太阳还没下山，月亮就早早地上岗了。

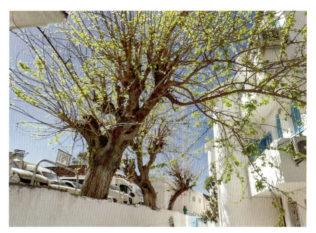

图37　沙温分队宿舍门前高大的桑树

很快我们来到沙温已经2个月了，三棵老桑树早已郁郁葱葱。远处的景色也已经被茂密的树叶遮挡，我们大家的援摩工作生活也进入了正轨，虽然这段时间大家或多或少遇到了一些困难，其中的酸甜苦辣也只有经历过才能体会，但最终在各自的努力和整个团队的帮助下都被克服了。

随着气温的上升，光照时间也越来越长，小小的桑葚也愈来愈丰满，不一样的成熟度导致桑葚颜色也出现了不同，有绿的、有褐色的，还有深紫色的，树枝也因为果实而垂了下来，沉甸甸的。

直到有一天成熟的桑葚果子已经抵挡不了地球引力，或被鸟儿惊扰或被风儿吹动纷纷掉落下来。当我第一次拿起那紫色的果子放到嘴里一口咬下去的时候，那浓郁的甜味伴着桑葚特有的清香立刻充满了整个口腔，而且拿过果子的手指也是黏黏的。我终于真正体会到了，为什么时隔三十年那些援摩前辈们还会念念不忘这里的桑葚，这不仅仅是他们对这段难忘经历的怀念，桑葚的味道也实在让人难以忘怀。

从那以后，桑葚噼啪噼啪掉下的声音就开始不绝于耳，大家一有空就会拿个盆去收集地上完好的果实。据文献记载：桑葚的营养十分丰富，含有人体所必需的各种营养成分。在鲜果中，含水分大约为80%，粗蛋白0.3%，糖9%，有机酸约15%，还含有多种维生素和十多种氨基酸，以及硒、钙、铁、锌、磷、铜等矿物质，并含有果胶、无机盐类等，具有营养丰富、

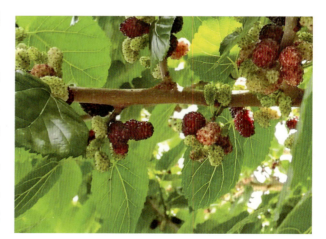

图38　桑树每年都能结出饱满多汁的果实

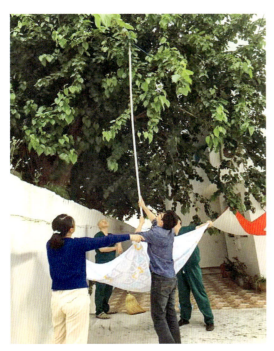

图39 桑葚成熟的季节，欢乐地"打果子"

防病治病和延缓衰老等功能特点。哈哈，不管怎么样我们不能辜负了上天的恩赐。

晚饭后几个队友相约拿着杆子和床单到桑树下采集成熟的桑葚，一会儿工夫就可以采下满满一床单的桑葚，大家戏称这是"低头族"预防颈椎病的工间操，可以缓解视力疲劳、锻炼身体协调性，还能提高团队配合力。

几天以后，大家就有点犯愁了，桑葚虽好吃，但太多了也来不及吃呀，而且因为这个桑葚甜度很高，时间稍长就会烂掉，实在有点可惜，这个时候大家首先想到了用桑葚来酿酒。说干就干，大家很快查询并确立了酿酒方案，成立了专职酿酒小组，第二天就买来了酿酒的容器，借鉴百度上酿葡萄酒的方法开始制作。有人清洗，有人粉碎，很快两个瓶子就装满了，瓶身上还标上了开酿的日期，经过每天两次的搅拌和晃动发酵非常成功，几天后通过瓶口已经能闻到浓浓的发酵酸味了，按照攻略又开始了粗滤，这可是个力气活啊，过滤后的液体被灌到另外的瓶子里，然后就是静静等待酵母菌的进一步变化。

除了酿酒还有什么好方法可以利用桑葚呢？那天我突发奇想，是不是还可以把桑葚做成果酱呢？以前我在家里时做过草莓酱，那就按照草莓酱的做法来做吧。但是在熬果酱时发现一个问题，这个桑葚太甜了，口味不够丰富，我尝试着加入了柠檬汁，结果加入以后效果相当好，果酱成品甜中带有一点酸味，解腻又可口，伙伴们尝了以后都赞不绝口。

几天后在做豆沙包时，我又试着做了几个桑葚果酱的包子，结果大家试吃以后又非常喜欢，被一抢而空。

接着又在包子的基础上开发了桑葚果酱面包，脑洞大开后又有了冰冻桑葚、桑葚冰棍等冷饮。

最后地上摔烂的桑葚也找到了"出路"，被收集起来和酒糟一起做堆肥，用来为我们新开垦的土质不太好的菜地增加养分。

这3个月来我们的援摩生活也像桑葚一样越来越成熟了，相信我们一定会顺顺利利圆满完成两年的援摩医疗任务。

（吉双琦　整理）

297

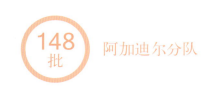

四方食事，不过一碗人间烟火

凌臻栋

第 148 批援摩洛哥中国医疗队阿加迪尔分队外科
上海市第四人民医院（原上海市第一人民医院分院）

　　离家万里，来到文化和饮食习惯迥异的摩洛哥，一日三餐吃饱吃好是稳定军心
的重要保障，厨师便成了援摩医疗队不可或缺的角色。我们队的厨师是我们单位食
堂的老陶，干活利索，爱动脑筋，做菜有两把刷子，人也挺开朗，喜欢聊餐厨小事
和天下大事。两年援摩时光，大家的身体都能保持健康，老陶功不可没。

　　我们驻地的第一间房间是餐厅和半开放式的厨房，锅碗瓢盆是往届医疗队沿用
下来的，油盐酱醋和各式调料是国内送来的。灶头烧的是煤气罐，一用一备，一罐
用完，好邻居会帮我们去更换。刚到阿加迪尔，老陶便带着我们把厨房和餐厅打扫
规整了一番，毕竟我们要在这方寸之间生活两年哩。

　　时差尚未调匀，老陶就给大伙儿做起了早餐。揉醒面团，支起蒸笼，笼屉吞吐
云烟，白胖馒头沁出麦香，腐乳红若朱砂，煎蛋灿若金轮，这口家乡滋味在异国的
晨光中愈发醇厚。

　　来摩洛哥前，法语老师说阿加迪尔医疗队有吃不完的鱼，当时没有深究。来了
阿加迪尔，看着厨房三个大冰柜里塞满了鱼，心想法语老师所言非虚。临大西洋的
深蓝臂弯中，阿加迪尔是天然的渔港，多家中国渔业公司在此悬帆布网，投资渔
企，为当地人提供就业岗位。凡是渔船返港之际，总有奇鱼异鲷送到我们驻地，海
鱼的鳞片折射着陌生海域的辉光，尚不必说鱼的名字，光样子就见所未见。一到阿
加迪尔，咱们队就达成共识——日常以吃鱼为主。

　　晨光熹微，老陶已把冰柜里的鱼都翻出来，心里盘算后，重新码放。他盘算的
是最近吃哪种鱼，接下来吃哪种鱼。他会把晚些时候准备做的鱼按照时间顺序依次

码放在下面，把最近要做的鱼码放在上面，所有海鱼按照一种近乎完美的排列组合重新归于冰柜。码放齐整后，老陶会把冰柜上层的一部分鱼拿出来化冻，然后在厨房的水斗里逐条清洗处理，常常一忙活就是一两个小时。这个时间里，他心里也没闲着，盘算着各种鱼是红烧还是清蒸，是油炸还是慢炖，要不要提前腌制，加什么佐料，配什么蔬菜，等鱼清洗处理完，老陶心里也盘算得八九不离十了。

一日三餐，大伙儿深谙老陶的辛苦与不易，周末就让他休息，其他人各负责一天的伙食。好在大家平时在家里都会做饭，这时候就是八仙过海各显神通。山西陈醋在白菜里翻腾出黄河九曲，土豆炖豆角夯出黑土地的厚重，罗宋汤旋着黄浦江的甜咸，孜然香的羊肉手抓饭里忽然落进几粒江南的梅干菜。而逢年过节，老陶会做上满满一桌子菜，将佳节的氛围拉满。恍惚间，我们犹如身在故土。

摩洛哥土地干旱，绿叶子蔬菜特别稀缺。老陶在西墙根的围墙下刨出一小块地，青菜籽裹着江南的水汽落进沙碛。晨昏各浇一回水，一个月后，方寸之地竟生出几簇翡翠般的青菜。收了两茬，大家吃了两茬，想吃第三茬，结果"难产"了。土地里面沙子含量太高，锁不住水分，无奈放弃。

当阿加迪尔的土地里长不出青菜的时候，塔扎医疗队的菜园子里已经开始量产了。塔扎医疗队有一位普外科的易主任，来自湖北，刚结束阿尔及利亚的医疗援助，又立即请缨参加援摩医疗队。据塔扎的队友说，摩洛哥人预约易主任的手术已经排到半年后了。易主任不仅手术做得好，而且种菜也是一把好手。塔扎地处山区，土地宽广，医疗队驻地后面是一大片空地。易主任开荒造田，搭起垄架，用皮条首尾相接，并在皮条上开孔，围着垄架纵横交错分布，接上自来水龙头，就成了一套灌溉系统，场面蔚为壮观。

塔扎医疗队风尘仆仆来到阿加迪尔驻地时，捎来了整整两个后备箱的蔬菜。我们老陶将大西洋的银鳞摆上青花瓷盘，盛情招待贵客。那一口丰腴鲜美，塔扎的队友赞不绝口。而我们，对于蔬菜则如获至宝，那筷头上久久不散的是塔扎山风的清甜、爽口。阿加迪尔的鱼，塔扎的蔬菜，我们不以为意的日常，可能正是别人梦寐以求的。

四方食事，不过一碗人间烟火。

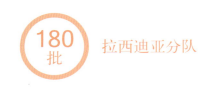

斋月中，一场暖心的援助

张丽岩

第 180 批援摩洛哥中国医疗队拉西迪亚分队妇产科
上海市闵行区中心医院

斋月，是伊斯兰历的第九个月，其名字意为"禁月"，是穆斯林封斋的一个月。2019 年的斋月，从 5 月 6 日开始，持续 30 天。每天凌晨 3 点到 3 点 30 分，人们迅速吃完第一顿饭，3 点 30 分以后就不能再吃东西或喝水，直到晚上 7 点 30 分才能再进食。

在斋月里，一些富裕的人会提供免费的晚餐给那些需要帮助的人。在拉西迪亚大区医院的门口，有一个很大的帐篷，帐篷内外可以容纳近 170 人就餐。每天晚上 6 点，30 多名志愿者准时来到帐篷里为晚餐作准备。这些志愿者有当地的小学生、大学生和已经工作的年轻人，最小的志愿者只有 8 岁，还有一名来自几内亚的小伙子。我，作为唯一的中国志愿者，也参与其中。每天免费供应的晚餐包括面包、饼或鸡蛋、椰枣、牛奶或酸奶、果汁、汤、茶和水。有时还会有披萨、水果，以及摩洛哥人民最喜欢的古斯古斯。我们的任务是将各种食品分装在盘子、篮筐和碗里，提前送到各个桌子上。晚上 7 点 30 分，随着一声炮响，准时开斋，大家一起祈祷、一起进食。晚餐过后，我们的工作是进行清洗打扫。每天都有 150 多人来吃晚饭，清洗工作量相当大，其中最棘手的是每天至少有 300 多个水杯、150 多个汤碗要清洗，还有盘子、篮筐和桌布。清洗工作至少需要 1 小时，最后还要把帐篷外的桌椅收回去。所有清洁打扫工作结束后，志愿者们会围坐在一张桌子上，简单地吃些晚餐，所吃食物和供应给当地百姓的食物没有什么区别。

在斋月里，除了医院的工作之外，我又多了一项活动——为需要帮助的百姓做志愿服务。虽然工作量不小，但每天都非常开心。在摩洛哥人民的斋月里，我看到了他们用自己的方式反省自己，学习谦卑，关爱弱势群体，慷慨互助和无私奉献。斋月里，我不仅用自己的能力帮助了他人，而且在志愿团队中结识了很多新朋友。大家不分国籍、不分种族，只为了同一个目的：帮助有需要的人。做志愿者期间，我收到了来自主办方的感谢信，这封信对我来说意义重大。其实，感谢不需要金钱或物质，只需要一声谢谢和简单的文字，就足以让志愿服务变得简单纯粹且美好。也正是因为他们的信仰，我忽然明白，我们来援摩不仅仅是作为医生帮助他人，我们还可以用很多方式来关爱弱势群体，伸出中国人的礼仪之手、友爱之手和援助之手。

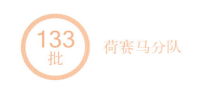

一名援摩妇产科医生的日志

李雪莲

第 133 批援摩洛哥中国医疗队荷赛马分队妇产科
复旦大学附属妇产科医院

2008 年 10 月 7 日　离家：泪别挚爱，奔赴远方

离别前夜，辗转反侧，一夜无眠。清晨 5 点 50 分，闹钟还未响起，我便已起身。简单洗漱后，再次仔细整理行装，每一件物品的归位，都像是在为这场未知的旅程默默作着准备。

比平日提前一刻钟叫醒了 6 岁的女儿，看着她睡眼惺忪的模样，我的心不由得揪紧了。为她梳头发时，那些即将离别的情绪再也抑制不住，泪水潸然而下。女儿从镜子里看到了我的眼泪，懂事得让人心疼，她一声不吭，默默地自己收拾好书包。出门前，她紧紧地抱住我，那小小的手臂用尽全力，仿佛想要把我留住。那一刻，我的心被深深刺痛，却又充满了感动。

历经 12 小时漫长的飞行，终于抵达巴黎戴高乐机场。短暂停留后，又马不停蹄地转机前往摩洛哥。3 个小时的飞行和半小时的车程后，我们终于到达了位于摩洛哥首都拉巴特的中国医疗队总队部。总队长和队部工作人员热情的笑脸，还有那热气腾腾的稀饭、面条、馒头和熟悉的国内小咸菜，不仅慰藉了奔波后空荡荡的肠胃，更抚慰了我那颗漂泊的心，让我感受到了久违的温暖。

2008 年 10 月 13 日　荷赛马产房初体验：挑战重重，砥砺前行

今天是在荷赛马穆罕默德五世医院产房值班的第一天。

刚走进科室，我就被眼前的景象震惊了。这里的条件与国内相差甚远，产床连搁脚的地方都没有，想要让产妇保持基本的膀胱截石位都成了大难题。听胎心用的是木听筒，妇科检查用的手套只有两个手指，所有的检查单、处方、住院单、医嘱等都是用 16 开白纸临时撕成四份后手写的。引产用的是蓖麻油炒蛋，拉产钳时只有一个人上台。纱布稀缺，不够用时甚至只能用产妇的卫生巾代替。所有手术都只有一名医生和一名手术护士，几乎所有工作都要靠自己独立完成。

看着医疗队生活区门口黑板上老队员们回国倒计时的数字，心中感慨万千。他们抛家舍业，在这偏僻落后的地方辛勤工作了两年，如今终于要回家了。我由衷地为他们感到高兴，同时也对自己未来两年的生活充满了希望和忐忑。希望自己能在这里有所作为，为摩洛哥的产妇们带来帮助；又担心自己无法适应这里的艰苦条件，不能胜任工作。但我知道，既然选择了这条路，就必须坚定地走下去。

2008 年 10 月 20 日　值班：忙碌无休，见证百态

产房是摩洛哥各医院最忙碌的科室，荷赛马穆罕默德五世医院也不例外。这里所有的工作仅由 2 名中国医生和一名摩方医生轮流值班完成。

看看我刚值过的这个班，忙碌程度超乎想象：查房、开医嘱，接着是接二连三地处理产程，连续做了四台剖宫产手术，直到凌晨 3 点，我才拖着疲惫不堪的身体躺倒在床上。刚有点迷糊，清脆的电话铃声突然响起，原来是急诊室来了大出血产妇。我赶紧用半生不熟的法语加上各种手势和值班护士交流，护士再用阿拉伯语和产妇沟通。经过一番艰难的交流和妇科检查，终于确定病情是不全流产，于是立刻开始清宫手术。等一切处理完，外面已经传来了悠长的祷告声，这时我才发现，已经是凌晨 5 点了。还没来得及好好休息，第二天的工作又即将开始，这样的忙碌似乎永无止境。

短短两周时间，作为一个工作十多年的妇产科医生，我还是在摩洛哥荷赛马看到了很多让人瞠目结舌的病例：肩难产，胎头娩出两天了，身体却还在母亲子宫内；中期妊娠流产，胎儿娩出三天，胎盘仍未娩出，产妇甚至带着稻草扎的脐带来看急诊；足先露，一只脚已经暴露在母体外；还有脐带脱垂的产妇，坐着轮椅翻山越岭赶来医院……这些病例让我深刻感受到了这里医疗条件的艰苦，也更加坚定了

我要帮助她们的决心。

2008 年 10 月 24 日　第一次停电手术：黑暗中的坚守，生命的希望

连续两天，荷赛马的天空都阴云密布，雨滴不时地飘落。到了晚上，更是风雨交加，电闪雷鸣。我正在产房紧张地进行剖宫产手术，突然，整个产房陷入了黑暗——停电了！

在这紧急关头，那位颇有创意的麻醉护士迅速打开手机，微弱的光线照亮了手术台的一角。没有丝毫犹豫，我借着这丝光亮继续开刀。那一刻，时间仿佛凝固，我全神贯注地进行着手术，心中只有一个信念：一定要确保产妇和胎儿的安全。在大家的共同努力下，手术顺利完成，那一刻，我悬着的心才终于放了下来。

2008 年 10 月 25 日　医疗队第一次"集体大会诊"：异国他乡的温暖，亲如一家

来荷赛马两周了，大家都在各自的科室忙碌着。没想到这么快就迎来了整个医疗队的第一次"集体大会诊"，而会诊的对象竟然是厨师小丁。这几天，阴雨绵绵，气温下降，小丁感冒头痛发烧。得知这个消息后，整个医疗队都行动起来了。

队员们一边关心着小丁的病情，一边展开"集体大会诊"。你一言我一语，这个说是水土不服，那个说是气候变化导致的；有的说要多喝热水，有的推荐喝果汁；还有的说要吃维生素 C 或者牛黄解毒片，大家都在为小丁出谋划策。不仅如此，大家的关心还体现在实际行动上。本周帮厨的耳鼻喉科陈医生和眼科肖博士主动承担起厨房里的工作，让小丁能好好休息；心内科杨医生认真地为小丁望、闻、问、切，然后开出处方；队里的药库管理员、骨科闵医生和麻醉科张医生赶紧按照处方拿药。晚饭时，闵医生还特意拿出熬制了很久的牛肉汤，为小丁煮了热气腾腾的牛肉面。

在这背井离乡的艰苦岁月里，在荷赛马这个陌生的地方，身边没有其他中国面孔，12 名中国医疗队队员就是彼此最亲的家人。我们相互扶持，共同面对生活和工作中的困难。在这一刻，我深深感受到了团队的温暖和力量，也更加坚定了要在

这里好好工作的决心。祝福小丁能早日康复，也祝福我们所有抛家舍业、默默奉献的援外医疗队队员都能平安顺利。

2008 年 10 月 28 日 "上甘岭"：困境中的坚守，使命的担当

风刮了两天两夜，雨也下了两天两夜，中国驻荷赛马医疗队驻地仿佛变成了"上甘岭"。短短两周，已经经历了数次短期的停水停电。为了应对这种情况，队里特意买了两个超大的水盆，还有大大小小不计其数的水桶、面盆等，所有能盛水的容器都随时处于"战备"状态。每一滴水都被充分利用，淘米水用来洗菜洗碗，洗刷后的水用来冲厕所。

在这样的艰难处境下，生活变得异常困难，但工作却从未停止。医院停水，择期手术全部延期，风雨让荷赛马与世隔绝，摩方仅有的一名妇产科医生也因大雨无法来值班。然而，荷赛马的产妇依然源源不断地来到医院，产房里依旧热闹非凡。只有产房有用消防车运来的水以备急诊手术，也只有我们中国援摩医疗队的医生，不会被疲惫和风雨阻挡进入产房的脚步。我们深知自己肩负的责任，无论条件多么艰苦，都要守护好每一位产妇和新生儿的生命安全。

2009 年 1 月 9 日 救人一命胜造七级浮屠

值班时遇到一个病例，胎心率在 115—125 次／分钟之间（正常界线是 120—160 次／分钟），虽然看起来不算太糟糕，但毕竟偏慢，还是让人有些担心。为了进一步了解情况，我做了人工破膜，结果发现羊水有胎粪污染，这是胎儿宫内窘迫的表现。产妇还没有规律宫缩，宫口也未开，综合判断短时间内自然分娩的可能性很小。于是，我果断决定进行剖宫产手术。

手术中，发现脐带有一个真结。脐带打结会影响胎儿的血液供应，导致缺氧。还好及时做了手术，要是等到分娩时脐带真结打紧了，后果不堪设想。看着顺利娩出的宝宝，我悬着的心终于放下了。那一刻，我深刻体会到了作为一名妇产科医生的责任和使命，也为自己能及时拯救这个小生命而感到庆幸和自豪。

2009 年 5 月 30 日　这下惨了

晚饭刚拿到手还没吃呢，电话就急促地连响四次，这"连环夺命呼"，就是妇产科医生生活的真实写照。没办法，我放下碗筷，疾步赶往产房。原来是一个经产妇，宫口开全 1 小时了还未分娩，从附近的小医院赶了半个多小时山路转过来的。我一检查，胎先露在棘下 1 厘米水平，距离分娩还远着呢，再仔细查看，发现是枕横位。情况有些棘手，只能试试徒手转胎头了！我赶紧施展做妇产科医生十几年练就的"二指禅"功夫，在一次次宫缩中，小心翼翼地转动胎头。还好，几阵宫缩过后，成功了！几分钟后，产妇顺利分娩。周围响起一片叽里呱啦的赞叹声，我却只能暗自苦笑，揉着累得发红还略带颤抖的两根手指。

这时，我才发现周围还有两个穿着白大衣的陌生人，原来是小医院送产妇转院来的全科医生和助产士。看来摩洛哥医生中也有认真负责的，这让我不禁对他们生出几分好感。看着他们赞许和钦佩的眼神，我还没来得及高兴，就听到他们说以后有病人都找李医生看。啊？！我心里猛一激灵——不会吧？这下可惨了！

2010 年 1 月 1 日　特殊的新年礼物

跨年值班。

护士法蒂哈笑嘻嘻地迎在产房门口："李医生，新年好，有礼物给你。"原来是一个小医院转来的产妇，G1P0，宫口 3 厘米，羊水 III 度污染。这正是我十几年前做低年住院医师时比较熟悉的一类剖宫产，我轻车熟路，半小时就顺利完成了手术。

才推开手术室的门，又看到法蒂哈的笑脸："还有礼物给你。"这次是前置胎盘出血的产妇，好在是后壁胎盘，手术难度不大，也顺利完成了。

走出手术室，法蒂哈又在分娩室等着我，笑着说："还有礼物给你"。检查后发现是孕 3 月出血，一番检查后确定是完全流产，处理起来相对轻松。我转身笑嘻嘻地和法蒂哈说："你真是太好了，不过三份新年礼物已经够多了，谢谢你了，不用再准备礼物了。"

良好的新年开端，不是吗？

一次"舌尖上的外交"

张祎爽

第 197 批援摩洛哥中国医疗队穆罕默迪亚分队翻译
上海市医事团体联合管理发展中心

从上海切换到拉巴特，似乎只是一眨眼的事。当第 197 批援摩中国医疗队的队员们走出机舱，第一次踏上摩洛哥的土地时，心中蓦地涌起一丝不真实感。出征的时间几经更迭，所有人在漫长的等待中渐渐产生一种错觉，从而把出发这天当成一个遥遥无期的约定。可是脚下的土地这样紧实，再不容得人怀疑了。我们确确实实到了摩洛哥。援摩生活中，饮食是我们最早接触摩洛哥文化的窗口。对于医疗队队员来说，初到摩洛哥时的饮食适应过程，就像一场小型探险。

下厨记

一方水土一方胃，连吃了 4 天的摩洛哥菜，我们早已食不知味。因此刚刚入驻营地时，萦绕在队员们心头最大的牵挂，就是一桌正经八百的中餐。而我们队的大厨在连逛了两三个菜市场和生鲜市场之后，也早已磨刀霍霍了。

摩洛哥食材与中国的不同，蔬菜种类贫乏，而且获取中式调味品也不大容易，这对厨师的专业能力形成了一定考验。驻地厨房里没有做拔丝地瓜必需的吉士粉，大厨就用鸡蛋黄和淀粉的混合物代替，模拟出了拔丝地瓜脆脆的外皮；做五香牛肉买不到牛腱，他就在牛腿肉上做文章，以保鲜膜和冰箱伺候之，使原本发柴的食材变得紧实而有弹性。酸辣土豆丝、白灼生菜、冰川茄子、大漠羊排……尝到了家乡的味道，队员们数日的舟车劳顿顿时被瓦解。

异域滋味

我们驻地附近的市场上，总能看到摆满塔吉锅、炭烤羊肉、橄榄和香料的小摊。这些食物造型诱人，但第一次尝试却并非全然顺利。最初的日子，我们一起决定挑战"摩洛哥传统大餐"——塔吉锅。塔吉锅是一种用圆锥形陶锅慢炖而成的美食，充满了摩洛哥特色香料的味道。当第一口香料味的鸡肉入口时，我们几人几乎同时停止了动作，辣味和香料的混合冲击让人目瞪口呆。暗中观察我们许久的老板走过来，指导我们如何用特制的面包蘸着锅底汤汁吃。

我们的邻居、摩洛哥同事总是热情地和我们分享特色糕点，这些摩式甜品令人印象深刻。橙花飘香的羚羊角饼、可甜可咸的三角酥饼、风味温和的费卡斯，以及各种各样的蜜饯果脯，摩洛哥是一座名副其实的甜味王国。这些美味不仅帮助我们了解摩洛哥文化的独特魅力，还打开了中摩文化交流的大门，促进了双方友谊不断加深。

援摩的厨房，不仅是我们解决一日三餐的地方，更是彼此文化交融的窗口。在这里，中餐的味道成了家乡的记忆，也是我们慰藉思乡情绪的一剂良方；而摩洛哥的美食，则让我们打开味蕾，触摸到异国文化的脉搏。

从尝试中探索，从分享中理解，从适应中成长。摩洛哥的一餐一味，不仅是饱腹之需，更是人与人之间友谊的纽带，是一次次"舌尖上的外交"。正如塔吉锅里汇聚的香料、炖煮的食材，每一刻都在证明，无论身在何处，餐桌上的故事，都能让生活更加丰富而美好。

拉西迪亚的"豆腐哥"

火英明

第 153 批援摩洛哥中国医疗队拉西迪亚分队耳鼻喉科
上海市闵行区中西医结合医院（原闵行区吴泾医院）

民以食为天，豆腐是深受国人青睐的一款美食，有所谓"吃肉不如吃豆腐"之说。在摩洛哥的各色中国人，有经商的、学习的，当然也有种菜、专门做豆腐的。首都拉巴特，天子脚下，京畿之地，啥东西都有，他们定期把新鲜的中国蔬菜、豆腐等菜品，摆在中国驻摩洛哥大使馆旁边交易，很多医疗分队离拉巴特距离近，时不时开车去那里购买。我好几次去穆罕默迪亚分队做客，他们冰箱里豆腐是常备菜品，羡慕眼馋，咱就低头狠命吃。拉西迪亚离摩洛哥沿海经济发达地区太远了，根本碰不到一个中国人，想吃到豆腐，简直就是奢望。

在我们拉西迪亚医疗分队驻地的厨房壁橱里，留有一大袋上一批队员从国内带过来的已开封了的"豆腐内酯粉"（葡萄糖酸 -δ- 内酯），大概前面的队员没有做成功豆腐吧，我们的队员也不会做，一直满满当当"被遗忘"在壁橱里。

看着我们的傅旭晨分队长每天辛辛苦苦为我们队员们磨新鲜豆浆，我就想着试试做做手工豆腐。2012 年的摩洛哥，网络还是新事物，我们用网络，就是与国内 QQ 视频，还没有现在的抖音、小红书啥的。

说干就干，傅队和我一起干，反正周末在驻地不能外出。一碗黄豆，约 1 斤，水浸 24 小时已胀开。看着半脸盆浸泡好的豆子，想想那个小不点"九阳"豆浆机要磨老半天呢！想偷懒，就把豆子放在粉碎机里打，想打粉碎了，再加热水煮一下，实践证明那是徒劳的。队里那个粉碎机打出的豆子末，颗粒很粗，像巧克力表面的一颗颗碎果仁，首战失败。

首战失利不气馁。把碎黄豆从粉碎机里倒出，重新放在九阳豆浆机里慢慢磨。

一次又一次，磨了三电饭煲锅豆浆。豆浆纱布过滤，豆渣实在舍不得丢弃，再重新磨一遍才丢掉，磨了2个多小时才把这些豆子磨完。

取两调羹"内酯粉"，温水化开、溶解。煮开的豆浆，稍冷却，倒入内酯粉水溶液，稍搅拌，放进电饭煲，盖好盖子，保温，勿震动。半小时后，揭开盖子，大失所望，锅里并不是美味的豆腐花，很松散的凝块沉在锅底，锅内更多的是滤出的卤水。在我想象中，应该凝结成紧致的豆花，可以伴些紫菜、榨菜末、虾皮，那种美味的豆花。

小蒸格铺上纱布。把去掉了卤水后锅内剩下的松散豆花，全部倒在纱布上，滤掉水，上面再铺上一层纱布，再压一个电饭煲内胆，里面装满水。

过了2个小时，去掉上面的"压舱物"，轻轻揭开纱布，啊，成了，手工制豆腐！用刀切下一小块，尝一下，原味的豆腐。晚餐时分，看着大圆桌上那一大碗热乎乎的"香菜豆腐羹"，队员们大快朵颐。

有了第一次的成功经验，后来不断改进工艺，去皮、磨浆、煮浆、点浆、切割，精益求精，并力求"豆腐多样化"，品种有豆脑、豆腐、豆腐干。豆腐菜也多种多样：家常豆腐、麻婆豆腐、煎烧豆腐……豆腐价廉、物美、利口，具养生功效，在国内稀松平常，但在我们拉西迪亚，是队员们舌尖上的美味，是珍馐。回国后的聚会，队员们每每聊起拉西迪亚的援外点滴，做手工豆腐、发绿豆芽、队员生日做刀切面、菜园种蔬菜等欢声笑语音犹在耳。

援摩队员们像蒲公英一样扎根北非大地，以仁心仁术造福当地人民。作为一名党员，一名普通的援摩医疗队队员，我履行临时党支部书记的职责，在援外工作中，配合队长做好队务管理，做好队内团结和生活管理，做好生活保障工作。两年的援摩工作，是历练、是奉献，就像手工做豆腐那样，历经碾磨，精华尽出，心往方正，清白为人，一袭白衣跨洲越洋，用心用情守护当地患者生命健康。

没有张灯结彩，但愿祖国万岁

祝义军

第162批援摩洛哥中国医疗队拉西迪亚分队麻醉科
上海市嘉定区中心医院

摩洛哥的2月，中国农历除夕这天，拉西迪亚的医院走廊里，一群身着白大褂的身影仍在忙碌着——他们是第162批援摩中国医疗队的成员。因任务在身，他们第一次远离故土，在异国迎接新春。

中国农历春节并非摩洛哥的法定假日，没有张灯结彩的街道，也没有爆竹的喧嚣。街头巷尾，一切如往常般平静。队员们走在街头，望着熟悉又陌生的景象，思乡之情愈发浓烈。

"过年总得有点仪式感！"我提议。队员们用红粉笔在黑板上勾勒出两只灯笼，瞬间增添了几分喜庆。

可供挑选的食材不多，大家决定包一顿饺子。队员们挽起袖子，各展身手。大厨陆全明师傅熟练地调配作料，来自中国北方的朱莲萍和张德玉则负责和面、发面、揉面，动作行云流水，这是他们从小练就的拿手本领。杨栋从菜地里采摘来一大筐绿油油的青菜，洗净后切成细细的菜末，挤掉多余水分。盛浴澜将饺子馅搅拌均匀……队员们围坐在圆桌边，挽起袖子，开始包饺子。拿手的轻松自如，不会的边学边做，大家有说有笑，分工合作，热闹非凡。队员们来自不同的省份，生活习惯各异，包出的饺子形状也五花八门：元宝形、船形、弯月形、四方角形……当这些饺子整齐地摆放在盘中时，大家都像欣赏艺术品一样，自豪地欣赏着自己的杰作。

煮饺子时，队员们各有所好：有的要油炸，有的要吃蒸饺，有的提议用烤箱烤着吃。

平日里，队员们从不挑剔，每餐饭菜都是统一标准。但今天是过节，大厨陆全明师傅架起油锅、蒸笼、烤箱，满足大家的要求："今天破例，想吃啥样的都行！"

热气升腾中，饺子陆续端上了餐桌。大家围坐在一起，边吃边聊，话题从家人聊到家乡，再到祖国，脸上洋溢着幸福的笑容。队员们纷纷通过微信视频，屏幕那头是牵挂的亲人，这头是并肩作战的"家人"。窗外是寂寥的北非城市街景，屋内笑声与饺子热气交融，乡愁化作一句："新年快乐，祖国万岁！"

藏在酱缸里的思乡情

金 杰

第 168 批援摩洛哥中国医疗队梅克内斯分队内分泌科
上海交通大学医学院附属新华医院

长时间生活工作在国外，最牵挂的是故乡的人，最眷念的则是家乡的美食。当牛羊肉的"香味"逐渐抑制食欲的时候，那种眷念愈发变得强烈，餐桌闲谈，总不免论及于此。某日，厨师老张不无焦虑地告知佐餐的酱菜即将告罄，沉吟对策时，忽然瞥见桌上新买的黄瓜。酱菜……黄瓜……一个念头闪过脑海——对，自己制作酱瓜！

上大学之前我一直居于农村，每年夏天家家户户都会制酱晒瓜，用酱瓜佐早、晚两餐，特别下饭。尤喜酱瓜配茶汤泡饭，酱瓜的脆、咸、鲜、香、甜，在茶汤的映衬下发挥得淋漓尽致。茶是早已泡好凉却的大缸茶汤，饭是中午吃剩的冷饭。用茶汤泡冷饭，一定要茶多饭少，拿过筷子把饭团拨散开来，饭粒与饭粒不再粘连。这时，搬一把小凳子在矮矮的饭桌前坐下，先俯身端碗喝上一口混杂着饭香和茶香的汤水，含在嘴里，感觉一下饭香、茶香的沁润，而后才将汤水缓缓吞咽下去。随着茶汤对咽喉乃至食道的沁润，自然而然地会用手把裤腿提一提，把腰伸一伸，暑天的燥热和一天的劳顿刹那间消散开去。然后，脆脆地咬下一小角酱瓜，和着一口茶汤饭细细地嚼，静静地品来，酱瓜的咸味在茶汤水恰到好处的稀释下，恰如其分地刺激了舌头边缘的味蕾，唾液开始大量分泌，人对于食物的吞噬欲望陡增，眼前的粗茶淡饭一如山珍海味。再咬一块酱瓜，往嘴里拨一口茶汤饭，大口地嚼开，酱瓜中饱浸的豆酱的鲜香在嘴里四处弥散，继续分泌的唾液让你无法忍受地把嘴里的一切悉数吞咽下去，继而无法拒绝地再往嘴里拨上一口茶汤米饭。当胃里容纳了一定量的食物后，进食的速度放慢，这时候便可以边进食、边品味、边关注周围的风景事物了，咀嚼、吞咽食物的间隙也渐渐释放了舌头的言语功能。随着言语过程中舌尖的运动，酱瓜中隐含的淡泊的甜味在若有若无的感觉中渐渐明晰起来，直到饱餐完毕，舌颊之间那一丝甜津津的味道依然绵久不息……

对酱瓜的美好回忆更加坚定了我自制酱瓜的决心。由于摩洛哥气候干燥，用黄豆或蚕豆磨成粉加面粉做酱片再发霉发酵的头道工序便难以完成，至少没有信心在短时间内完成。于是采用现成的商品豆瓣酱作为酱料是最为可取的方法。然而国内带来的物资十分有限，队友们对制作酱瓜的过程大多不甚了解，普遍表现出半信半疑偏向不信的态度，毕竟我也只是"熟睹"制作过程而已，并无亲手制作的经验。跟厨师老张磨了好久，才在将信将疑的眼光中拿到了一盒800克的豆瓣酱。这是厨师老张珍藏了准备在做"大菜"的时候当佐料用的，如果制作酱瓜不成功，白白浪费了这盒方圆几百公里范围内绝无仅有的豆瓣酱，是绝难向他交代的。

于是鼓足干劲，挑选合适的盛器作为酱缸（说实话，容纳800克豆瓣酱的盛器很难称其为"酱缸"）。接着用锅子加热熬酱，使酱达到足够的浓度与咸度后，把酱装入酱缸自然冷却。然后，将买来的黄瓜剖开去籽，切成与酱缸大小相谐的块段后排入酱缸，并使酱料能够尽量淹没黄瓜段。因为酱缸容积有限，酱料又少，所以必须整齐排列切成段的黄瓜，以节约空间，充分利用有限的酱料。而后就是晒酱了，把盛装着酱料和黄瓜段的酱缸敞口置于暑天的阳光下暴晒。晒酱的目的是让鲜黄瓜析出的水分蒸发，以保持酱料的浓度和咸度不被稀释。一旦稀释或淋到雨水，整缸酱就会变质，只能丢弃。所以，每天早上把酱缸端出去晒的时候，总是要担心天气会不会骤变。两天后，黄瓜段呈脱水皱缩状，颜色也由原来的嫩绿色变成墨绿色乃至灰黑色，这一拨酱瓜就算制成了。这时候，取出酱瓜，撸去黏附的酱料，用净水过洗一两遍就可以佐餐下饭了。

第一次用筷子夹起亲手制作的酱瓜送进嘴里，小时候的味觉记忆一下子被唤醒，唤醒的味蕾一下子被满足，不免食欲大开，粥饭扫光。看到厨师老张和队友们一起吃着酱瓜佐餐，被认可的愉悦感油然而生。

而此时酱缸里的余酱依然可以利用，又可以将下一批黄瓜腌晒成为酱瓜，直到酱料减少到不足以容纳、淹没黄瓜。除了黄瓜，菜瓜、西瓜皮也可以放在酱缸里制成酱瓜，味道各有特色。仔细照料酱缸，这800克的酱料可以制出十余批酱瓜，足够全队吃上一两个月了。这样，早餐无酱菜的窘境算是顺利避免了。

离家援外，总不免遭遇各种困难，积极应对，摆脱困难，其实乐趣无限。

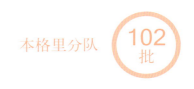

在摩洛哥考驾照

张继东

第 102 批援摩洛哥中国医疗队本格里分队骨科
上海交通大学医学院附属仁济医院

　　我的援摩工作已经过去了整整二十年，有一件事是援摩带给我的"红利"。

　　2003 年 10 月，我成为由普陀区中心医院负责组队的援摩洛哥本格里医疗分队的一员。当时上海刚刚兴起私家车热，随之而来的学车考驾照成了人生必须具备的一项生活技能。

　　到摩洛哥的第一年，我们一边工作一边熟悉当地环境。本格里医疗分队工作的医院在当地叫作综合诊所，负责本格里市的医疗工作，成立于 2001 年 7 月。我们是这支医疗队的第二批队员。我是骨科医生，骨科最常见的疾病是骨折、脱位及车祸外伤等。

　　骨科手术需要特殊的手术器械，本格里连医用螺丝刀都没有，只能将就用修自行车的内六角扳手拧螺丝，即便是肌肉发达的人也使不上劲。通过与国内援外物资供应站取得联系和支持，才逐步地配齐必要的器械。

　　逐渐解决了工作上的这些挑战后，我的个人生活在摩洛哥也迎来了新的篇章。在摩洛哥工作一年后，我认识了很多靠谱的朋友，其中就有一位驾校老板，报名学车由此开始。

　　驾校是一间二层楼的房子，楼下的 30 平方米用于学习交通法规，楼上是老板办公室。

　　整个驾校只有一辆教练车，车子有学员和教练使用的两个方向盘，教练座位下方还有个刹车。

　　我先老老实实上交通法规课，法语版的交规书有上百页纸，学交规的同时也学法语。摩洛哥的交通法规同法国一样，驾驶习惯同我国一样，在道路右侧行驶。

除了啃交规书，到驾校后还要看电视反复做题，我又借着机会练习了法语听力。

这段时间我过得很充实，白天在医院上班，下班后到驾校学习，常常被教练开车带着在城市边的道路上进行一个个科目的实操练习。

本格里市的地区面积 5500 平方公里，城市面积 25 平方公里，整个地区人口据 2001 年统计为 24.2 万人，面积相当于上海的 85%，而人口只有上海的 1%。当时，在摩洛哥没有汽车是非常不便的，地域大且没有公共交通，农村还有马车。为此，平日里不可能去的乡下地方也都借此机会去了，看到了真正的摩洛哥农村。

摩洛哥规定 16 岁以上才能考驾照，驾校里有许多急迫学车的摩洛哥小伙子。

学车 3 个月之后，我终于可以去考驾照了。考试是在本格里市所在省府喀拉省，考前要提供摩洛哥居住证、驾校学习证明、150 迪拉姆和三张照片。

首先进行理论考，可以选择多种语言，有英语、法语、西班牙语等，唯独没有汉语。考点的老师说，我是来喀拉省考驾照的第一个中国人，我选择了法语考试。

第二个考试，类似国内的小路考，有前进、倒车、转弯、侧方移位等。

第三个内容是上路考，考官坐在副驾驶，看你开一段路。一个上午全部考完，一切正常。过了两天，驾校老板恭喜我一次通过考试，给了我一本摩洛哥驾照，从此我便有了驾照。

2005 年 11 月，我完成两年援摩工作回到上海，顺利地把摩洛哥驾照换成国内驾照。驾照开始日期还是摩洛哥驾考通过的日子。当天开车回家是我第一次在上海的马路上行驶，兴奋的同时还有点儿紧张。

在摩洛哥考驾照已经过去了二十年，但是只要提起开车，就会想到这是援摩让我享受到的"红利"，就会回想起摩洛哥的经历，颇有一番滋味。

别过梅克内斯三年有感

徐　鹏

第 187 批援摩洛哥中国医疗队梅克内斯分队烧伤科
上海交通大学医学院附属第九人民医院

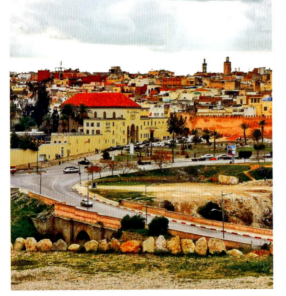

图 40　梅克内斯古城

时光荏苒，转眼援摩工作结束已经三年有余，一直想写点东西，关于援摩生活的那段时间，但总觉得千头万绪，不知从何谈起。

回国后的工作生活渐渐恢复到原来的轨道，但异国的生活片段依旧在脑海内某个角落盘踞着，偶然间会像陈年的 VCD 一样浮现在记忆中，带来一种说不清的情绪，恰似烟头弥漫的烟雾，清楚的存在但又触之不实。

依然清晰地记得在 2019 年 10 月底，我作为第 186 批次（2019—2021 年度）援摩医疗队的队长带领医疗队来到摩洛哥王国梅克内斯市穆罕默德五世医院。初来乍到，异国风情的城镇风貌在感知上给我们很大的冲击，我对它的第一印象就是：贫穷、淳朴、不发达，但让我感到意外的是居民的脸上大都挂着笑容，似乎对当前的生活状态很满足。

梅克内斯市是菲斯-梅克内斯大区的行政中心（类似于国内的省会但又不完全相同），历史比较悠久，最早可追溯到公元前罗马帝国时期，罗马帝国时期修建的沃吕比利斯城堡遗址就在城区不远处，它还是摩洛哥王国七大古都存留地之一，曾经的王宫目前作为行宫，静静地矗立在原址，默默地注视着这个古老的城市，行宫的部分区域像皇家马厩等如今作为旅游景点向国内外游客有偿开放。

援摩医疗工作的强度对于国内的医护人员来说可以算作相对轻松，有序地安排好临床工作后，可以有很多的闲暇时光安排自己的日程，因此在两年的时间里有幸走马观花了大西洋的浩瀚，地中海的蔚蓝，撒哈拉月光的皎洁，伊芙罕落雪的银白透彻……还有城镇中每日碰面的市民，或淳朴，或爽朗，或敦敦稳重，不一而足。这些见闻很大程度上缓解了旅居异国他乡的游子孤寂的感觉。

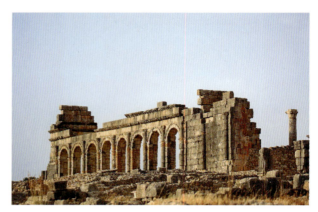

图41　沃吕比利斯古堡

还记得第一次为队内添置日常家具，家具商店摆放的物品繁多紧凑，由于生产不足，大多家具来自邻国西班牙，和老板一番语言手势混杂的交流，约定了送货地址和货品。离开商店，向队部居住方向闲逛，街边随处可见咖吧、餐食店，里面和沿街座位都坐得满满当当，客人们人手一杯咖啡聊着日常琐碎，据说他们能从开始营业坐到关门打烊，并没有我们国人那种拼搏上进的工作欲望，生活模式非常慵懒。

摩洛哥王国是伊斯兰教国家，每日从拂晓到午夜5次的礼拜雷打不动，居民们相信安拉为他们安排好了一切，遵从安拉的引导可以幸福地生活，因此在医院里看到的患者和家属相对比较淡漠，他们认为安拉会帮助治疗，如果效果不佳甚至生病亡故，那也是安拉的安排，他们会比较平静地听从医护的指导，办理相应的手续。随着我们国家援助医疗工作的深入持续，援助地居民对中国医疗队的印象越来越好，中国医疗队的医护在工作中比较耐心、态度友好，还会给患者提供免费的药物和简单的医疗处理，因此，常常在中国医护工作的时间段拥挤来一批患者，并不吝他们善意的笑容和赞扬，甚至还有些"门清"的居民会冲到医疗队驻地讨要药物及其他物品。

梅克内斯的医疗系统类似于欧美，院长是协调人员，非常松散的管理模式，如有需要，会尽可能地协调医生间、科室间、医院和卫生系统间的事务，但效率不太高，常规的报批处理往往需要两到三周的反馈时间，我曾在急诊看到一个高压电击伤的患者，男性，26岁，双上肢毁损，急诊清创手术居然没有麻醉师，和院长、医务科负责人反复电话要求，经过他们

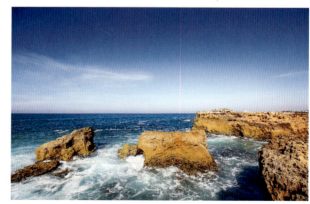

图42　大西洋沿岸

318

不懈的沟通协调，最终在送来医院的第二天上午才安排麻醉，进行了清创保肢手术，虽然后面的保肢结果还好（双上肢成功存活），但肌腱、神经、部分肌肉坏死，功能几乎丧失，这次医疗经历给了我非常震撼的冲击。

科室的当地医护人员对中国医护比较友好，由于受教育程度不同，医生和高年资的护士会说法语，部分医生会说英语，但相当数量的医技和护理人员只会说阿拉伯语。因此，每日的交流经常是简单的法语对话、夹杂着英语，伴随着"手语"，颇有只可意会不能完全言传的味道。

作为分队长，我最后交接工作和队务，离开梅克内斯的时候，车子驶上高速，回头看向这个生活了两年的城市，不免还是有一丝淡淡的不舍萦绕……别了，我工作和生活过的摩洛哥王国梅克内斯。

坚强后盾

1975—
2025

坚

强

后

盾

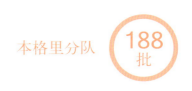

异乡筑家：心中最温暖的牵挂

王 臻

第 188 批援摩洛哥中国医疗队本格里分队骨科
上海市普陀区中心医院

在岁月的长河中，有一段旅程，宛如一颗璀璨的明珠，闪耀在记忆的深处。那是一段跨越山川湖海的旅程，那是一段充满挑战与温暖的旅程，那是一段让我深刻领悟"家"之真谛的旅程。当飞机穿越云层，当脚步踏上异国的土地，摩洛哥的风，带着沙漠的热浪与神秘的气息，扑面而来。本格里，这个曾经陌生的名字，如今，已成为我心中最温暖的牵挂。

本格里，并非我想象中的那般落后与荒凉。阳光洒在街道上，车水马龙，人来人往，小商店的招牌在风中摇曳，咖啡店飘出的香气与烤肉的香味交织在一起，水果摊上色彩斑斓的果实仿佛在诉说着这片土地的富饶。然而，地处戈壁的本格里，风沙总是不期而至，驻地楼下汽车修理厂的尘土与嘈杂，让这片土地似乎又多了几分粗犷与不羁。

我们一行人提着行李，走进了未来两年的"家"。我们来自不同的地方，除了半年的法语培训，彼此之间并无太多交集。家，这个字眼，对于我们而言，既熟悉又陌生。经过短暂的休息，我们开始打扫，提水、扫地、擦拭，每一个动作都带着对未来的期待，而这座小楼，也渐渐焕发出新的光彩。

工作第一天，医院产科便迎来了紧急情况。一例胎窘，一例难产，两台剖宫产手术需要同时进行。时间就是生命，我们没有丝毫犹豫。两位产科大夫凭借着丰富的经验，迅速投入战斗；外科、骨科的同仁们毫不犹豫地伸出援手；两名护士临危不乱，有条不紊地配合着医生的每一个指令。而翻译小罗，就像一座桥梁，连接着我们与这片土地。在人生地不熟的环境中，我们靠着团队的力量，靠着对彼此的信任，顺利地完成了手术。当走出手术室的那一刻，心中的石头终于落地，而当我们回到驻地，后勤老杨同志早已准备好了热腾腾的饭菜。大家围坐在一起，脸上洋溢着幸福的笑容。那一刻，我感受到了家的温暖，感受到了家的力量。

在本格里的日子，有欢笑，有泪水，有挑战，有成长。我们一行人从最初的陌生到如今的默契，从最初的磨合到如今的携手共进。每一次的困难，都是我们成长的阶梯；每一次的挑战，都是我们团结的契机。我们知道，未来的路或许依然充满未知，或许依然会有坎坷，但只要我们在一起，只要我们心中有家，就没有什么能够阻挡我们前进的脚步。

何以为家？家，是那座在异国他乡为我们遮风挡雨的小楼；家，是那群与我们并肩作战、相互扶持的队友；家，是那份在困难面前不离不弃、携手共进的情谊；家，是我们心中那份对爱与责任的坚守。这小小的宿舍楼，是我新的家；这同住的七位，是我的家人。我们将在同一屋檐下，共同度过这两年的时光。我相信，当离别来临的那一刻，我们的心中将满是不舍，因为我们知道，这段旅程，这份情谊，将成为我们生命中最宝贵的财富。

临行前父亲的煎熬

雷振宇

第 179 批援摩洛哥中国医疗队本格里分队外科
上海市徐汇区大华医院

    我是大华医院一名普通的普外科医生，我的初心使命是致力于运用我的双手和知识，为患者带来健康与希望。2017 年，我光荣地担任徐汇区援摩医疗队队长，前往摩洛哥本格里执行医疗援助任务。然而，命运似乎总是喜欢与我开玩笑，在我即将启程前往摩洛哥的前夕，一个突如其来的消息如同晴天霹雳，深深触动了我内心最柔软的地方——我的儿子被诊断出患有急性淋巴细胞白血病。

    这个消息对我来说，无疑是一个沉重的打击。作为父亲，我渴望陪伴在儿子身边，给予他最好的治疗和关爱；但作为医疗队队长，我深知自己肩负的责任和使命。

    在这个关键时刻，面对家庭与工作的双重抉择，我陷入了深深的矛盾之中。夜不能寐、食不知味，内心充满了挣扎和痛苦。然而，在这紧要关头，家人的理解和支持给了我莫大的勇气。妻子告诉我："你是儿子的骄傲，也是患者的希望。你去吧，我会照顾好儿子，等你回来。"儿子也用稚嫩的声音说："爸爸，你去帮助别人吧，我会勇敢，我一定会好起来的。"

    家人的鼓励和支持，以及单位的关心，让我坚定了信念。我毅然决然地踏上了援摩的征程，将个人的痛苦和悲伤深埋心底，化作了为非洲人民服务的动力。

    在摩洛哥的日子里，从陌生到熟悉，从无所适从到得心应手，历经语言、环境、医疗支持不足等诸多困难与艰辛，在我们的眼里只有病人，而无国界地域之分。在无影灯下，我们开展腹腔镜技术，填补技术空白；在临床一线，我们授之以渔，用心锻造带不走的医疗队伍；我们与摩方紧密合作，建成了当地第一个规范手术室。我们最终完成了为当地患者提供优质医疗服务，向当地医务人员传授医疗技术的任务。我相信，我们的到来，为当地人民带来了健康和希望，也为中摩友谊的深化奠定了坚实的基础。

然而，每当夜深人静时，我总会想起远在家乡的儿子。担心儿子的病情，思念家人的温暖。但当我走进病房，看到那些充满期待和感激的眼神时，我又会重新振作起来，投入紧张的医疗工作中。

在我援摩期间，我的妻子承担起了照顾儿子的重任。带着儿子四处求医问药，经历了无数次的化疗。虽然过程充满了艰辛和痛苦，但儿子却表现得异常坚强和勇敢。他知道自己有一个伟大的父亲在远方为他加油打气，所以他从不轻言放弃。他积极配合医生的治疗，勇敢地面对每一次的挑战。在家人和医护人员的共同努力下，儿子的病情逐渐得到了控制，身体状况也逐渐好转。

经过两年的援摩任务，我终于踏上了归途。当我回到家乡，刚步出机场，便看见了儿子的身影，以及我日夜挂念的家人的面庞。当儿子那久违的一声"爸爸"响起时，我的眼眶立刻湿润，我紧紧拥抱着儿子，轻声说道："爸爸回来了！"在这一刻，我深深感受到了那份久违的亲情和温暖。

2023年2月9日，习近平总书记给援中非中国医疗队队员的回信中这样说道："你们在中非克服工作生活上的困难，用心服务当地民众，既是救死扶伤的白衣天使，也是传递情谊的友好使者。"总书记的亲切关怀、深情厚望，激励着每一位砥砺奋进的医疗队队员。

国虽有界，医者无疆。作为一名外科医生，我将继续坚守初心，用自己的专业技能竭尽所能护佑百姓健康。我们一定牢记总书记的教诲，以实际行动讲好中国故事，为构建人类卫生健康共同体书写中国援外医疗史诗的新篇章。

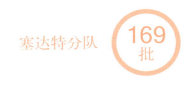

万里医援，中山为盾

车　武

第 169 批援摩洛哥中国医疗队塞达特分队骨科
复旦大学附属中山医院

阿拉伯语中，摩洛哥意为"日落之地"，指代西方。这个位于北非的国家，距离我国足有 1 万多公里。自 1983 年起，复旦大学附属中山医院先后派遣了 20 多名医务人员参加援助摩洛哥医疗工作。

2015 年，我作为一名党员、骨科医生被派往摩洛哥塞达特医疗点，担任该医疗队的分队长，与其他医院的 9 名队员一起，开始为期两年的援助任务。尽管在出发前接受了充分的教育培训，但实际来到这里后，我才意识到一切都超出了预期。除了工作条件和生活习惯的差异，当地的医疗环境和卫生观念与国内也存在很大不同。

身处异国他乡，我常常感受到孤独与挑战。然而，正是在这些艰难时刻，我深切体会到我们医院如同温暖的港湾，在我进行医疗援助工作期间，给予我无微不至的关怀和支持。无论是在队员个人健康遇到危机时，还是在家人遭遇困境时，单位始终是我坚强的后盾，让我在异国的土地上倍感安心与力量。今天，我想分享援摩期间亲身经历的两个小故事，虽然至今已近十年，但每每想起，依然记忆犹新。

故事一：跨越千里的爱心接力

2016 年 3 月 5 日，两名队员在连续高强度的值班后累倒了，脸色发黄，还伴有乏力。那是周末，几经周折获得了检查结果，确诊为急性病毒性甲型肝炎。作为一名医生，我深知这种疾病的严重性，但更担心的是在异国他乡的孤立无援。

我立即向总队部报告了情况，初步确立了治疗方案（谷胱甘肽、茵栀黄、益肝灵、易善复）和简易隔离的方法。但所需的药物从哪里来？这些保肝药各分队平时没有库存。

"那只能从国内想办法了。"汤琦总队长说。"现在正好有3支回国探亲的援摩医疗分队结束轮换，正打算回摩洛哥，可以让他们帮忙带。但一定要抓紧，他们还有十几个小时就要上飞机了！"

"好的，药物我来联系我们单位，中山医院。"想起出发前院领导的叮嘱，我便有了信心。

我立即在微信上向时任我院人事处魏宁处长发出了求援。虽然这时已经是北京时间的半夜（摩洛哥和中国有8个小时时差），魏宁老师第一时间就回复了。在简要了解情况后，一个个中山医院的职能部门负责人被魏宁老师拉入这个群聊中，中山"援摩快速反应团队"迅速响应。群里的领导和专家完善了详细的治疗方案，周俭副院长给出治疗和后续诊断意见，我悬着的心一点点放下了。

在樊嘉院长、汪昕书记等时任院领导的指挥下，我院药剂科叶岩荣药师一起床就赶到了医院，从住院药房和门诊药房调配好了药品，又特意增加了含氯消毒片等防疫用品，用于生活环境的消毒隔离。药品被细心包装，增加防震泡沫，一道道工序看似简单，却丝毫马虎不得。这些药品及时交到了前来取药的即将返回摩洛哥的殷晓星分队长手上。

北京时间3月6日晚上11点，上海浦东国际机场，即将启程返回摩洛哥的医疗队队员在接到这些药品后，为减少集中摆放可能造成的破损，纷纷打开自己的行李箱，将一盒盒的注射液分开，再次仔细衬垫包装后装箱、打包、托运。

20小时后，摩洛哥拉巴特机场，在经历长途飞行后，返摩医疗队队员终于将这些药品带到了摩洛哥，送到了前来取药的队员手中。这些药品饱含着浓浓的中山情，暖暖的祖国情，带着这一路上所有人的浓情厚意和祝福，给两名患病队员送去了康复的希望。

我们所有援外人员都知道，只要有需要，这场跨越半个地球、一万余公里的爱心接力，随时都会被重复……

故事二：关怀的力量

在我援外工作的过程中，家人的健康始终是我心中最大的牵挂。就在我任务即将结束时，我接到了爱人的紧急电话，她在体检中被查出患重疾的可能。那一刻，我的心如同坠入了深渊。

正当我陷入焦虑，打算取消休整，订机票回国时，中山医院的领导们主动找到了我爱人，询问她的情况。院领导高度重视，魏宁处长和时任党办主任杜楚源立即讨论如何为我爱人提供支持。周俭院长第一时间查看了我爱人的磁共振检查报告，认为问题不大，建议我不必为此事提早回国。同时，安排了院内的相关专家为我爱人进行会诊，确保提供最优质的医疗服务。

会诊当天，我爱人在董健主任和我同事陪同下来到超声室。周俭院长在百忙之中，特意推迟了自己的特需门诊时间，一早赶到超声室，与超声科黄备建主任一同给我爱人进行诊断。所幸，诊断为良性肿瘤，暂时不必手术。

收到这个消息时，我感动得热泪盈眶。在中山医院的支持下，我的援摩洛哥任务圆满画上句号，回到祖国和家人团聚。

中山医院的关心支持让我深切体会到对援外工作的支持不仅体现在物质上的帮助，更在于情感上的关怀。在我们面临困境时，中山医院始终是我们坚强的后盾。这种无私的支持不仅增强了我们的信心，也让我们在国际舞台上更加坚定地发挥援外作用。无论身在何处，中山医院都是我们在艰难时刻最坚实的依靠和后盾。正是这种温暖的力量，激励着我在岗位上继续前行，为国家的对外援助事业贡献自己的力量。

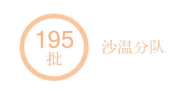

蓝白炊烟连丝路，银针乡味固海礁

蔡照华

第 195 批援摩洛哥中国医疗队沙温分队针灸科
上海市杨浦区市东医院

改革开放以来，中国人迈出国门勇闯世界，努力把足迹遍布各个角落。网上有个挺有意思的说法，说"中国人是地球的街溜子"，这个轻松幽默的比喻，也诠释了中国人足迹遍布全球的现象。作为世界闻名的蓝色小镇——沙温，也有数量相当可观的"中国街溜子"们。

有中国人的地方就有中国的餐饮，中国菜是中国人的命根子。在我工作的沙温就有一个中餐馆——"成都印象"。她是沙温现存中餐馆中经营时间最久的，经历了三年疫情的风风雨雨，也依然红红火火。"成都印象"顾名思义是家川菜馆，女老板来自四川绵阳，与当地人结婚后定居了下来。与大多数中餐馆不同，该馆子除老板外，从厨师到小工乃至服务生都是摩洛哥人，但他们都能用中文进行基本交流，这得益于老板个人的坚持和努力，扎根于沙温而不忘乡音乡亲，也和中国医疗队结下了不解情意。犹记得抵达沙温的当天深夜，阴雨绵绵，身怀六甲的老板一接到我们到达的信息，就急忙从餐馆送来热菜热饭，为大家接风洗尘，让我们远在异国他乡也能感受到祖国亲人的温暖。

对于驻地附近的华人华侨来讲，医疗队是他们的坚实护盾，是他们的"娘家人"，代表了祖国对海外华人华侨、中资机构员工身心健康的诚挚关怀；对于医疗队队员来讲，中餐馆是广大旅摩中国人的身心慰藉，是连接游子和医疗队的中转站。得益于"成都印象"的老板对中摩两国文化习俗的深刻理解，她既能快速转达两国人民的诉求，又能把医疗队的服务信息及时传达给双方民众，是医疗队的"贤助手"，也是中摩友好交流的纽带。

想要了解一个国家，从婚宴嫁娶、传统节日入手是最快的。为了帮助大家了解摩洛哥尤其是沙温当地习俗，迅速融入本地生活，"成都印象"的老板及其家属给予了医疗队很大的帮助：从新生儿取名晚宴到婚礼庆典，从开斋节到古尔邦节，他们总是不忘招呼医疗队队员共同参与，让大家感受摩洛哥人民热情好客的天性、欣赏沙温传统文化的同时，有效规避各项社会、宗教禁忌。

老实说，医疗队能为"成都印象"提供的帮助和支持着实不多，常见的为体检服务，主要是为其员工和员工家属提供常规心肺听诊、外科触诊、五官检查及血糖测量项目，从而实现一些疾病的初筛。由于我的工作本职是针灸，体检方面我通常被分配到血糖测量工作，其间接触到不少可爱的居民：有右手老茧太厚始终扎不出血的老人，有从头到尾扭头闭眼的年轻妇人，也有拼命缩手无论如何也做不好心理建设的小朋友。大家认真填表，仔细聆听医嘱，现场一片和谐，连周边的居民也慕名前来，积极参与健康服务。

遍及世界的中餐馆如同一座座饮食文化的岛屿，以中国特色点缀在海外广阔无垠的蓝图上。"成都印象"也好，网红中餐厅也罢，这都是世界的中国印象，是开在沙温的中国文化之花，摩洛哥人民通过他们来了解中国，中国游子通过他们来缓解乡思乡愁。而我们医疗队则是那礁岩，一直坚持在海中，为岛屿防风固基，牢牢支持和守护着一个个小岛，并为他们的连接成长贡献长期而持久的力量。沙温的中国印象，印象中的蓝白景象，让我们携手并进，继续谱写"一带一路"的美好篇章。

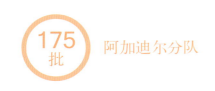

医者无疆爱有翼，山海难隔家国情

陆伟成

第 175 批援摩洛哥中国医疗队阿加迪尔分队骨科
上海市虹口区江湾医院

　　时隔七年至今难忘，2017 年我作为上海市援摩医疗队的一员，在家庭与使命的抉择中毅然选择远离家园奔赴异国他乡，在摩洛哥阿加迪尔哈桑二世医院进行医疗援助工作，为期两年的工作经历历历在目，记忆清晰如昨。

　　当时，在摩洛哥的医院里，我主要负责烧伤等的诊疗工作，在克服简陋的环境、医疗资源和手术器械的匮乏、交流的障碍等种种困难的同时，面对截然不同的医疗模式，如国内强调团队协作而摩洛哥注重依靠个人能力，我和其他队员始终以专业和坚韧应对，时刻牢记自己代表祖国的形象，在救治异国患者时全力以赴，未曾有半点懈怠。援摩期间，我独立完成了许多例切痂、植皮等关键手术，主动协助小儿骨科团队完成各类复杂手术，如先天性髋关节脱位松解术、各类小儿骨折内固定及截肢等手术。良好的手术效果不仅得到了患者的好评，也因此收到哈桑二世医院转入骨科工作的正式邀请函。虽因客观原因未能成行，但这段经历让我深感责任之重、合作之要。

　　正当我处在紧张繁忙的工作中时，国内传来噩耗：上初一的儿子突发右眼视网膜脱落，这一消息如晴天霹雳，我恨不能即刻返程守护，共同面对这突如其来的病魔。但我深知援外医生肩负着重要的使命，这次的援助任务不仅关乎着中摩两国的医疗合作，更是对当地患者的一份承诺，而且临时换人，语言和工作的培训，根本来不及。关键时刻，医院成为我坚强的后盾，院领导和同事们纷纷帮助协调，为儿子联系治疗视网膜脱落最好的医院，很快，顺利进行视网膜环扎手术。国内，妻子陪护在儿子的病床边；国外，我努力为异国患者做好每一个手术。忙完白天的工作回到住处，夜深时通过电话聆听孩子的康复进展。每一次好转的消息都让我如释重负，每一次波折又令我心如刀绞，妻子虽然内心充满恐惧和不安，但每一次通话，她都用温柔而坚定的话语支持着我："你安心工作，孩子这里有我。"得知儿子眼睛顺利康复的那一刻，我心中充满对家人、医院和国家的感恩。深深体会到如妻子所言：责任与爱从无距离，我在异国的坚守，是为了守护更多家庭的希望，我从未后悔自己的决定。

两年的援摩生涯让我深刻地体会爱与责任的力量，在追求理想和履行使命的道路上会有困难和挫折，但只要有坚强的后盾和坚定的信念，就一定能够战胜一切。医者的使命，是跨越国界的生命守护；而爱与责任，则是支撑信念的永恒力量。

中国援助摩洛哥医疗队的五十周年，是无数医疗队队员用汗水和心血书写的辉煌篇章。队员们用实际行动诠释着医者仁心、大爱无疆，为构建人类卫生健康共同体贡献着中国力量，中国始终秉持着人道主义精神和国际主义情怀，以行动诠释大国担当。对外援助医疗的故事，将永远铭刻在历史的长河中，激励着更多人为了世界的和平与发展而不懈努力。

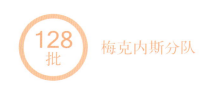

热血凝戈壁，仁心铸方舟

方培耀

第 128 批援摩洛哥中国医疗队梅克内斯分队灼伤科
上海交通大学医学院附属瑞金医院

摩洛哥梅克内斯的穆罕默德五世医院，是 1981 年起由原上海第二医学院附属瑞金医院承担援摩任务的定点医院，该院是摩洛哥王国的第三大医院。

2008 年 3 月 9 日夜里 10 时许，我突然左鼻孔大量出血不止，血流如注，低头是满地一滴滴的鲜血，仰头又是一口口地咽血。我立即紧张起来，医生同行们都知道，严重鼻出血是可以引起休克的，而休克进一步意味着什么，不用说大家也明白。

驻地的队员们闻声纷纷冲进我的房间。队里虽然没有五官科医生，但大家都娴熟地处理起来。来自我院的针灸医师沈荣宝前后忙碌着拿冰块，寻找药物，联系当地五官科急诊。儿科护士王静芳先是用混有收缩小血管药物的棉栓填塞鼻腔，随即开放静脉。骨科医生张兴凯迅速联系上海五官科的老同学，询问原因和如何处理。当知道我鼻出血很可能是由于中老年高血压及小血管硬化后，麻醉医师马鑫立即先静脉推注止血药物，然后边监测血压边使用降压药物。来自烧伤科的护士黄丽和与张建林医生积极配合着大家。半夜过后，出血状况虽然得到改善，但还没有完全止住，队里的翻译兼司机杨宇马上和沈荣宝医生、马鑫医生一起驱车把我送到当地另一家医院的五官科急诊，作了进一步的鼻腔填塞。返回驻地时已将近凌晨 2 点。在安排好我睡下、安置好静脉输液后，已是凌晨 3 点多了。

第二天早上，昨晚参加抢救的队员们全都照常去穆罕默德五世医院上班。来自膳食营养科的邹荣珍在驻地房屋厨房都还在修缮的情况下，给我做了稀饭、脱脂牛奶和木耳参菇鸡汤，还把我列为队里的第一个病号饭。当我上厕所回到房间，床上被褥一新，桌上地上的血迹全无。这原来是来自烧伤科护士顾以佩的辛勤劳动。来自儿科的护士李雯珏给了我一束当地的橘子花，花上写道："生命是顽强的！"

在我逐渐康复的时候，大家笑称："向总队部报告，我队在梅克内斯穆罕默德五世医院成功抢救了一名急诊重危病人，那就是我们的队长！"是的，他们让我动容！都说我们远离祖国亲人，而这一切却让我真真切切地感受到祖国亲人就在我的身边！没有他们，当时的后果不堪设想；没有他们，肩负祖国重托援摩就成了空话。滴水之恩，当涌泉相报。如此救命之恩，我无以回报，只有依靠大家，做好队里的工作，就像他们关心爱护我一样地去关心爱护他们！

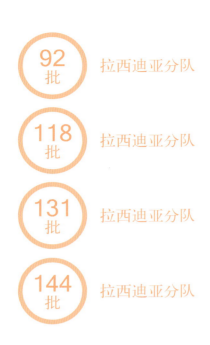

92
批 拉西迪亚分队

118
批 拉西迪亚分队

131
批 拉西迪亚分队

144
批 拉西迪亚分队

灶火映初心，炊烟暖北非

徐天明

第 92 批、第 118 批、第 131 批、第 144 批援摩洛哥中国
医疗队拉西迪亚分队眼科
江西省井冈山希望眼科医院

援外医疗队在异国他乡，工作和生活两年之久，其中的苦楚，在国内是难以感受到的，尤其在这举目皆荒寂的戈壁滩上，更是如此。在我们忙出忙进的队员之中，又以厨师最孤寂而辛苦。

比如我们的厨师——顾校池，他工作的时间最多，每天清晨，天刚蒙蒙亮，我们大多数队员都还在睡梦中，他就要起床为我们做早餐，上午和下午为了做好两餐的菜饭，事先得要做好一些准备工作，他每天大部分的时间都是这样度过的。只有周末星期天是他的休息日，但为了能在这里每周仅有一天开放的农贸集市买到价格适中而又品质上乘的生活物资，有时他还得随同其他队员一道去采购。每次采购到的物资，都要他进行整理，有的还要进行加工处理，这样一来唯一的一个星期天，他也得不到多少清闲的时间休息。逢年过节及队员生日或涉外宴请，更是他最忙的时刻，但他从不厌烦，也不叫累。

在异国他乡这个特殊的环境中，队员们的精神文化生活单调是一大苦恼，但顾师傅比其他队员更枯燥，他所面对的是房间和厨房的四壁，一年到头的工作场所都在食堂里围绕着厨房灶台转，一些外面的趣事见闻，只有通过队员们在就餐时的交谈，他才能得以分享。

这里的生活物质资源有限，为了改善队员们的伙食，他费尽心思，想方设法，不断变化烹调方法，他高超的烹调技艺不但获得我们大家的一致好评，而且获得我们所宴请受援国当地官员和朋友的高度赞誉。为了调好我们内部的众口，只要哪位队员有什么建议和要求，他都会尽力做到。针对这里绿叶蔬菜匮乏，在我们刚到达

336

这里不久，他带头开垦荒地，撒下从国内带来的青菜种子，后来使我们得以吃上了自己种的小青菜。为了改良贫瘠的土地，他也费尽了心血，收集食堂废弃的菜叶作有机肥埋在地里，因此菜地里经常有他辛勤耕耘的身影。我们几乎每天都有几位队员因工作原因不能正点吃饭，但每次都能吃到顾师傅备好的热饭热菜，使我们人人都享受到了这个特殊家庭的温馨。

顾校池师傅是一位有着二十多年党龄的共产党员，原派出医院的厨师长。他在我们医疗队内部一个平凡的工作岗位上，能始终保持默默无闻、兢兢业业、任劳任怨的敬业精神，实属难能可贵。他用他的心血和汗水，支撑着我们全体队员在异国他乡这个特殊家庭一片和谐温馨的空间，使我们能在这里安心工作，也从而使我们对家乡的思念降到了最低线。

辛苦了！我们可敬可爱的厨师——顾师傅。谢谢你在以往的岁月中，一日三餐为我们带来数不清的惊喜、享受和温馨。你的工作岗位平凡而重要，你的付出、带来的成果也同样意义非凡……

冰山上的雪莲花，
黑夜里的启明星

朱　谦

第 195 批援摩洛哥中国医疗队拉西迪亚分队五官科
上海市同仁医院

那是让我至今难忘的一次医疗救助。

2024 年 3 月 28 日，一个由 20 多名游客组成的国内旅行团来到摩洛哥旅游，可就在前往撒哈拉沙漠的途中，一场突如其来的意外打破了原本宁静而美好的旅程。

团队中的一名游客突然腹痛难忍。突发的病情、语言的障碍、医疗条件的不同，使得整个旅行团游客的内心都被"阴云"笼罩了。

第一时间，通过摩洛哥大使馆，中国导游联系到了摩洛哥的中国医疗队。

"有一位老伯小便解不出来，已经持续一天了，现在腹痛难忍，你们医疗队能否提供医疗救助？"听完导游焦急的求助后，我立刻联系医疗队陈吉队长，陈队也在初步了解情况后立即回应："没问题，请你们立刻赶来我们医院。"

一小时后，我们在医院急诊大门前等到了导游陪同下的一对老年夫妇。此时老先生疼得满头大汗，满脸煞白，他的夫人两天前右脚扭伤，现也用支架护具固定着。

陈队了解到老先生有前列腺增生病史后，又为老先生进行检查，最终明确了病因：前列腺增生突然发作导致排尿困难，尿潴留引起的下腹胀痛。

紧接着，我小心翼翼地扶着老先生走到急诊处置室的床上，陈队为他留置了导尿管，片刻时间，800 毫升左右的尿液被引出，老先生的腹痛很快得到缓解。随后，陈队给老先生开出了泌尿专科药物，同时给他夫人开出骨科专科药物，进一步对症治疗。

在治疗过程中，老先生的夫人告诉我们，老先生退休前从事外贸工作，并长期驻扎在南非洲。一直以来，他都对中国援外医疗队有所了解，没想到自己却成了获益者。无论在哪里，身后那个强大的祖国永远都是他们最坚强的支撑。

4月初，老先生夫妇旅游回到祖国后，还给我们发来了一封感谢信，字里行间都饱含着他们最真挚和深刻的感情。而作为援摩医疗队队员的我们，更深感责任的重大，更会用行动来践行。

附：郭老夫妇真挚的感谢诗歌

你是冰山上的雪莲花，
你是黑夜里的启明星；
你是荒漠中的绿洲，
你是山峦间的守护灯！

你是治病救人的白衣天使，
你是落难之人的福音；
你是我们无助时的救星，
你是远离祖国的亲人！

无论是生活在这里的居民，
还是来自五湖四海的客人；
无论是普通的常见病，
还是棘手的疑难杂症。

施以高超的医学技术，
送上暖心的治疗方案；
救死扶伤是你们的宗旨，
以诚相待是你们的座右铭！

撒哈拉虽大，
没有你们的功勋大；

撒哈拉虽远，

中国医疗队近在我们身边！

亲人呀，

祝你们异国他乡的生活愉快，

愿你们早日——

胜利归来！

援摩"粮草"二三事，东方大国展风貌

姜宏云

上海市计划生育药具管理事务中心（上海市
卫生健康委员会援外物资供应站）

兵马未动，粮草先行。援摩医疗队队员说：我们的"军功章"里有上海基地的一半。

上海市卫健委援外物资供应站是中国援外医疗队两大保障基地之一，承担了包括援摩洛哥医疗队在内的几十支中国援外医疗队物资供应保障任务。自1963年我国派出第一支援外医疗队以来，上海基地大力弘扬"不畏艰难、甘于奉献、救死扶伤、大爱无疆"的精神，特别能吃苦，特别能战斗，甘当援外铺路石，千方百计确保药品器械和生活物资保障及时有力，深受医疗队队员和受援国好评，连年被国家卫健委通报表彰。

功夫下在买之前

援外物资采购，绝非简单的买、买、买。随着市场经济、医疗科技的不断发展，药品器械的品种、规格、价格不断变动；同时，受国际海运、空运各种因素的影响，援外药品的有效期面临考验。原本十分简单的采购工作，变得十分烧脑，如果不动脑子照单采购，可能会出现采购买不到、海关出不去、实际用不上、效期过短易浪费、性价比不合理、预算经费超支等问题。为此，上海基地"眼观六路，耳听八方"，紧盯市场和"战场"，摸准前方需求和后方供应规律，及时与援外医疗队、国内供货商反复协调沟通，制定合理可行的采购目录，报国家卫健委批准后执行。医疗队提出的问题必须及时解决；医疗队没有想到的问题，上海基地主动预测化解。比如摩洛哥有些地区电压不稳，设备容易受损。尽管医疗队没有提出要求，但上海基地会主动细心地增配一套稳压电源。为了确保沟通顺畅，上海基地365天全年全天候24小时在线。因为时差，经常半夜三更联络处理。

没有现成规矩，那么我们自己来创造

医疗药品器械采购，在某些人眼中"油水"极大，为此，招标采购必须有一整套流程。应急采购，不能按部就班，不走招投标流程，如何才能做到既及时又干净？"国家没有统一的应急采购办法，我们自己探索创造一套办法。"上海基地敢为天下先，向国家卫健委立下军令状："这批四千多万元的呼吸机应急采购，我们不仅会及时完成，而且还会拿出一套防疫物资应急采购办法，给国家提供应急采购、阳光采购样板。"那几年，上海基地应急采购了好几亿防疫物资，没有一封举报信。有规矩就严守，没有规矩就创造规矩来严守。近年来，上海基地除了国家援外医疗常规采购、应急采购之外，还承担了上海市援摩供应保障任务。面对巨额的采购经费、繁重而复杂的采购任务，上海基地始终做到廉洁采购，无违纪零举报。

几十年的堵点终于打通了

上海援摩医疗队生活物资通关难，困扰上海基地很多年。近年来，上海市加大了援摩医疗队建设力度，每年拨出专项经费用于办公和生活保障，由此援摩医疗队生活物资数量剧增，老套路通关已走不通了。上海基地采取"走出去、请进来"的办法，与海关协商并积极争取国家外交部的大力支持，以外交物资供应服务中心名义通关，终于打通了援摩生活物资通关堵点。

"无中生有"的应急采购

　　2020年初，防疫物资脱销，口罩、防护服、护目镜、额温枪、呼吸机等"一件难求"。临危受命，紧急采购2万只口罩！接到国家第一批援外防疫物资应急保障任务后，许多人傻了眼，国内市场上根本买不到，哪怕出价翻几番也买不到！"正因为太难，所以才需要我们去攻克！"基地领导班子充分发动职工群众，紧急寻找供货渠道。功夫不负有心人，终于打听到一家公司有货。上海基地强烈的责任感打动人心，这家公司不仅紧急协调了货源，而且还破例做到平价供应。关键时刻能做到"无中生有"，上海基地的攻关能力赢得了一致好评，国家卫健委决定把中国援外医疗防疫物资供应保障任务全部赋予上海基地。仅2020年4月，上海基地为援摩医疗队8个分队和1个总队部紧急发运防疫物资534件，上海基地出色地完成了6批数亿元的防疫物资应急采购任务，硬是把这些"不可能完成的任务"完成了！

援外物资供应保障不停歇

　　随着中国援外医疗防疫物资应急保障任务剧增，国际海运空运压力逐渐加大。如果防疫物资不能及时保障，前线将士必将陷入无枪无弹赤手空拳状态。与时间赛跑，与死神赛跑。上海基地抽调精兵强将组织应急保障专班，入住仓库"5+2""白加黑"连续作战，快速筹措防疫物资，及时协调航司打通迂回快运航线，确保援外物资供应保障不停歇。援外医疗是中国外交的"金字招牌"，当印有五星红旗和"CHINA MEDICAL TEAM（中国医疗队）"字样标识的包装箱出现在各国机场时，世界感受到了来自东方大国的友谊。

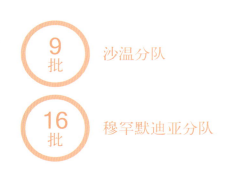

**援摩物资供应：坚守初心，
使命必达**

濮惠祥

第 9 批援摩洛哥中国医疗队沙温分队翻译
第 16 批援摩洛哥中国医疗队穆罕默迪亚分队翻译
上海市卫生健康委员会援外物资供应站

　　1978 年，我进入原上海市卫生局外事处工作，从此，我的人生就和援外工作密不可分。在我三十七年的职业生涯中，见证了上海医疗援摩的大半历程，一批批上海医疗队队员犹如守护生命的使者，为远在北非的摩洛哥，送去了健康福祉。

　　我与摩洛哥的缘分始于 1984 年，当时我接到上级通知，需要立即赶赴摩洛哥工作。由于那时驻扎摩洛哥沙温医疗队的翻译因病返回，我临危受命，前去接续他的工作，以保证医疗队对外联络事务的正常运转。

　　援摩使命，刻不容缓，我随即启程，踏上人生第一次援外的征途。1985 年，顺利完成工作返沪后，于 1986 年，我再度出发前往摩洛哥，为一个新开辟的援摩针灸组医疗点担负翻译任务。一年多后，重归外事处工作，陆陆续续处理了很多援摩医疗队的相关业务，比如语言培训和联络工作等。

　　在往后的岁月中，援摩使命始终萦绕在我心中，只是以另一种方式呈现。2002 年，我被组织派往原上海市卫生局援外物资站担任站长，负责包括援摩洛哥在内的 20 多个国家医疗队援外物资和国家对外医疗援助物资的采购和供应。这是一项重要且艰巨的任务，上海援摩工作除了医疗队队员带去的精湛医术和优质服务，还必须有一定的医疗物资作为保障，以保证每一次援摩医疗援助的顺利展开。

　　在上海援外物资供应站同志们的摸索和创新下，上海援外物资的工作模式已渐趋成熟，为我国援外医疗队开创了一条特有的物资供应模式。站内工作从最初单纯的仓储发展到对国家援外药械目录的编制、援外物资计划的审定及援外物资的采供的全程参与管理，与卫生部和各有关省市及在外医疗队建立了广泛的联系，使供应站在全国卫生援外中的作用不断得到加强。2004年起，上海援外物资供应站实现了采购、进货、制单、小包装、装箱、入库、发货全过程跟踪的电脑精细化管理，确保了供货的正确性和质量的安全性，满足了在外医疗队的需求。

自2003年起，原卫生部不断增加医疗队的办公和生活经费，要求我们帮助援外医疗队购置包括厨房日用品、家具、床上用品、电脑、空调、办公桌椅、饮用水处理设备等。为了改善医疗队在外的工作生活条件，从2005年起，上海市政府决定每年向援摩洛哥医疗队提供一笔经费，也开创了地方政府资助国家援外医疗队的先例。

为让援摩医疗队感受到来自中国家乡的"烟火气"，我们为医疗队采购发运了大量的生活物资，如大米、干货、酱菜和酱油等厨房作料，还有一些国外稀有的国内食用品。虽然这类采购发运非常繁杂，但我们都能认真扎实地做好，保证医疗队能够尝到来自一万公里外家乡的味道，缓解一些思乡之情。

根据原卫生部制定的发运计划展开采购等工作，供应站从年初时开始准备，到七八月达到繁忙阶段，九十月开始发运援外物资。物资道过国际海运航线运输，运输时间通常需3个月左右，非洲的内陆国家还必须从港口由火车或卡车运到目的地，一般确保援摩医疗队能在年底左右收到。

由于每年大量的物资发运，特别包含药械类的特殊物资，我们在海关通关方面也着实遇到过一些困难，好在原卫生局外事处和我们一起疏通、协商，帮助援外物资顺利通关，一批批发往摩洛哥的物资终于按时送到了医疗队的手中。

在援摩历程中，无数医护人员远离故土踏入陌生的国度，以仁心仁术造福当地人民，弘扬了无私奉献、大爱无疆的精神。他们是医者也是使者，将大爱精神播撒到缺医少药的北非大地，与此同时，也有无数援摩幕后工作者，他们在援摩任务中各司其职，全力保障援摩医疗正常运转。

无论是奔赴摩洛哥，亲临援摩医疗第一线，还是奋战在援摩幕后条线，帮助医疗队解决后顾之忧，我始终响应国家和组织的号召，谨记援摩使命，全身心投入援摩工作中。2003年和2008年，我两次获得了卫生部援外医疗工作先进个人的称号，既是组织对我援摩工作的认可，也是国家对于援外物资供应为援外医疗作出贡献的肯定。

　　作为曾经援摩队伍中的一员，如今，援摩经历已成为我人生珍藏的宝贵经验，我从始至终的坚定信念就是：牢记嘱托，坚守初心，使命必达！

（宋迪文　整理）

异域风情

1975——
2025

异

域

风

情

摩洛哥感官"四重奏"

许 悦

第 196 批援摩洛哥中国医疗队本格里分队护理
上海市普陀区人民医院

非洲，遥远而陌生的土地。日常生活中，对于大多数非旅游爱好者来说，"摩洛哥"这个名字可能更多与"摩纳哥"一起出现，并困惑于究竟位于何处，至少就我曾经而言即是如此。然而现在，我却代表着中国，在这里工作、生活。

启程前的培训中安排了许多讲座，科普了当地的宗教文化、人文地理、风土人情，但是聆听他人的描述与自己亲身体会终究不同。对一个国家的了解，与实际居住在某个地方，关注点也是大不一样。摩洛哥作为一个旅游业发达的国家，各处的美景早有诸多影像与文字，这里则是从视觉以外的角度记录一些生活点滴。

触

我所在的本格里，是位于摩洛哥中南部的一个小城市，临近阿特拉斯山脉。秋冬之交算是这里的雨季，但相较上海还是极为干燥，所谓"下雨"往往只是零星飘个几滴，全年只有屈指可数的几场能把地面淋透的大雨．附近的小河道里长满了各种植物。与这份干燥相伴的自然有大量的扬尘，阿特拉斯山脉的另一边就是著名的撒哈拉沙漠，虽然被山脉阻挡了大部分，但是在刮起大风的日子，哪怕有金属百叶窗、玻璃窗和纱窗的层层阻挡，依然能从房间里的各个平面上擦下一层尘土般的细沙来。

到了夏季，万里无云是常态，中午把洗完甩干的衣服床单什么的晒出去，吃个饭的工夫就能干。因为炎热，当地人下午通常不在外活动，商店也往往闭门谢客，到了太阳下山室外才热闹起来。

听

首先是鸟，每天一早就开始在窗外叽叽喳喳，甚至还有列队踏步的。安装百叶窗的空间成了完美的鸟巢，傍晚可以听见归巢的鸟儿在里面抓挠扑腾的动静，可惜这些鸟聒噪却胆小，来了很久也没拍到什么清晰的照片确定究竟是什么品种。偶尔有扑腾的声音来自室内，是迷路的家鸽找不到出路在四处乱撞。

马车和驴车是这里常见的交通工具，安静的街道上可以听见清晰的蹄声，时不时有车夫的大声吆喝，偶尔还有驴子的鸣叫。

驻地和医院之间的那片空地是当地小孩子们喜爱的球场，玩闹的声音经常会持续到晚上 11 点左右。成年人会活动到更晚一些，若是附近有哪户人家婚嫁，音乐能持续到两三点以后。

附近的清真寺一天五次的广播也是雷打不动，可惜听不懂阿拉伯语，只能分辨出有些日子会讲得特别久。阿拉伯语是一种富有韵律的语言。热情的当地人时不时会教我们一些常用词的阿拉伯语说法，不过到最后记住的只有"谢谢"而已。

生活在这里更觉得当地人的语言天赋惊人，除了法语，掌握英语的人也十分常见。

嗅

本格里称不上繁华，没有大商场，大超市年初才开了一家。第一次去买菜的时候，看见纷杂的市场感觉像回到了童年，因为已经很久没有见过这样摆了满街的货车和小贩了。

而说到气味，除了禽畜类，每周只有一天会卖鱼。调味品店五颜六色的腌渍橄榄弥散的各种味道外，最特殊的是乍眼望去一片碧绿的香草摊。小贩们总喜欢把香菜和欧芹放在一起，这两者看起来实在是区别不大，最后只能靠鼻子分辨。摩洛哥人每日不可或缺的薄荷更是种类繁多，一个摊位上有时就会有两三种，只是有时鼻子也不是最可靠的，闻着香味浓郁的煮成茶以后可能反而不如气味一般的喝起来适口。

到了夜间，街上又是不一样的气味。烧烤的肉香和烟火气，烘焙点心、炸甜甜圈和烤玉米，还有装在小杯子或塑料袋里的鹰嘴豆汤，各种食物的香味让人忍不住就想伸出"罪恶之手"。

味

除了苹果和橙子四季常驻，这里没什么反季节的东西，但随着季节变化上市的新水果给生活增添了一些期待。夏天的西瓜和蜜瓜，秋天的无花果和石榴……这些应季的水果常常甜得离谱。

不过蔬菜的品种就没那么多变，而且总觉得这里的根茎类更老，皮也更厚一些，和中式烹饪相比，塔吉锅确实更合适。

阿拉伯面包是最常见的主食，原本以为和新疆的馕相似，实际上却并非如此。真要说的话，口感确实更像面包，只是做成了扁平的形状，而吃的时候掰开填入肉或奶酪的做法又像是馍。习惯了那有些粗糙的质感后，这种食物的美味也渐渐浮现了出来。

两年的时光漫长又短暂。这里的一切都充满着新奇与挑战，工作虽忙碌，语言虽不同，但我逐渐适应了这边的节奏，无论是完成手术护士的工作还是帮厨、做家务等，都让我感觉收获满满。

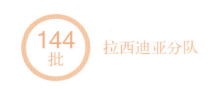

红房子，援摩医疗队的精神邑所

蔡蓓珺

第 144 批援摩洛哥中国医疗队拉西迪亚分队妇产科
上海市长宁区妇幼保健院

那是我们的"红房子"。

赭红色的外立面，二层的砖墙结构，它坐落在临近荒芜的撒哈拉沙漠边缘，周围甚至连一棵绿植都没有。尽管它的外表平凡无奇，却掩盖不住它内在的舒适与温暖。我们工作的拉西迪亚省立医院就在百米之外，而这栋红房子，便是我们援非两年期间的家，是医疗队 13 位成员生活的地方。

铁打的营盘，流水的兵。援建五十年，这栋红房子见证了一届又一届中国驻拉西迪亚医疗队的更替。暑去冬来，它始终坚实地矗立在那里，庇护着我们，倾听我

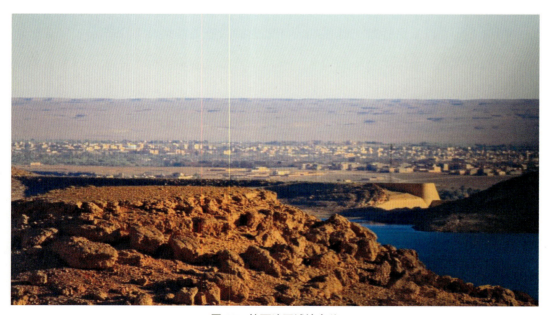

图 43　拉西迪亚城镇全貌

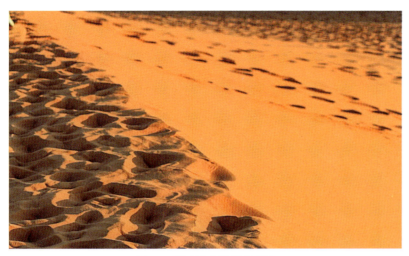

图44　医疗队在沙漠的足迹

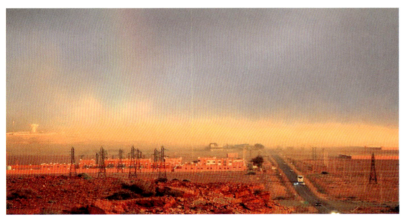

图45　沙尘暴来临之前的拉西迪亚

们内心的低语，托住我们对亲人的思念，抚慰我们工作后的疲惫身躯，给予我们独有的温暖。

红房子门口的院子是我最爱的地方，我称它为拉西迪亚的"人民广场"。没有诱人的炸鸡香气，只有粗砺的泥土和碎石铺成的一块平地。广场的另一侧是一家孤儿院，那里是我们闲暇时打球的场所，免费且无须打理。在世界上最湛蓝的天空下，明媚的阳光慵懒地洒在这片土地上，这里不仅是医生们放松的地方，也是孩子们嬉戏的天堂。

几根细木杆子插在地上，拉起绳索，便成了天然的晾衣架。作为妇产科医生，我们常常被称为"夜来香"，因为大部分孩子都在夜晚降生。一夜的不眠不休，常常让我们沾满羊水和血迹。虽然这里是省立医院，但条件甚至不如国内的乡镇卫生院，没有淋浴设施。好在驻地就在旁边，风中摇曳的晾衣绳成了我们洗漱的"救星"。空气干燥少雨，阳光温润，湿漉漉的牛仔裤只需晾晒两个小时，便能透着太阳的香气，华丽丽地穿在身上。如此爽利的晾晒体验，让我们工作起来有恃无恐，甚至拯救了那些有洁癖的灵魂。

摩洛哥的贫困人口众多，我们所在的地区是当地土著柏柏尔人的聚集地。贫瘠的生活条件让许多人无法洗澡，即便是颇具民族特色的服装，长时间不洗也会散发出难闻的气味。世界上唯一不会嫌弃病人气味的，恐怕只有中国医生了。一天门诊归来，我身上奇痒无比，腰上起了一排红色的疹子，整齐而密集地排列着。显然，某个病人身上的跳蚤"青睐"上了我。

跳蚤怕水，我赶紧撸起袖子，里里外外连床褥被子一起扔进水里哗哗地洗。晾晒出去后，不一会儿，衣物便喷喷香地收回来了。我的同伴，另一位妇产科医生，身上也出现了红疹。于是，我们再次大洗特洗，三个小时后，问题终于解决。接着，充当翻译的摩洛哥护士也哭丧着脸找来了，挠着身上的红疹求我们救命。洗完衣服再洗人，两位大医生还对付不了小跳蚤？

拉西迪亚的阳光不仅治愈身体，更治愈心灵的创伤。它冲淡了远离家乡的忧伤，晒在肩头，你会发现自己变得和以前不再一样。

广场的尽头是眼科徐主任的菜园子。在伊斯兰国家蔬菜只有土豆和洋葱。而在拉西迪亚，能长出绿叶子的蔬菜，全都在徐主任的自留地里。那是我们医疗队的奢侈品，徐主任宝贝得不得了。他用大石头垒起围墙，从国内带来的蔬菜种子——青菜、米苋、辣椒、马齿苋……别的医疗队可能吃不上蔬菜，我们队却是顿顿不少。

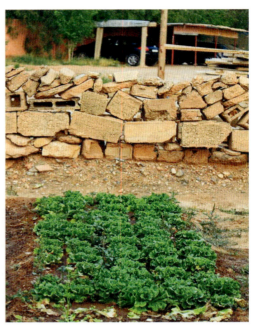

图46　徐主任的菜园子

闲暇时，我想帮徐主任浇水。菜园虽不大，但离水源有些距离，用水全靠徐主任一桶桶地提。可徐主任每次都不让我们动手，说一来我们是女同志，队里有男医生；二来妇产科医生太忙，让我们留着体力对付那从40多个接生点汇聚而来的24小时昼夜不停的救护车。他说，这也算他作为眼科大夫，配合我们为降低拉西迪亚地区孕产妇和围产儿死亡率作出的绵薄贡献。

红房子底楼有一条宽阔的走廊，那里曾经有过一场特殊的活动——杀鱼大会。那是我们在摩洛哥工作的第二年，我们竟然在只有海鱼的摩洛哥找到了河鱼。菜市场上，有人摆摊卖他们从不远的水库里打捞上来的鱼。得知他们只是偶尔进水库捕捞补贴家用，我们队长和他们讲好，让他们再捞几尾，让我们全队可以打打牙祭，我们出钱买。

没想到第二天，那些人神通广大地给医疗队运来整整一船的肥鱼，活

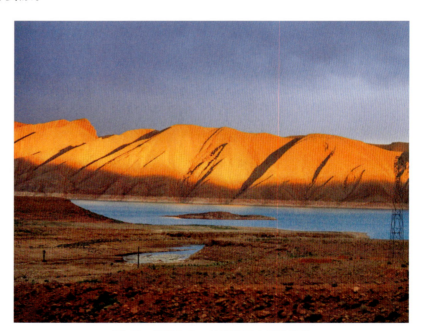

图47　日照金山·拉西迪亚水库的傍晚

354

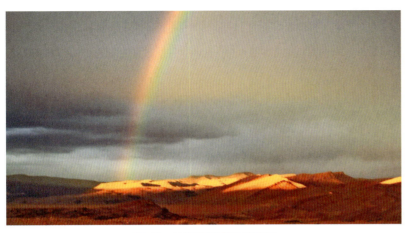

图48　拉西迪亚奇幻的彩虹

蹦乱跳，足足有1000多斤，根本吃不完，得现杀保鲜。各种利刃被翻找出来，各色医生被全体动员，不管会不会杀鱼，反正你是医生，你不能光会"切人"。

走廊地面铺满了被开膛破肚的冷水鱼，空气中充斥着鱼的腥味，人声鼎沸的场面，欢乐而又热烈。

急诊来了，我要去处理，高兴地脱下手套一走了之。队长李军目瞪口呆地问："啊？你这就走了？不管了？"我答："急诊手术啊，胎窘！要么你去开？我留在这里杀鱼！对你这个肝胆外科专家，小小剖宫产？小菜一碟！"老陈接话："妇产科惯会抓人当差，上次就是她使唤我，我看她一天下来五台手术，累得腿都在打漂，护士还让她拉产钳。我问她需不需我帮忙，她居然让我打下手，我说我是心内科医生啊！她说请我会诊。不是光我，骨科、泌尿科的都帮她们妇产科干过活。"

那次我成功地逃脱，后来这些鱼全队吃了足足半年。

走廊的尽头，承载着清苦中的惊喜；单调的日子，充满了生活烙下的火热的甘甜。

所谓十步之泽，必有芳草；十室之邑，必有忠士。人活于世，物质或精神的低配或高配，或轻或重都会带来一些问题。元素周期表中任意一种元素的丢失或者过度，都会让人无法潇洒走一回。当这些矛盾凸显，就该有人站出来悬壶济世，救死扶伤。那普通的红房子，成为我们这13位忠士实现价值的邑所，中摩友谊的水泽芳草之地。它给予我们最质朴的鼓舞，安静地等待我们次日整肃精神，重新迈出坚实的脚步。

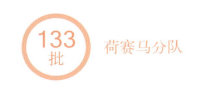

美丽的荷赛马，我们的第二故乡

顾宇彤

第 133 批援摩洛哥中国医疗队荷赛马分队骨科
复旦大学附属中山医院

　　摩洛哥馆是上海世博会非洲唯一的自建馆，很奇怪，当我们获悉这一消息，心中的自豪感油然而生。这可能是由于大家在摩洛哥荷赛马生活工作了将近两年的缘故。

　　荷赛马城最初为西班牙人建造，建筑大多为二三层的小楼，具有西班牙、法国和阿拉伯的风格，依山坡自下而上排列呈阶梯状，俯瞰下去很有层次感。这里有着为数众多的清真寺，具有标志性的是绿边白壁的方塔，远远望去，整个建筑群显得十分和谐美观。

　　来到荷赛马，终于看到传说中的地中海。碧蓝的海水清澈见底，纯洁而浪漫；

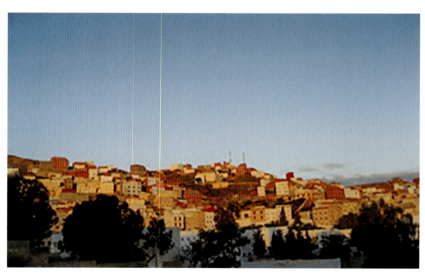

图 49　荷赛马城的建筑依山坡而建

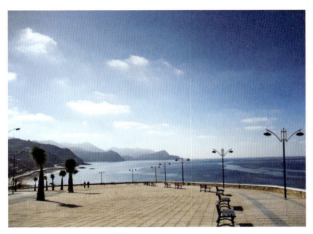

图50　荷赛马的"外滩"

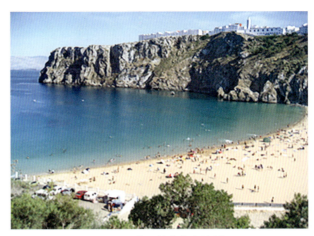

图51　美丽的克梅多海滩

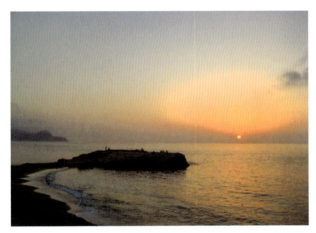

图52　荷赛马的夕阳

海湾南侧那块伸出海面的礁石，它就是荷赛马的象征；海滩金光闪闪，柔软而细腻。

海湾的西面就是荷赛马的大型广场——"人民广场"了。这么称呼它是因为我们时常想起上海，我们还把广场边两条繁华的大街分别戏称为"南京东路"和"淮海中路"。

"人民广场"占地约5个足球场大小，北边是4个大喷泉和数排小喷泉，会随着悠扬的音乐翩翩起舞，晚上更是随着彩灯变幻出五光十色；当然，在广场东北角宾馆的阳台上喝咖啡、看大海更是一种莫大的享受。

站在气象山上，夕阳下的荷赛马就像躺在大山大海怀抱里的美人鱼，顺坡的小楼就是它的鳞衣，东面的海湾好似它的香吻，游人如织的"人民广场"是它的眼睛，绿草茵茵的足球场是它的腰带。

夕阳映红了天边的云彩，大海渐渐泛白又慢慢变暗，满载的渔船正在归港；东边的海面升起袅袅雾霭，预示着夜幕即将落下；一切渐归沉寂，只有海鸥还在上下翻飞、引吭高歌；荷赛马的灯光一盏盏亮起，蓦然回首已是万家灯火，而最亮的就是那美人鱼的"眼"——"人民广场"。

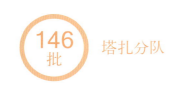

摩洛哥婚礼：传统与幸福的交织

陈　弘

第 146 批援摩洛哥中国医疗队塔扎分队麻醉科
上海市浦东新区人民医院

在世界的某个角落，有一种婚礼，它不仅仅是一场仪式，更是一场文化的盛宴，一次心灵的洗礼，这就是摩洛哥婚礼，一个充满神秘与幸福的北非阿拉伯国度的传统盛典。作为中国援摩医疗队的一员，我有幸受邀参加了一场令人难忘的婚礼，亲身体验了摩洛哥人对传统的执着与对幸福的追求。

那是一个夜晚，我们全队受邻居之邀，前往小城塔扎最豪华的礼堂参加婚礼。晚上 8 点，我们准时到达，却发现我们来得太早了。礼堂内，工作人员正在忙碌地布置会场，四周的灯饰散发着柔和的光芒，猩红的地毯从门口一直延伸到会场中心，气派而喜庆。最吸引眼球的是那些极具阿拉伯风情的铜器装饰，金色的铜钵在灯光下闪烁着古老的光泽，仿佛在诉说着千年的故事。

随着时间的推移，客人们陆续到来。妇人和孩子们身着炫目的传统服饰，绸缎面料上手工缝制的精致镶边和花饰，在灯光的映衬下显得格外艳丽。尤其是那些摩洛哥少女们，姹紫嫣红的服饰与婀娜的身姿，仿佛一幅幅流动的画卷，时不时与我的镜头不期而遇，定格成完美的瞬间。

突然，门口响起了一阵有节奏的鼓声和类似唢呐的袅绕之声。循声望去，两队身着传统柏柏尔服饰的老年男子，身着白色长袍，头裹黄色头巾，手持老式猎枪，步伐一致地走进会场。他们的表演仿佛在讲述勇敢的摩洛哥原住民驱逐外敌的故事，观看的人群不时报以热烈的掌声。

当人声渐起，一辆装饰华丽的轿车缓缓驶入，4 位身着纯白长袍的青年男子簇拥着一对新人徐徐入场。欢快的乐声和洒落的花瓣，现场气氛异常热烈。一顶纯银的

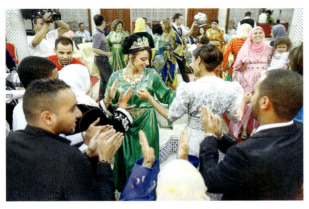

图53　摩洛哥婚礼现场斗舞

抬轿抬着新娘，类似于国内的颠轿，到每一桌宾客前一番颠闹，兴奋的来宾们已经急不可耐地围着轿子跳起舞来。

在礼仪师的指引下，新娘和新郎登上宝座，携手摆出各种造型。拖地的白色婚纱裙在礼仪师的指导下呈现出多种造型，彰显出雍容华贵与纯洁端庄。新娘的纤纤玉手上描绘着醒目的吉祥图文，手势摆放也极为讲究，或交叉，或挽手，或致敬状，或发嗲状，每一种摆姿都会引来无数闪光灯，供来宾照相合影，送上祝福。

正餐在午夜1点才开始，上餐前，十多名侍者排列整齐，右手端着银质托盘，在DJ现场气氛的渲染下，全体宾客舞动手中紫色餐巾，齐声欢呼，感谢真主赐予食物，祝福新人幸福永远。上菜的顺序极为讲究，第一道是古斯古斯，第二道是鸡，第三道是羊肉，第四道是水果拼盘。每一道菜都精心制作，用料考究，令人回味无穷。

婚礼现场女宾们身着昂贵的传统礼服，跳着极具节奏感的舞蹈，场面既穿越又冲击。她们似乎从出生起就会舞蹈，一切气场、氛围浑然天成。当我们起身时，刚刚的看客身份突然就转换成了主角，因为她们很快会围上来以你为中心跳起舞来。这时，队员们只感自己笨拙得像一只瘸腿鸭，憨憨地摇摆和傻笑。

如今的摩洛哥成婚率不高，婚姻在这里依然是一件极为慎重的事情。即使是平民，也必须遵循传统的礼仪：婚前双方协商妥定，签订聘书，男方会给予女方象征性的聘礼，然后招呼礼仪团队安排一切。这一切都是以还原传统为主，婚礼当天，所有到场的亲朋好友都会送上至诚的祝福，场面隆重而热烈，最大限度地让新人感受到王子公主般的礼遇。正是摩洛哥人对传统习俗的执着传承，使得这个北非的阿拉伯国度至今依然充满了神秘感和幸福感。

摩洛哥婚礼，是一场视觉与听觉的盛宴，更是一次心灵的洗礼。在这里，传统与现代交织，幸福与神秘共存。每一个细节都充满了对传统的尊重与对幸福的追求，令人感动不已。作为中国援摩医疗队的一员，我有幸亲身体验了这场令人难忘的婚礼，感受到了摩洛哥人对传统的执着与对幸福的追求。这不仅是一次文化的体验，更是一次心灵的洗礼，让我深刻理解了摩洛哥这个北非阿拉伯国度的独特魅力。

（瞿乃婴　整理）

359

仁心为桥，共沐吉庆

华筠毅

第 193 批援摩洛哥中国医疗队塔扎分队骨科
上海市浦东新区浦南医院

　　在遥远的摩洛哥，伊斯兰传统节日总是带着神秘而独特的韵味。其中，古尔邦节在摩洛哥尤其受到重视，其热闹与盛大堪比我国的春节。

　　古尔邦节官方放假 2 天，摩洛哥的大街小巷都弥漫着羊肉的香气，家家户户宰羊庆祝，大摆宴席，欢声笑语，热闹非凡。

　　而身处异国他乡的我们，也在这欢庆的氛围中，紧张而忙碌地工作着。

　　这一天，我遇到了我到摩洛哥后遇到的最严重的损伤之一——pilon 骨折伴踝关节开放性脱位、三角韧带损伤。患者的伤情十分严重，由于条件有限，我们只能在彻底清创后进行简单的三角韧带修补并外固定。但让人感动的是，在患者旁边床位的一位家属，却主动伸出援手，为这位贫困的患者购买了止痛药。这种无私的帮助和关爱，让我看到了人性中最美好的一面。

　　在治疗结束后，我路过抢救室，看到摩方医护人员正围着一位新冠确诊患者忙碌着。他们除了外科口罩和手套外，并无其他防护措施，却依然不离不弃地坚守在患者身旁，持续面罩吸氧、监测生命体征、开通静脉补液……这一幕，不禁让我想起了当年逆行的中国"白衣天使"，他们在不同的国家、不同的时段，持续创造着生命的奇迹。

　　夜幕降临，急诊室的灯光显得格外明亮。突然，一阵急促的电话铃声打破了夜的宁静。我迅速赶到急诊室，只见一位老人满身是血，左肘前侧有明显的裂伤。我用法语询问他的伤情，老人

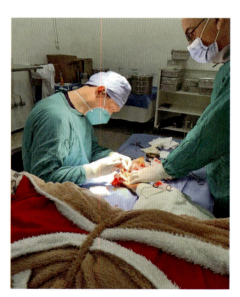

图 54　为病患急诊行肌腱吻合术

颤抖着拿出手上的刮胡刀片，那一刻，我的心猛地一紧。

经过紧急处理，老人的伤口得以缝合。当我询问他为何要自残时，他絮絮叨叨地说着阿拉伯语，我一句也没听懂。但从他的表情和肢体语言中，我大致能猜到，他或许是遇到了很多不如意的事情。在为他清洁手臂时，我发现了他手臂上大大小小十几条斜行疤痕，这让我更加坚定了我的猜测。我请医院的摩洛哥护士充当翻译，一起安慰他，希望他能再过 20 个古尔邦节。老人虽然话语不多，但沧桑的眼中蓄满了泪水。

我们的古尔邦节，虽然只有高强度工作，但却多了一份温情和感动。摩洛哥朋友们带来了羊肉一起分享，我品尝着这节日的美食，心中充满了感激和温暖。在这个贫穷而条件受限的国家里，我见证了人性的光辉和善良。这些点点滴滴的感动和温暖，将永远镌刻在我的心中，成为我人生中最宝贵的财富。

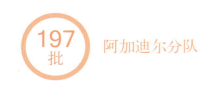

阿加迪尔食光经纬

王鑫瑜

第 197 批援摩洛哥中国医疗队阿加迪尔分队普外科
上海市第四人民医院

　　摩洛哥，这片被大自然赋予了独特面貌的土地，它紧邻着浩瀚的大西洋，却似乎与海洋的慷慨无缘。季风轻拂过这片土地，带来干燥的气息。每一滴水都显得弥足珍贵，每一抹绿色都是大自然的恩赐。沿海地区尚能见到绿意盎然的植被顽强地抵抗着干旱的侵袭，一旦远离了海岸线，漫无边际的戈壁铺展开来，沙漠的细沙在风中起舞，山体裸露着岩石的肌理，它们静静地矗立在这片贫瘠的土地上，见证着风沙的侵蚀与岁月的流逝。这片貌似贫瘠的土地，诉说着生命的坚韧与自然的伟大。

　　从拉巴特出发，沿着 A3 公路一路南下驶向阿加迪尔的旅程，仿佛是一场穿越时间与空间的跋涉。六百公里的路途，车窗外的景色如同一幅单调却深邃的画卷，无尽的黄色——那是戈壁的颜色，是沙漠的颜色，也是最真实的底色。这片真实独特的土地，孕育着属于自己的文化与平凡的生活。

　　水，决定了这里的生存方式，也构建了这里的生活方式。在这里，淡水比黄金还要珍贵。它不仅是生命的源泉，更是财富的象征。淡水的稀缺，使得这里的食材相对匮乏，但也正是这种匮乏，催生了独特的饮食习惯。简单的食材，经过巧手的烹制，化作了独特的风味，仿佛在诉说着这片土地的故事——关于坚韧，关于适应，关于在贫瘠中寻找丰盈的智慧。

烟火风味

　　阿加迪尔的早餐，简单却充满力量。香气从街边的小店飘散出来，质朴简单却充满生活的气息。如果懂得一点法语，便能够与服务员细细沟通油煎的鸡蛋，有时厨师也会贴心地为你炒成松软的蛋花。更奢侈一些的可以在煎蛋的表面撒上几片薄如蝉翼的牛肉，油脂与蛋香交织，形成一种独特的滋味。然而，这道菜的主角始终是油与鸡蛋，没有盐，也没有其他调味品。

在街头巷尾，午餐的味道和简易的烹饪场景深深印在了我的记忆里。一个半米高的小煤气罐，顶端点燃便化身为一个简易的小灶台。支架上稳稳地放置着一个独特的锅具，底座宛如一个宽大的盘子，而锅盖则呈圆锥形，仿佛是一个微型的烟囱。这就是塔吉锅，尽管它的造型大同小异，但烹煮的食材却是千变万化。素菜总是土豆、角瓜、黄瓜、番茄等，而荤菜里鸡肉是最受欢迎的。

在当地中国人的影响下，我们的晚餐模式逐渐变得简约，流程与法式餐饮有着异曲同工之妙。一盘蔬菜沙拉作为前菜的序幕，由脆生生的生菜、鲜红的番茄和软糯的土豆拌和而成，偶尔几颗虾仁或青口贝的点缀，为这份清新增添了几分海洋的气息。这里的水产种类丰富，多是远海的巨鱼，不知名字，外观相似，唯一可供对比选择的便是它们的体型了。那些在国内常见的小海鲜在这里却难觅踪影。远海鱼口感虽不及近岸海鲜的细腻，却有着大快朵颐的满足感，尤其是在前菜之后那段漫长等待的时光里，这份感受更显得弥足珍贵。

食光悠悠

在阿加迪尔，制做蛋糕是驻地摩洛哥朋友们的拿手好戏，每一位主妇都能轻松展现她们的烘焙艺术。我有幸品尝了很多不同的手艺，各家的蛋糕虽各具特色，却都散发着共同的魅力——奶香扑鼻，口感酥松。这些蛋糕的造型宛如放大版的甜甜圈，外表烤至暗黄，内里则是柔和的淡黄。一口咬下，细细品味奶香，还能捕捉到橙子的酸甜香气。更讲究的还会在蛋糕表面撒上碎金箔，既满足了味蕾，也能赏心悦目。

咸橄榄是每个市场不可或缺的美食，对我而言，这些咸橄榄的青涩咸味还是得需要更长的时日去适应，但听久居此地的中国人说，它们与面包搭配味道绝佳。市场的档口规模庞大似乎也在默默证明这一点。也许随着驻地时间的流逝，我也会爱上这份独特的风味。

茶叶则是偏爱薄荷茶，甜度之高令我们感到异常惊讶。那口感仿佛绿箭口香糖在口中咀嚼。小小的玻璃杯置于小巧的圆桌上，和三五好友一边品茶一边闲谈，时光就这样悠然晃过，与我们享用早餐的节奏不谋而合。遗憾的是这里没有中式的精致茶点相伴，唯有一瓶矿泉水用以调节茶的甜度，让这份悠闲更加纯粹。

心暖情长

在世界的每一个角落，食物总是以它独特的方式，编织着文化的经纬，串联起人与人之间的情谊。它不仅仅是味蕾的盛宴，更是心灵的桥梁，承载着地域的记忆和民族的智慧。

这座被大西洋温柔拥抱的城市，处处都是摩洛哥人智慧的结晶。每一餐的烟火气息，蛋糕的奶香，咸橄榄的苦涩，薄荷茶的甜润，都是这片土地上人们情感的流露。他们用食物讲述着自己的故事，用味道传递着对生活的热爱。这不仅仅是对食材的巧妙运用，更是他们智慧的体现，是他们信仰的延伸，一种与自然和谐共处的情感。

情谊在食物的陪伴下愈发深厚，如同阿加迪尔的海风吹过。在小巷深处，我们围坐在一起共享着烤鱼的鲜美，那是温暖的味道；朋友们在薄荷茶的香气中畅谈至天明，那是甘甜的滋味。食物成为情感的催化剂，让每一次相聚都充满了温馨和欢乐。而我们带来的中式烹饪技艺，与摩洛哥传统的烘烤艺术交织在一起，创造出美好的记忆。它超越了语言的障碍，跨越了文化的差异，在每一次的交流与分享中，愈发熠熠闪耀。中摩人民的友好感情，在这片土地上生根发芽，和美食的味道一同成为心中最美好的风景。

医者仁心网真情

茅安炜

第 180 批援摩洛哥中国医疗队拉西迪亚分队普外科
上海市闵行区中心医院

    2018 年，我有幸带领上海闵行医疗队前往摩洛哥拉西迪亚，执行为期两年的援外医疗任务。拉西迪亚地处内陆，位于撒哈拉大沙漠边缘，远离海洋，水资源稀缺，每年夏季高温可达 50 摄氏度，仿佛活生生的火焰山再现。每逢高温天气，我总是幻想能有一把芭蕉扇，为我们带来一丝清凉。当地的饮食以牛羊肉为主，作为来自上海的医疗队，最痛苦的莫过于没有海鲜和鱼类，尤其是新鲜的鱼。队员们辛苦工作一天后，只能艰难地咽下一口土豆和西红柿，看着日渐消瘦的他们，我不禁萌生了一个想法——一定要让我的队员们吃上鱼，而且是新鲜的鱼。

    恰好，我们驻地十公里外有一个水库，这是整个拉西迪亚唯一的水源。说是水库，其实就是一片山谷，靠降雨积累水量，由于缺乏科学管理，水位常年不稳定。然而，当我们在一望无际的戈壁滩上第一次见到这个水库时，犹如见到了沙漠中的绿洲，激动得恨不得立刻跳进去畅游一番。穆斯林不吃淡水鱼，这让我更加确信水库里有鱼，我们缺的只是渔具。队员们去总队部开会时，途经迪卡依超市，精挑细选了两根鱼竿，还特地询问了店员最大能承受多重的鱼，只怕鱼竿不够结实，会让鱼跑了。

    准备工作就绪后，我"伙同"另外两位队员在一个炎热的下午，做好防晒，拎着一个大桶，雄赳赳气昂昂地出发了。临行前，所有队员都出来送行，不停地夸我，我知道他们夸的不是我，而是鱼。到了水库边，我假装很老练，挑了个有水草的钓点，投食、打窝、试漂，一气呵成，接下来就是"姜太公钓鱼，愿者上钩"了。时间一分一秒地过去，鱼漂纹丝不动，倒是远处的水面不时泛起阵阵涟漪，仿佛鱼儿在向我示威。随着时间推移，我额头上的汗珠不断滴落，既是因为暴晒，也是因为不能为队员们打牙祭而感到自责。太阳落山了，我们只能提着空桶回到驻地。队员们欢呼雀跃地迎接我们，其实他们第一个迎接的是那个桶。看到他们失落的眼神，我一头钻进房间，无颜面对。

痛定思痛，总结经验，水库面积广，仅靠两根鱼竿很难让鱼找到饵料，另外摩洛哥的鱼可能不喜欢中国米饭这个饵料。正巧，国内有旅游团来撒哈拉沙漠，我们联系上导游，让他们帮忙带了一个捕鱼地笼，核心思想就是让鱼无处可逃，必须上我们的餐桌。在此感谢中国导游的帮助。

再次出征，一样的场景，一样的送行。这次我挑了一个半岛形地貌，大家都很佩服我的眼光。我们轻松愉快地将地笼放入水中，因为这个工具需要过夜，所以回到驻地后我们久久不能入睡，幻想着第二天早上可以大丰收。我甚至梦到了好多鱼。第二天一早，我们迫不及待赶往下网点，可是找了半天，却不见地笼。最后我们找到留在岸边的线头，发现网竟然被偷了。回到队里，队员们刚起床，准备好的碗筷只能装些土豆和西红柿。大家义愤填膺，觉得当地人不讲武德，我只能安抚大家，可能是我们不了解水库的管理政策，也许是管理人员没收了，希望大家少安毋躁，鱼肯定会有的，我和大家保证。

既然人不能离网，那我只能使用最后一招，确保将鱼一网打尽。再次麻烦国内导游，这次他们带来了一个浮在水中的丝网，通过观察漂的震动可以判断有没有鱼。拿到丝网后，难点在于如何将它横跨在水中央。队员们期盼的眼神给了我最大的动力，我想了个办法，拿出一根很长的绳子，绕着岸边跑了一圈，到了对岸，然后顺着绳子把渔网拉到水库中央。队员们惊叹不已，直夸我聪明，其实这是小学奥数题，一个岛中央有棵树，如何把绳子绑到树上，看来奥数还是很有用的。估计是真主安拉对我们的眷顾，下网没多久，浮漂就拼命往下沉，我知道我们的努力没有白费，上鱼了！这个时候千万要沉住气，我是来一网打尽的。终于在等待半小时后，我们开始收网，一条、两条……十条；一斤、两斤……十斤。当看到装满的鱼桶后，队员们的喜悦再也掩饰不住了。我朝着水库大声喊道："鱼儿们，你们颤抖吧！"回到队里，队员们早已翘首以盼，磨刀霍霍。厨师一阵操作后，鲜香美味的鱼肉沁人心脾，如此美味简直毕生难忘。队员们敲着碗筷齐声歌唱周深的《大鱼》。

从此以后，我们有了一个新的名字——拉西迪亚捕鱼队。

荒漠之巅，那一株"旱兰莲"

张康乐

第 118 批援摩洛哥中国医疗队拉西迪亚分队骨科
复旦大学附属金山医院

儿时的我，常在县城河对岸的东山上嬉戏游玩。那时的山，是童年的乐园，是青翠的天地。后来，我又爬过许多山，或山水交融，或满目苍翠，或道观寺庙辉映其间。然而，我从未想过，有一天会在异国的荒漠群山中，体验到另一种截然不同的爬山感受。

我援摩去的是拉西迪亚，夏天尚有一处名为梅斯基的消暑之地，但到了冬天，四周只剩下裸露的戈壁滩和荒瘠的群山，再无他处可去。我与同来的龚医生、朱医生商议，决定利用这里的地势，爬上一座山，居高临下地俯瞰拉西迪亚的风光。一来活动筋骨，二来细细观赏异域层峦叠嶂的山体，顺便拍几张照片，留作纪念，也算是苦中作乐。

经过初步勘察，爬山"三人组"次日清晨 6 点多起床洗漱，抓起相机就出发。天刚微亮，驱车五六分钟，我们便抵达了离拉西迪亚城区最近的一座无名山。此时天色微亮，左侧是一片黑黝黝的椰枣林，右侧则是朦胧的山峰。我们目测，山高至少有三百米。

下车后，寒气扑面而来，我们紧了紧衣领，迈开大步向山上走去。常言道，看山近，走时远。近半个小时才走了约两三公里的路程，居然只是缓坡而已。不过，身上渐渐暖和起来，尽管太阳还未升起，山顶已清晰可见。回头一望，我们已爬到了小半山高度，停在公路边的汽车仿佛跌落

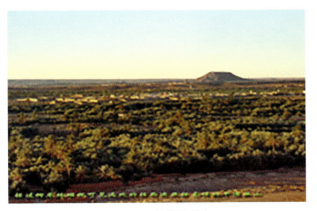

图 55　远处的平顶山

在四五十米下的低洼处，只剩下一个银灰色的小点。抬眼望去，椰枣林后方的拉西迪亚标志性平顶孤山映入眼帘，整座城市尽收眼底。

再向前走，山势陡然变得陡峭，稀疏、小而光滑的石块逐渐变为密集堆砌的嶙峋怪石，层层叠叠向山顶延伸。我们解开外衣扣子，脚底铆足劲，身体前倾，正式开始了攀爬。

起初并不觉得困难，甚至还能跳跃式地向上跨步。但随着坡度加大，身体几乎贴在山体上，双手也不由自主地开始抓攀岩石。大约二十分钟后，爬了七八十米，估计已到半山腰。此时，大家呼吸渐渐急促，速度明显放慢，身上开始发热。我们解开衣领和袖扣稍作休息，抬头望向山顶。这时，嶙峋的怪石已被我们踩在脚下，取而代之的是大板块岩石，虽然岩石间有二三十厘米的空隙，但它们一块接一块，呈 45 度角向山顶铺展。这一幕令人精神一振，我们再次迈开大步，向上攀登。

十多分钟后，距离山顶仅剩五六十米，身上已是热气腾腾，额头沁出汗水。此时，山风阵阵吹来，带来一丝清凉。抬头间，天空微微泛起红光。我猛然意识到，太阳即将升起，而我还要拍摄沙漠日出的照片！急忙向左望去，却因身处山体凹陷处，视线被突出的悬崖遮挡。我赶忙向山顶奔去，越过悬崖，终于看到了东方的天际。此时，红光已染满天空，我调整视角，拉西迪亚在晨雾中若隐若现，别有一番美感。我凝视着红光泛起的方向，等待太阳升起。可惜，与前次在梅祖卡沙漠的经历一样，太阳一露面，便伴随着强烈的光线，无法拍出理想的日出照片。

我转身向右后方望去，拉西迪亚水库映入眼帘。据水库管理员的朋友介绍，这座水库已有六十多年历史，是拉西迪亚的生命之源。它长约二十五公里，宽七公里，呈狭长形，蜿蜒曲折，水面上不时有水鸟掠过。从山顶俯瞰，宛如高峡平湖，只是湖岸光秃秃的，没有一棵树。朋友还提到，水库对面正在整理场地，准备拍摄一部由美国和摩洛哥共同投资的电影，耗资近三亿美元。我不禁猜想，或许美国导演想借此拍摄外星的蛮荒之地，但这一大片水库又该如何解释呢？

不再多想，距离山顶仅剩二十多米。大板块岩石消失，脚下又出现了小石块，且越接近山顶，石块越小。我们信步登上山顶，环顾四周，发现半山腰竟有羊群和牧羊人。这么早，他们便已上山。我忽然疑惑，这光秃秃的山上，哪有草供羊吃？仔细搜寻脚下的碎石地，除了几株干枯发白的棘状草在寒风中摇曳外，竟找不到任何绿色植物。我不禁纳闷，牧羊人为何将羊赶到这荒凉的山梁上？这里的牧羊人和羊儿，肯定发现了我们不曾发现的资源，真的是绝处生存啊，摩洛哥人民的随遇而

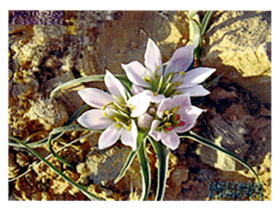

图 56　荒漠旱兰莲

安和坚韧顽强，在此处得到了淋漓尽致的展现。

时间已近 7 点半，我们该下山了。沐浴着晨光，我们小心翼翼地向下走去。刚走几步，冷风中，一株不起眼的小花从石缝中探出头来。它如此微小，以至于我差点错过。然而，在这荒漠山顶的寒风中，它迎着朝阳，独自绽放，仿佛在向我颔首诉说。我不禁回头，端起相机，将这株小花定格在镜头中。

回来后，我反复端详这株小花，为它的美丽与坚韧所折服。它在戈壁高山之巅傲然绽放，顽强地抵御寒风与干旱。我不知其名，但其叶似兰花草，花瓣与花色更似莲花，因此我称它为"荒漠旱兰莲"。我将它献给各位援摩队员，用它的坚韧与美丽，陪伴和支撑我们两年的援摩工作。

驼铃摇醒心洲：撒哈拉守护者说

丁　宇

第154批援摩洛哥中国医疗队穆罕默迪亚分队
上海中医药大学附属龙华医院傅勤慧家属

出了拉西迪亚城区就是一望无际的戈壁，达契亚飞奔在拉西迪亚到梅祖卡的路上，已经开了7个小时的我却越来越亢奋，带着太太去撒哈拉，让我感觉比三毛和荷西的爱情更完美，因为还带着爱情的结晶——小舒。

天越来越暗，车子由于侧风的原因也明显往一侧摆动，方向盘是随着速度的加快也越来越"犟"，地上的沙砾排着队过着马路。达契亚是一朵云，在金黄色的土地上是那么的绚丽，轨迹又是那么的自然，伴随着发动机的咆哮诉说着这里的随心所欲。风、沙、车的声音交织一起，是现代工业对自然的挑战还是对大自然的赞叹，用心去聆听，如气势磅礴的交响曲，让你遗忘世俗的繁琐，释放你禁锢的心灵。语言此时已是多余，车内一片出奇的宁静，连小舒也在洗涤幼小的心灵，只有我太太还保持理智，不时地看着我的速度表……

鸽灰的天空、黄色的沙丘、黑色笔直的道路通往着梅祖卡的每个村庄，在见到唯一的一个加油站时，我抵不住诱惑下了车，刚开车门一股热浪烧灼着我的皮肤，但让人惊奇的是竟然闻出了一股炒栗子的香味，看看光线下意识地摸出相机……

前进、前进……不能在这磨蹭了，宾馆还没有定呢，看着太太焦急的表情，我和女儿无奈地相互吐了吐舌头，继续出发，直行进入一个村庄开了一圈却没有找到她去过的那个沙漠旅店，除了两个追逐的小孩还有散养的单峰驼，连问路的人都没有，后

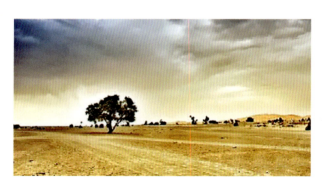

图57　狂风中撒哈拉沙漠里的村庄梅祖卡

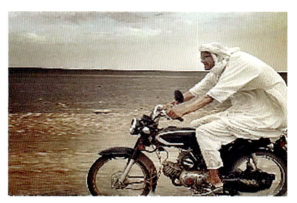

图58　旅店老板骑着摩托为我们带路

来才知道要起沙暴了，加上"哈马当"（斋月）成年人没有力气出门，大家都在等1小时后的"早餐"。又回到国道上看见了警察的岗亭，太太用法语询问，估计这两警察也很久没有见到人了，而且见到的还是当地不可多见的中国人，尤为兴奋，相互抢着来应答，最后一位警察拿出一台有数字键盘的老款诺基亚（估计在中国是十年前的产品，我见到却感觉十分稀奇）联系上了那家旅店的老板，并告诉我先回那唯一的加油站，老板会在那里接你们。

远远看到一人，驾着一辆老爷摩托，风驰电掣地开在路基下面的戈壁上（为了抄近路），扬起了阵阵灰尘，白色的袍子却显得十分飘逸。我疑惑地问太太，这是不是你说的那个会几国语言的旅店老板啊，等他到我们车边时，他已认出太太，我估计他们看亚洲人都一个相貌，不过，太太十分坚定地告诉我就是他。

旅店的老板可能很少见到中国人，特别地兴奋，不停地邀请我们喝茶，与他聊天。而我们进旅店的第一件事就是寻找WiFi，发微博，然后摆放行李，他很无奈地看着一桌薄荷茶问我太太，你们到底在忙什么，你们已经到沙漠了，还有什么好忙的？我太太把他的话转述给我们听，我们几个忽然有一种顿悟的感觉，立即放下了手机行李，坐到桌边。是的，我们都习惯了忙忙碌碌，就算出来旅游也要忙个不停，而我们真的是有必要这么忙么？老板的法语英语都很好，跟他聊天毫无语言障碍，据说他还会西班牙语、意大利语等，他说他在外面读完大学后就回到撒哈拉和他的兄弟合开了这家旅店，每天能接待来自世界各地的游客，让他们能领略沙漠的

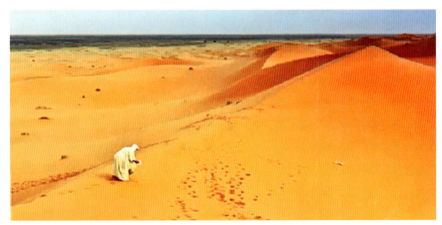

图59　领驼人在捡沙漠里的垃圾

371

无穷魅力，是他最开心的事情。他推荐了我们沙漠两日游，徒步撒哈拉等各种旅游路线，当得知我们第二天看好日出就离开时，他眼中掩不住的遗憾让我们也开始后悔为什么没有多安排几天沙漠行程。

第二天的凌晨 4 点 30 分，我认识了一个普通却又不平凡的领驼人——阿力，他牵着骆驼带我们去看撒哈拉最美丽的日出。以前没有骑过骆驼，从骆驼爬起来的一瞬间我有点害怕，但又不敢在太太女儿面前有失形象，只能强颜欢笑地鼓励她们不要害怕，单峰驼为了方便载人把汽车内胎加载在驼峰上，这样骆驼起来的时候感觉像坐在两楼一样，特别在下高大的沙丘的时候的确为自己捏一把汗。在我们爬上沙丘等待日出的时候，阿力走下沙丘去捡那些留在沙堆上的垃圾，他告诉我他爱沙漠就像爱他的生命一样……

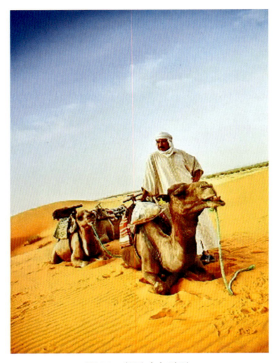

图 60 领驼人与骆驼

会几国语言却几十年如一日地经营着自己小小的旅店的老板，不忙着收取小费却每日清理沙漠环境的阿力都让我深深地感动，他们都是撒哈拉的守护者，他们守护着这片金色，并以它为豪。在四五十摄氏度的高温下，他们严严实实地裹在阿拉伯长袍内，脸上看不到一丝因炎热或干燥带来的焦虑与烦躁，虽然他们的脸上皱纹不少，但眼神却如孩童般天真。认识他们是我这次撒哈拉之行的最大收获，回到上海忙碌的工作后我可能还会浮躁，还会有很多烦恼，但是想想他们，看看撒哈拉的照片，一定能很快让自己的心宁静下来，平凡如我，做好自己该做的事，呵护每一个值得爱的人，我就已经是一个富足而快乐的人了。

2013 年，太太不在国内的这一年里家里有很多事情需要我单独面对，这一年我学会了坦然面对生活，更重要的学会了包容、珍惜和爱，感谢走进摩洛哥的经历，让我变得强大。我何其有幸，老天让我们平平安安。

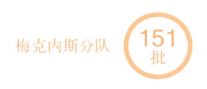

新月下的无影灯：斋月医事录

赵　鑫

第 151 批援摩洛哥中国医疗队梅克内斯分队骨科
上海交通大学医学院附属第九人民医院

　　2012 年的 7 月，梅克内斯已是炎炎夏日，白天的室外温度常常达到 40 摄氏度以上。我们梅克内斯援摩医疗队来到这里九个月了，月底摩洛哥进入了斋月，这也是全球穆斯林的传统宗教节日。斋月的开始和结束都以新月牙的出现为准，摩洛哥是地理上最西方的穆斯林国家，所以斋月开始得最晚。

　　长期"民以食为天"的教育，尤其是对我而言，这个白天不吃不喝的节日太Difficile（难）。但大多摩洛哥朋友谈起斋月都是眉飞色舞的，像是过节一般，还劝我尝试几天，大谈白天不进饮食的好处，或让我像小孩子吃一天、饿一天逐渐适应。

　　在斋月，从日落后穆斯林才允许饮食，饿了一天的人们在黄昏时分都在家准备饭食，街头小巷空空如也，行走在梅克内斯城中，周围都静悄悄的，仿佛国内大年三十傍晚的感觉。而晚上 10 点以后，马路上开始热闹起来，人流如织，到处人声鼎沸，咖啡店也人满为患，到晚上两三点左右才渐渐散去。

　　白天不进荤素，晚上又通宵达旦，自然会影响一贯的工作节奏。在斋月的第一天早上，我不小心睡过了头，匆匆忙忙赶到手术室，竟然大门紧闭。原来斋月期间取消夏令时，居然早到了 40 分钟。斋月的第二个工作日，我按正常工作时间上班，只见医院空空荡荡，上班时间都过了二三十分钟手术室的工作人员才陆陆续续赶到。嘿，晚上都通宵呢。

　　虽然斋月期间社会活动减少，但医院还是很忙碌，想休息的摩洛哥同事还会尽量找我们换班。伊斯兰教义劝导人们在斋月期间待人平和，甚至战争都要停止，但值班时骨科总来一些刀砍伤病人。同事解释，这是可能因为斋月期间年轻人突然停止抽烟，再不进饮食就很容易冲动。对打架的病人，医生总是没有太多同情心的。每天被叫来多次处理这些病人，我总会教育病人："哈马当（斋月），为什么还要打架？"此外，可能白天不进饮食，人的注意力不易集中，车祸比平时也多了不少。我在斋月值班的第一天，就有一家三口遭遇车祸，全都股骨骨折。而7月26日早上8点，急诊电话响起，催我赶紧来医院，只见抢救室一片嘈杂。原来邻城菲斯发生了重大车祸，分转到梅克内斯7个病人。全院的麻醉重症医生已全部到场，多个外科科室的值班护士也被调来参与抢救，插管、包扎、缝合、做检查，一片慌忙。其中几个病人合并严重肢体挫灭伤和骨折，平稳后我联系急诊手术间，随即进入手术。

今年的斋月还恰逢伦敦奥运会，每天上午在手术间时，很多摩洛哥同事都会和我说："中国人厉害，很多金牌！"然后理由十足地说摩洛哥人是因为斋月不吃饭，才影响了奥运比赛发挥。

如果这样，那岂不每届奥运都逢斋月，穆斯林国家的比赛都会受影响？斋月是回历的9月，而回历是月历，即月球绕地球一圈为一个月，每年总共354天。因此，每年斋月的公历时间是不固定，逐年提前。显而易见月历使用方便，看看月亮大小就知道大概几号了，但于农业生产极为不利。你想想，每年到底阴历几月开始耕种？而2000年前中国使用的传统农历就是阴阳历，19年7闰，闰年是13个月，将月历欠下的日子补足。

斋月里白天禁止饮食，夜间饕餮大餐，反而促进了消费。而为迎接斋月，主妇们在节前会频频外出采购，大街小巷洋溢着喜庆的气氛，经济也得以繁荣。

图书在版编目（CIP）数据

上海医生在摩洛哥：1975—2025 / 上海市卫生健康
委员会编. --上海：上海人民出版社，2025. -- ISBN
978 - 7 - 208 - 19636 - 0

Ⅰ. R197.8；D822.241.6

中国国家版本馆 CIP 数据核字第 2025MT7974 号

责任编辑　　伍安洁
封面设计　　陈　楠

上海医生在摩洛哥(1975—2025)
上海市卫生健康委员会 编

出　　　版　上海人民出版社
　　　　　　（201101　上海市闵行区号景路 159 弄 C 座）
发　　　行　上海人民出版社发行中心
印　　　刷　上海雅昌艺术印刷有限公司
开　　　本　889×1194　1/16
印　　　张　24.5
插　　　页　2
字　　　数　408,000
版　　　次　2025 年 8 月第 1 版
印　　　次　2025 年 8 月第 1 次印刷
ISBN 978 - 7 - 208 - 19636 - 0/R · 76
定　　　价　128.00 元